EL PROTOCOLO ANTI-GASTRITIS

EL PROTOCOLO ANTI-GASTRITIS

Un Programa Paso a Paso para Eliminar la Gastritis y Recuperar la Salud de tu Estómago

L.G. CAPELLAN

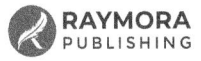

Derechos de autor © 2025 por L.G. Capellan

Todos los derechos reservados. Ninguna parte de esta publicación puede ser reproducida, distribuida o transmitida de ninguna forma ni por ningún medio, incluyendo fotocopias, grabaciones u otros métodos electrónicos o mecánicos, sin el permiso previo por escrito del editor, excepto breves extractos utilizados en reseñas o ciertos usos no comerciales permitidos por la ley de propiedad intelectual. Para permisos, derechos de traducción u otras consultas, póngase en contacto con el editor en contact@raymorapublishing.com.

Exención y limitación de responsabilidad: La información presentada en este libro tiene únicamente fines informativos y no pretende sustituir el consejo, diagnóstico o tratamiento médico profesional. Consulte siempre a su médico u otro profesional sanitario cualificado ante cualquier duda que pueda tener sobre una condición médica. Las experiencias e investigaciones descritas en este libro son personales del autor y no pretenden representar orientación médica profesional. El autor y el editor rechazan expresamente cualquier responsabilidad por efectos adversos que resulten, directa o indirectamente, del uso o aplicación de cualquier información contenida en este libro.

Publicado por Raymora Publishing LLC.

ISBN: 979-8-9926923-6-5

NOTA: Esta edición es una versión revisada y ampliada del libro anteriormente publicado como *Curando la Gastritis*.

A mi madre, que siempre me apoyó y estuvo a mi lado. Y a mí mismo, por tener el valor de creer y perseverar a través de cada desafío.

CONTENIDO

Introducción 7

PARTE UNO	**ENTENDIENDO LA GASTRITIS DE ADENTRO HACIA AFUERA**
Capítulo 1	¿Qué es la Gastritis? 15
Capítulo 2	¿Por Qué es tan Difícil Curar la Gastritis? 39
PARTE DOS	**TRATAMIENTO Y PREVENCIÓN DE LA GASTRITIS**
Capítulo 3	La Fase de Curación 65
Capítulo 4	La Fase de Mantenimiento 165
PARTE TRES	**RECETAS Y PLANES DE COMIDAS**
Capítulo 5	Plan de Menú de Dos Semanas 189
Capítulo 6	Recetas para el Desayuno 215
Capítulo 7	Recetas para el Almuerzo y la Cena 227
Capítulo 8	Recetas de Guarniciones 245
Capítulo 9	Recetas de Aperitivos y Postres 257
Capítulo 10	Recetas de Alimentos Básicos, Aliños y Salsas 273
Conclusión	La Vida Después de la Gastritis 287

Apéndice A: Preguntas Frecuentes 289

Apéndice B: Cómo Dejar de Tomar Inhibidores de la Bomba de Protones de Forma Segura 303

Apéndice C. Estrategias Nutricionales para Ganar Peso 307

Apéndice D: Listas de Alimentos por Nivel de pH 311

Agradecimientos 322

Referencias 323

Índice 333

INTRODUCCIÓN

Nunca olvidaré aquella tarde de primavera aparentemente normal de 2013 cuando la gastritis me atacó por primera vez. Recuerdo que estaba acostado en mi cama viendo la televisión tranquilamente, cuando de repente un dolor agudo e insoportable me atravesó el estómago. Casi al mismo tiempo, una intensa sensación de ardor recorrió mi pecho, como si un volcán hubiera entrado en erupción dentro de mí.

En pánico, me levanté de un salto y comencé a caminar ansiosamente por la casa, desesperado por entender qué me estaba pasando. Tomé un vaso de agua, con la esperanza de que aliviara la molestia, pero no funcionó. Pasaron las horas y el dolor de estómago no disminuyó. Abrumado y confundido, me acosté temprano, esperando despertar sintiéndome mejor. Pero lo que no sabía es que este día marcaría el comienzo de una pesadilla de cinco años con una enfermedad crónica que moldearía profundamente mi vida.

Al amanecer, el dolor que había atormentado mi sueño persistía, convirtiendo mis esperanzas de recuperación en meros deseos. Los días siguientes fueron un borrón de visitas al médico y pruebas médicas, cada una dejándome más desanimado que la anterior. Cada nuevo tratamiento ofrecía un rayo de esperanza, pero ninguno trajo el alivio que buscaba. Los medicamentos recetados proporcionaban poco o ningún alivio y, a menudo, los efectos secundarios eran tan debilitantes como la propia enfermedad.

Cada comida se convirtió en un desafío; cada bocado conllevaba un riesgo. Lo que antes eran ocasiones alegres —reuniones sociales y cenas fuera de casa— se transformaron en fuentes de ansiedad, lo que me llevó a evitarlas por completo. Vivía en vilo, constantemente temeroso de un ataque provocado por mi gastritis. Gradualmente, mi vida comenzó a reducirse, limitada a los pocos alimentos que consideraba seguros.

Los meses se convirtieron en años y, a pesar de mis mejores esfuerzos, la enfermedad parecía afianzar aún más su control sobre mi vida. No era solo el dolor físico lo que me agotaba; la carga emocional era igualmente pesada. Me sentía aislado e incomprendido, agobiado por un dolor que los demás no podían ver y que a menudo descartaban como si todo estuviera en mi cabeza. La frustración era abrumadora.

Pero todo cambió durante mi última visita al médico cuando le escuché decir: «Tienes que aprender a vivir con ello». Al salir de la consulta, las lágrimas corrían por mi rostro, una mezcla de frustración y tristeza me invadía. Sabía que simplemente vivir con ello no era suficiente. No podía aceptar una vida definida por el dolor y la limitación. Ese momento despertó una feroz determinación dentro de mí para superar este desafío, marcando un punto de inflexión donde tomé el control de mi salud y comencé mi camino hacia la curación.

Abandoné la búsqueda interminable de una píldora milagrosa que resolviera todos mis problemas estomacales y dejé de esperar a que alguien más los solucionara. En cambio, me sumergí en una profunda investigación sobre la gastritis. Día y noche, investigué por qué era tan difícil de curar, descubrí sus causas raíz ocultas y elaboré meticulosamente mi propio plan de curación. Decidido a terminar con esta pesadilla de una vez por todas, me comprometí a forjar mi camino hacia la salud.

Me llevó cinco años de prueba y error persistentes, junto con miles de horas dedicadas a leer investigaciones médicas, artículos, blogs y numerosos casos de éxito en foros de salud, para comprender completamente esta enfermedad desde adentro y desarrollar un enfoque de tratamiento integral que resolviera con éxito mis problemas crónicos de estómago.

Este viaje esclarecedor y transformador me llevó a crear *El Protocolo Anti-Gastritis*, una labor de amor que es testimonio de mi viaje del dolor crónico a una salud renovada. Este libro es más que un simple texto médico; es una hoja de ruta para la recuperación, elaborada por alguien que recorrió el doloroso camino de la gastritis y emergió al otro lado.

Ahora que conoces mi historia personal con la gastritis, pasemos a hablar del conocimiento esclarecedor que te espera en este libro y cómo puede ayudarte a recuperar tu salud.

Parte Uno: Entendiendo la Gastritis

Esta sección ofrece una visión completa de la gastritis, explorando sus diversas formas, causas fundamentales, síntomas y cómo se diagnostica. También aprenderás sobre los tratamientos tradicionales disponibles y entenderás por qué curar casos crónicos de gastritis puede ser particularmente difícil. Además, profundiza en los factores que pueden impedir la recuperación de tu estómago, proporcionando una comprensión integral y sentando las bases para los consejos prácticos que siguen.

Parte Dos: Fases de Curación y Mantenimiento

La fase de curación se describe con recomendaciones específicas sobre ajustes dietéticos, eliminación de hábitos no saludables, técnicas efectivas de manejo del estrés y el uso de suplementos y remedios naturales para apoyar y acelerar el proceso de recuperación de tu estómago. Por otro lado, la fase de mantenimiento continúa con estrategias sostenibles para la gestión a largo plazo, incluido cómo sostener tu progreso de curación, reintroducir alimentos de manera segura en tu dieta y mantener la gastritis a raya para prevenir futuras crisis. Cada subtema de la fase de mantenimiento, como el sostener del progreso, el reintroducir alimentos y las estrategias preventivas, se analiza en detalle, proporcionando un camino claro desde la curación hasta la salud sostenida.

Parte Tres: Planes de Comidas y Recetas

En esta parte, encontrarás un plan de menú estructurado de dos semanas diseñado para aliviar el estrés de la planificación de comidas mientras te adhieres a una dieta adecuada para la gastritis. Este plan no solo describe comidas específicas para el desayuno, el almuerzo, la cena y los tentempiés, sino que también te proporciona listas de la compra y consejos de preparación de comidas para agilizar tus actividades en la cocina. Además, encontrarás valiosos consejos sobre cómo crear planes de comidas personalizados y adaptar recetas para que se ajusten a tus necesidades dietéticas. Más allá de esto, el libro ofrece una extensa colección de recetas distribuidas en varios capítulos, que abarcan desde desayunos y platos principales hasta guarniciones y postres. Cada receta está diseñada para ser amigable con el estómago, asegurando que sigas las pautas dietéticas necesarias para manejar la gastritis de manera efectiva.

Los apéndices al final del libro están llenos de consejos adicionales y consejos prácticos para ayudarte aún más en tu camino hacia la recuperación. En el Apéndice A, descubrirás una sección dedicada a preguntas frecuentes, donde se abordan exhaustivamente las preocupaciones y consultas comunes sobre la gastritis, proporcionando claridad y mayor comprensión. El Apéndice B ofrece una guía detallada sobre cómo reducir de forma segura los medicamentos antiácidos, como los inhibidores de la bomba de protones (IBP), que a menudo se recetan para controlar los síntomas de la gastritis. El

Apéndice C proporciona información valiosa sobre cómo recuperar peso si la gastritis ha provocado una pérdida de peso significativa, asegurando que mantengas un peso corporal saludable y una ingesta adecuada de nutrientes. Por último, el Apéndice D presenta una lista de alimentos según su nivel de pH, ofreciendo una guía completa de los valores de pH de varios alimentos, lo que te ayudará a tomar decisiones dietéticas informadas para apoyar tu recuperación.

Lo que realmente distingue a este libro es su fundamento en evidencia científica e investigación sólida, en lugar de solo anécdotas personales. A lo largo del libro, encontrarás extensas referencias que respaldan la información presentada, lo que te permite rastrear la evidencia por ti mismo. Cada estudio científico y pieza de investigación está meticulosamente citada, para que puedas localizar y verificarlos fácilmente utilizando los números de citas proporcionados.

Con esto en mente, espero sinceramente que este libro proporcione las soluciones que has estado buscando, ¡y que marque el comienzo de una vida más feliz, sin dolor y sin gastritis para ti!

PARTE UNO

ENTENDIENDO LA GASTRITIS DE ADENTRO HACIA AFUERA

Capítulo 1

¿QUÉ ES LA GASTRITIS?

Entendiendo sus Tipos, Causas, Síntomas y Más Allá

Si alguna vez has experimentado un dolor repentino de estómago, náuseas persistentes o malestar después de comer, es posible que estés más familiarizado con la gastritis de lo que te gustaría. Pero, ¿qué es exactamente esta afección que afecta a millones de personas en todo el mundo?

La gastritis se refiere a la inflamación del revestimiento del estómago, también conocido como mucosa gástrica. Este revestimiento es crucial ya que protege las capas internas del estómago del entorno hostil creado por los jugos digestivos, como el ácido estomacal y la enzima pepsina. En circunstancias normales, una barrera mucosa robusta —compuesta por moco gástrico y bicarbonato— protege el revestimiento del estómago, asegurando que la digestión de los alimentos ocurra sin dañar el estómago en sí. Sin embargo, este delicado equilibrio puede alterarse fácilmente. Factores como el estrés emocional, infecciones por bacterias como *Helicobacter pylori*, el consumo excesivo de alcohol o el uso prolongado de medicamentos antiinflamatorios no esteroideos (AINE) pueden comprometer la barrera mucosa, dejando el revestimiento del estómago vulnerable a la irritación e inflamación.

Como se ilustra en la siguiente imagen, el revestimiento del estómago es mucho más complejo de lo que podría parecer a primera vista.

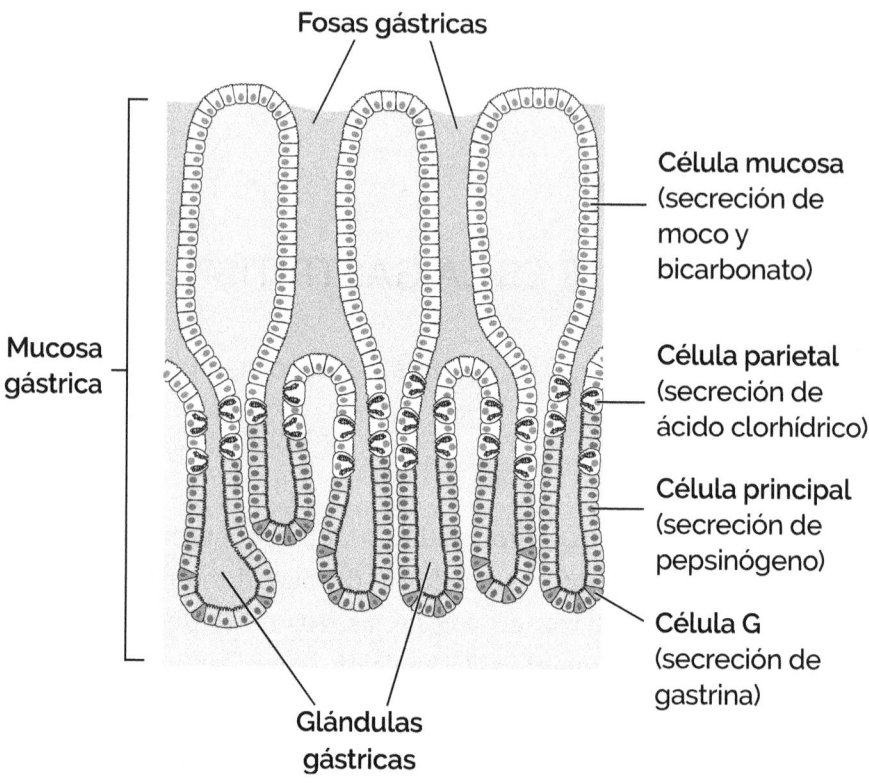

En lo profundo del revestimiento del estómago se encuentran estructuras conocidas como fosas gástricas, que albergan las glándulas gástricas. Estas glándulas están compuestas por varios tipos de células, cada una con un papel vital en la digestión. Las células parietales secretan ácido clorhídrico, comúnmente conocido como ácido estomacal, creando un entorno altamente ácido necesario para descomponer los alimentos. Las células principales producen pepsinógeno, que, en las condiciones ácidas del estómago, se convierte en pepsina —una enzima vital para descomponer las proteínas en fragmentos más pequeños y digeribles—. Las células G, que se encuentran principalmente en la parte inferior de las fosas gástricas, secretan gastrina, una hormona que estimula a las células parietales a producir más ácido estomacal. Mientras tanto, las células mucosas, ubicadas justo en la superficie y en el cuello de las fosas gástricas, secretan moco y bicarbonato para ayudar a neutralizar el ácido, manteniendo el delicado equilibrio y evitando que el estómago se digiera a sí mismo.

TIPOS DE GASTRITIS Y SUS CAUSAS

La gastritis se manifiesta de diversas formas, cada una influenciada de manera única por diferentes factores. Ya sea que aparezca repentinamente o se desarrolle gradualmente, afecta significativamente a la salud al inflamar el revestimiento del estómago. En esta sección, exploraremos los tipos principales de gastritis —aguda y crónica— y sus respectivas causas, incluyendo los subtipos erosiva y no erosiva.

Entender estas distinciones es crucial para un diagnóstico preciso y un tratamiento efectivo. Al profundizar en los orígenes y variaciones de la gastritis, pretendemos equiparte con el conocimiento necesario para abordar esta compleja afección de manera efectiva.

Gastritis Aguda

La gastritis aguda es uno de los tipos más comunes de gastritis y se caracteriza por una inflamación superficial o profunda del revestimiento del estómago que ocurre rápida e inesperadamente. La inflamación puede ser leve, moderada o grave, aunque generalmente se presenta con mayor regularidad en forma profunda acompañada de hemorragias.

Es importante destacar que el término "aguda" no se refiere a la gravedad de la gastritis, sino que indica el tiempo de evolución. Por lo tanto, en la gastritis aguda, el tiempo de evolución está bien definido y se conoce el inicio específico de la afección. Típicamente, la gastritis aguda es un episodio transitorio; sin embargo, sin un tratamiento adecuado, puede evolucionar hacia una gastritis crónica con el tiempo.

Comprender las diversas causas de la gastritis aguda es crucial, ya que el tratamiento efectivo depende en gran medida de identificar la causa subyacente. Esto asegura que, ya sea que la gastritis sea aguda o se desarrolle hasta convertirse en una afección crónica, pueda ser manejada adecuadamente.

Causas más comunes de la gastritis aguda:

- **Medicamentos antiinflamatorios no esteroideos (AINE):** Medicamentos comunes como el ibuprofeno, diclofenaco, naproxeno y aspirina (ácido salicílico) son conocidos por dañar la mucosa del estómago e inhibir la síntesis de prostaglandinas. Estas sustancias químicas son vitales para regular la producción de moco gástrico y bicarbonato, que protegen el revestimiento del estómago. La falta de prostaglandinas compromete esta protección, haciendo que el revestimiento del estómago sea más susceptible al daño causado por el ácido estomacal y otros irritantes. Este daño puede conducir a una gastritis aguda si los medicamentos se usan con frecuencia o en dosis altas.[1]

- **Helicobacter pylori:** Esta bacteria es una de las principales causas de gastritis y úlceras gastroduodenales a nivel mundial. Se estima que más del 50% de la población mundial está infectada con *H. pylori*, que puede residir en el revestimiento del estómago de forma asintomática. Sin embargo, en ciertos individuos, esta bacteria desencadena gastritis aguda y úlceras. *H. pylori* se transmite comúnmente de persona a persona a través de la saliva y también puede propagarse a través de la contaminación fecal de alimentos o agua.[2]

- **Alcohol:** El consumo excesivo de alcohol es una causa prevalente de gastritis, a menudo denominada gastritis alcohólica. El alcohol es particularmente dañino para el estómago, erosiona la barrera mucosa protectora, inflama las paredes del estómago y potencialmente conduce a gastritis atrófica y sangrado del revestimiento del estómago.[3,4] A medida que esta barrera protectora se debilita, las paredes del estómago quedan más expuestas al ácido estomacal y otros irritantes, aumentando el riesgo de daños adicionales e inflamación.

Otras causas menos comunes son:

- **Sustancias corrosivas:** La ingestión de sustancias cáusticas como lejía, ácidos fuertes o venenos puede causar daños graves al revestimiento del estómago, provocando gastritis aguda.[5]

- **Infecciones virales:** Ciertos virus, como el citomegalovirus y el Epstein-Barr, particularmente en personas con sistemas inmunológicos debilitados, pueden desencadenar gastritis aguda.[6,7]

- **Tabaquismo y consumo de drogas recreativas:** Tanto fumar como el uso de drogas recreativas son factores de riesgo para desarrollar gastritis aguda debido a sus efectos perjudiciales en el revestimiento del estómago.[8]

- **Reacción de estrés agudo:** Esta afección se observa frecuentemente en personas que experimentan trastorno de estrés agudo o shock psicológico tras un evento traumático. Se caracteriza por una reducción del flujo sanguíneo al estómago, lo que compromete la capacidad del revestimiento del estómago para protegerse y regenerarse. Este estado comprometido puede conducir al desarrollo de gastritis aguda, subrayando la influencia significativa del estrés psicológico en la salud gastrointestinal.[9]

Gastritis Crónica

Este tipo de gastritis se caracteriza por la inflamación progresiva del revestimiento del estómago a lo largo del tiempo. La principal diferencia entre la gastritis crónica y aguda es su tiempo de inicio, ya que la gastritis aguda surge repentinamente, pero sus síntomas generalmente desaparecen a medida que la afección mejora. El término "crónica", por otro lado, se refiere al hecho de que es un problema que está profundamente arraigado o que ha existido durante mucho tiempo. Sin embargo, "crónica" no significa que sea incurable.

A diferencia de la gastritis aguda, muchas personas que sufren de gastritis crónica no experimentan ningún síntoma o malestar durante los primeros meses de la enfermedad, e incluso pueden volverse completamente asintomáticas. Con mayor frecuencia, esto se observa en casos de gastritis crónica superficial leve o inactiva. Aun así, independientemente del tipo de gastritis, debe tratarse para evitar complicaciones futuras como úlceras gástricas u otras complicaciones más graves.

Las causas de la gastritis crónica son casi siempre las mismas que las que provocan la aparición de la gastritis aguda, con la única diferencia de que nos enfrentamos a causas que duran más tiempo.

Causas más comunes de la gastritis crónica:

- **Estrés crónico:** El estrés tiene un efecto pronunciado en la función gástrica, particularmente al reducir la secreción de sustancias protectoras como el moco gástrico y el bicarbonato. Esta disminución compromete el revestimiento del estómago, aumentando su vulnerabilidad al ácido estomacal y otros irritantes. Cuando el estrés es constante y prolongado, puede conducir al desarrollo de gastritis crónica. A menudo, esta afección comienza sin síntomas notables, lo que la hace fácil de pasar por alto hasta que se vuelve significativamente más grave. Con el tiempo, la gastritis crónica inducida por el estrés puede manifestarse repentinamente, presentando malestar y una serie de síntomas, incluyendo dolor abdominal, náuseas e indigestión, a menudo cuando menos se espera.

- **Infección persistente:** La infección crónica con *H. pylori* es una causa principal de gastritis crónica. A diferencia de las infecciones agudas que pueden tratarse rápidamente, las infecciones crónicas por *H. pylori* pueden persistir sin ser detectadas y causar inflamación continua. Se estima que el 60-80% de los casos de gastritis crónica están relacionados con una infección coexistente por *H. pylori*.[10] A menudo, durante la fase inicial de la infección, esta bacteria desencadena una respuesta inflamatoria aguda que típicamente permanece asintomática y no se nota.[11] Esta falta de síntomas impide el tratamiento temprano, permitiendo que la bacteria continúe inflamando y colonizando el revestimiento del estómago, lo que lleva a una gastritis crónica.

- **Uso prolongado de AINE:** El uso regular y prolongado de medicamentos antiinflamatorios no esteroideos (AINE) como ibuprofeno, naproxeno, diclofenaco y aspirina puede irritar continuamente el revestimiento del estómago y suprimir sus mecanismos protectores. Inicialmente, el uso excesivo de estos medicamentos puede causar gastritis aguda. Si esta afección aguda no se trata adecuadamente, puede conducir a gastritis crónica con el tiempo. La irritación constante por AINE altera la capacidad del estómago para sanar y mantener su barrera mucosa protectora, preparando el terreno para la inflamación persistente y la gastritis.

- **Alcohol:** El consumo regular de bebidas alcohólicas puede conducir a gastritis crónica con el tiempo. La presencia continua de alcohol en el estómago causa inflamación persistente del revestimiento del estómago. Esta irritación continua impide que el revestimiento se recupere y regenere adecuadamente, lo que lleva a daños sostenidos y al desarrollo de gastritis crónica.

Otras causas menos comunes son:

- **Reflujo alcalino o duodenogástrico:** Esta afección implica el reflujo de bilis y jugos pancreáticos desde el intestino delgado hacia el estómago. Los principales irritantes en la bilis y los jugos pancreáticos son las enzimas proteasas y los ácidos biliares, que pueden destruir el moco gástrico e inflamar el revestimiento del estómago.[12]

- **Ciertos trastornos digestivos:** Enfermedades como la enfermedad de Crohn que inflaman el tracto gastrointestinal también pueden contribuir al desarrollo de gastritis crónica.[13]

- **Mal funcionamiento del sistema inmunológico:** En algunos casos, un mal funcionamiento del sistema inmunológico conduce a la inflamación y degradación del revestimiento del estómago, una afección conocida como gastritis autoinmune tipo A. Esta es una de las causas menos comunes de gastritis crónica.[14]

La progresión de gastritis aguda a crónica a menudo resulta de una superposición de causas y un fracaso para restaurar la integridad del revestimiento del estómago una vez que está comprometido. La irritación continua por el ácido estomacal y la pepsina altera el delicado equilibrio necesario entre los mecanismos protectores y las capacidades de reparación del revestimiento del estómago. Este desequilibrio continuo puede escalar condiciones que comienzan como menores o agudas en gastritis crónica.

Además, es crucial reconocer que la gastritis típicamente surge de múltiples factores contribuyentes, en lugar de una sola causa. Esta naturaleza multifactorial significa que una combinación de estrés continuo, hábitos dietéticos deficientes y consumo regular de sustancias como alcohol o AINE pueden crear sinérgicamente un entorno favorable para el desarrollo de la gastritis. Cada factor puede exacerbar los otros, intensificando la inflamación y el daño al revestimiento del estómago.

La gastritis, ya sea crónica o aguda, también puede clasificarse según la naturaleza del daño en el revestimiento del estómago. En los casos de gastritis erosiva, la afección se caracteriza por pequeñas lesiones o desgarros superficiales que erosionan progresivamente el revestimiento del estómago, lo que puede provocar úlceras si no se trata. Esta forma es más directamente observable a través de imágenes diagnósticas y puede conducir a complicaciones significativas, incluido el sangrado. Por otro lado, la gastritis no erosiva implica la inflamación del estómago sin la formación de estas lesiones erosivas. Aunque este tipo puede no ser tan inmediatamente dañino como la gastritis erosiva, aún puede causar molestias significativas y conducir a complicaciones si no se abordan las causas subyacentes.

Tipos de Gastritis Menos Comunes

Si bien la gastritis aguda y crónica son las formas más frecuentemente encontradas, existen otros tipos menos comunes de gastritis, cada uno con diferentes causas. Estas formas más raras aún pueden clasificarse como agudas o crónicas. Exploremos estos tipos menos frecuentes y sus características distintivas:

- **Gastritis hemorrágica:** Esta afección se caracteriza por erosiones superficiales del revestimiento del estómago que conducen al sangrado. Las causas comunes incluyen el consumo de ácido acetilsalicílico (aspirina), medicamentos antiinflamatorios no esteroideos (AINE) y alcohol.[15]

- **Gastritis atrófica:** Este tipo de gastritis se caracteriza por la pérdida gradual de células gástricas, lo que resulta en atrofia del revestimiento del estómago. Generalmente se divide en dos subtipos. El primero, la Gastritis Autoinmune, ocurre cuando el sistema inmunológico ataca por error a las células del estómago, específicamente las células parietales. Estas células son esenciales para producir tanto el ácido estomacal como el factor intrínseco, que es crucial para la absorción de la vitamina B12 en los intestinos. El segundo subtipo, la Gastritis Atrófica Crónica Multifocal, se encuentra más comúnmente en el antro y el cuerpo del estómago y es causada principalmente por la infección con *Helicobacter pylori*.[16]

- **Gastritis flegmonosa:** Una forma rara y potencialmente grave de gastritis aguda, este tipo presenta inflamación supurativa y daño a la pared del estómago. Normalmente afecta a personas con sistemas inmunológicos debilitados y es causada por bacterias piógenas.[17]

- **Gastritis linfocítica:** Caracterizada por la presencia de linfocitos que forman nódulos y folículos, esta gastritis crónica típicamente afecta el área antral del estómago. Si bien la causa exacta de la gastritis linfocítica a menudo sigue siendo desconocida, existe una asociación con la infección por *Helicobacter pylori* en algunos casos.[18,19]

- **Gastritis granulomatosa:** Esta implica inflamación granulomatosa crónica, este tipo de gastritis a menudo ocurre junto con enfermedades sistémicas como tuberculosis, sarcoidosis, sífilis o enfermedad de Crohn. Normalmente se encuentra con más frecuencia en el área antral del estómago.[20]

- **Gastritis eosinofílica:** Una condición rara que afecta predominantemente al estómago y a veces al intestino delgado, caracterizada por la presencia de numerosos eosinófilos en la mucosa gástrica. Las causas a menudo no están claras, pero puede haber una conexión con enfermedades alérgicas o infecciones parasitarias.[21]

Además de los tipos específicos de gastritis discutidos anteriormente, la gastritis también puede categorizarse según la ubicación de la inflamación dentro del estómago. Cuando la inflamación se limita al antro, o la parte inferior del estómago, se clasifica como gastritis antral. Si afecta al fundus o al cuerpo del estómago, se considera gastritis fúndica y gastritis corporal, respectivamente. Sin embargo, cuando la inflamación abarca todo el estómago, incluidos el fundus, el cuerpo y el antro, se denomina pangastritis.

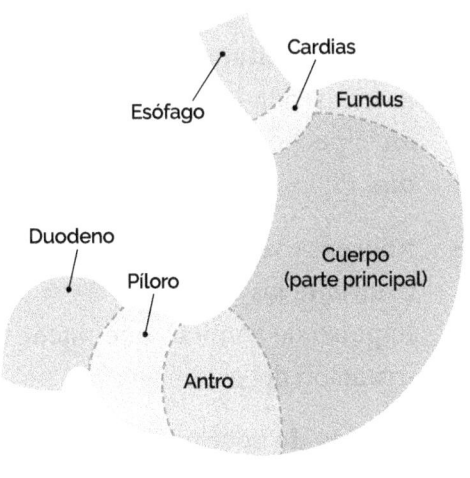

SÍNTOMAS Y SIGNOS DE LA GASTRITIS

La gastritis afecta a las personas de diversas maneras, y los síntomas pueden diferir incluso entre aquellos con el mismo tipo de gastritis. Si bien algunas personas pueden ser asintomáticas, la mayoría experimenta una variedad de síntomas que pueden variar significativamente de una persona a otra. A continuación se presenta una discusión de los síntomas más comunes asociados con la gastritis:

- **Dolor de estómago:** Este es a menudo el síntoma principal de la gastritis, caracterizado por la inflamación del revestimiento del estómago que causa malestar o dolor en la parte superior del abdomen. Este dolor puede ocurrir en cualquier momento, pero se experimenta más comúnmente después de comer.

- **Acidez o reflujo ácido:** Una queja frecuente entre aquellos con gastritis, donde el individuo experimenta una sensación de ardor en el pecho o la garganta, que ocurre en cualquier momento del día.

- **Náuseas y vómitos:** Comunes en las primeras etapas de la gastritis o durante las recaídas, este síntoma se caracteriza por un fuerte impulso de vomitar, que puede llevar al vómito real debido a la irritación del estómago.[22]

- **Pérdida de apetito:** A menudo acompaña a otros síntomas de la gastritis, particularmente cuando el estómago está muy irritado e inflamado.

- **Fatiga:** Esto puede resultar de varias causas, incluida la inflamación en el estómago o la fatiga suprarrenal, donde el estrés constante agota las reservas de cortisol de las glándulas suprarrenales, lo que lleva a una fatiga extrema.

- **Indigestión o pesadez de estómago:** Este síntoma típicamente ocurre durante, inmediatamente después o varias horas después de comer y puede empeorar en situaciones estresantes.

- **Hinchazón abdominal:** Frecuentemente reportada por aquellos con gastritis, puede causar calambres intestinales o dolor, a menudo debido a alimentos mal digeridos.

- **Diarrea:** A menudo relacionada con la mala absorción de grasas, intolerancias alimentarias como la lactosa, o un desequilibrio en la flora intestinal, lo que lleva a deposiciones frecuentes y sueltas.

- **Eructos y gases:** Estos síntomas son comúnmente causados por indigestión de alimentos y generalmente ocurren varias horas después de comer.

- **Heces sueltas u oscuras:** La mala digestión puede llevar a heces sueltas y amarillentas. En casos de gastritis hemorrágica, las heces pueden aparecer oscuras debido al sangrado interno.

- **Mareos o desmayos:** A menudo vinculados a la irritación e inflamación severa del estómago. Los mareos o incluso los desmayos pueden ser particularmente problemáticos, interrumpiendo significativamente las actividades diarias y afectando la calidad de vida.

- **Problemas respiratorios:** Algunas personas pueden experimentar dificultad para respirar o falta de aliento, a menudo exacerbado por el reflujo ácido que irrita las vías respiratorias y la laringe.

- **Dolor en el pecho:** Aunque raro, la gastritis puede causar un dolor agudo y punzante en el pecho, generalmente relacionado con el reflujo ácido.

- **Pérdida de peso:** Común en pacientes con gastritis, la pérdida de peso puede ocurrir debido a una deficiencia de ácido estomacal y enzimas digestivas, mala absorción de nutrientes o reducción de la ingesta calórica.

Los síntomas enumerados anteriormente pueden manifestarse en cualquier forma de gastritis, independientemente del tipo específico. Estos síntomas representan los problemas más frecuentemente encontrados entre aquellos que sufren de gastritis. Sin embargo, es importante reconocer que las personas pueden experimentar otros síntomas inespecíficos no detallados en la lista.

DIAGNÓSTICO Y PRUEBAS PARA LA GASTRITIS

El diagnóstico de la gastritis normalmente implica un enfoque exhaustivo y multifacético para asegurar una evaluación precisa de los síntomas y las causas subyacentes. El proceso generalmente comienza con una historia clínica completa y un examen físico, centrándose particularmente en el estómago y la salud digestiva general. Aquí hay una visión detallada de los métodos de diagnóstico y pruebas utilizados para la gastritis:

Evaluación Inicial

El primer paso en el diagnóstico de la gastritis es una consulta detallada donde un médico recopila información sobre los síntomas del paciente, hábitos alimenticios, uso de medicamentos y antecedentes médicos previos. Esto ayuda a identificar cualquier factor que pueda contribuir a los síntomas de la gastritis.

Derivación a un Especialista

En base a los hallazgos iniciales, el médico de atención primaria puede derivar al paciente a un gastroenterólogo, un especialista en trastornos del sistema digestivo. El gastroenterólogo realizará una evaluación más especializada, posiblemente incluyendo una entrevista para profundizar más en la historia de salud del paciente y los síntomas actuales.

Endoscopia

La herramienta definitiva para diagnosticar la gastritis es la endoscopia, también conocida como gastroscopia. Este procedimiento implica insertar un tubo delgado y flexible equipado con una cámara (endoscopio) a través de la boca y hacia abajo hasta el estómago y la parte superior del intestino delgado. La endoscopia permite al médico inspeccionar visualmente el revestimiento del estómago en busca de signos de inflamación, irritación o erosión.

Biopsia

Durante una endoscopia, el gastroenterólogo puede realizar una biopsia tomando pequeñas muestras del revestimiento del estómago. Esto es crucial para determinar el tipo de gastritis, verificar la presencia de infección por *Helicobacter pylori* y descartar cambios malignos. Las muestras de tejido se analizan en un laboratorio para evaluar cualquier cambio patológico.

Pruebas Adicionales

Dependiendo de los hallazgos de la endoscopia y los síntomas del paciente, pueden recomendarse pruebas adicionales:

- **Pruebas de aliento, sangre o heces:** Estas se utilizan para detectar la infección por *H. pylori*, una causa común de gastritis.

- **Trago de bario:** Una prueba de rayos X donde el paciente bebe una solución de bario que recubre el tracto digestivo, proporcionando imágenes claras del estómago, lo que ayuda a identificar anormalidades.

- **Ecografía abdominal o TAC:** Estas pruebas de imagen pueden ayudar a identificar inflamación, engrosamiento del revestimiento del estómago u otras anormalidades que podrían no ser claras a partir de una endoscopia.

Este enfoque diagnóstico integral asegura una comprensión precisa de la naturaleza y extensión de la gastritis, facilitando un tratamiento dirigido para manejar la condición de manera efectiva.

TRATAMIENTOS FARMACOLÓGICOS PARA LA GASTRITIS

Se prescriben comúnmente una variedad de medicamentos para manejar los síntomas y prevenir complicaciones asociadas con la gastritis. Estos tratamientos farmacológicos, que van desde antiácidos de venta libre hasta medicamentos con receta, están diseñados para abordar síntomas específicos y las causas subyacentes de la gastritis. Los objetivos principales de estos tratamientos incluyen reducir el ácido del estómago, proteger el revestimiento del estómago y eliminar cualquier agente infeccioso. Aquí están algunos de los más comunes:

Antiácidos

Los antiácidos son una opción de tratamiento primario para el alivio inmediato de los síntomas de la gastritis. Funcionan neutralizando el ácido del estómago, reduciendo así la irritación y el malestar en el revestimiento del estómago. Este proceso de neutralización proporciona un alivio rápido de síntomas como acidez, indigestión y malestar estomacal comúnmente asociados con la gastritis. Algunos tipos comunes de antiácidos incluyen:

- **Carbonato de calcio (Tums):** Un antiácido ampliamente utilizado; el carbonato de calcio es efectivo para neutralizar rápidamente el ácido del estómago.

- **Hidróxido de magnesio (Leche de magnesia):** Conocido por su acción rápida, el hidróxido de magnesio es otra elección común para el alivio de los síntomas.

Los antiácidos se utilizan típicamente según sea necesario y son más efectivos cuando se toman poco después de las comidas o al acostarse, que son momentos en los que la producción de ácido en el estómago está en su punto máximo o puede causar la mayor incomodidad.

Aunque los antiácidos son generalmente seguros, pueden tener efectos secundarios dependiendo de su composición. El carbonato de calcio, por ejemplo, puede provocar estreñimiento, especialmente con un uso prolongado, y en algunos casos, puede causar un aumento de rebote en la producción de ácido estomacal. El hidróxido de magnesio, mientras tanto, puede causar diarrea en algunas personas, y a menudo se combina con hidróxido de aluminio, que puede contrarrestar este efecto causando estreñimiento.[23]

Bloqueadores H2

Los bloqueadores H2 son una clase de medicamentos que juegan un papel crucial en el tratamiento de la gastritis al reducir efectivamente la cantidad de ácido producido en el estómago. Estos fármacos funcionan bloqueando los receptores de histamina en las células que producen ácido estomacal, de ahí el nombre de bloqueadores "H2". Esta acción disminuye significativamente la producción de ácido, ayudando a aliviar la irritación y promoviendo la curación en el revestimiento del estómago, lo que es particularmente beneficioso para aquellos que sufren de gastritis. Algunos tipos comunes de bloqueadores H2 incluyen:

- **Famotidina (Pepcid):** Conocida por sus fuertes efectos supresores del ácido, la famotidina es una opción popular para tratar la gastritis.

- **Cimetidina (Tagamet):** La cimetidina es otro bloqueador H2 ampliamente utilizado, eficaz para reducir el ácido estomacal.

- **Nizatidina (Axid):** Similar a los anteriores, la nizatidina también disminuye la producción de ácido estomacal y se utiliza para tratar afecciones como la gastritis.

Estos bloqueadores H2 se utilizan a menudo durante períodos más prolongados, especialmente en casos de gastritis crónica, en comparación con los antiácidos. Normalmente, se toman una o dos veces al día, y la dosis específica y la duración dependen de la gravedad de los síntomas y del consejo médico individual. Se recetan tanto para el tratamiento como para la prevención de los síntomas asociados a la gastritis.

Los bloqueadores H2 son generalmente bien tolerados por la mayoría de los pacientes, pero pueden causar algunos efectos secundarios, incluyendo dolores de cabeza, mareos y problemas gastrointestinales leves como estreñimiento o diarrea.[24] El uso prolongado de bloqueadores H2, aunque es raro, puede provocar efectos secundarios más significativos como deficiencia de vitamina B12 o cambios en la absorción de calcio, afectando a la salud ósea.[25] Por lo tanto, es crucial que las personas que utilizan estos medicamentos mantengan consultas y seguimiento regulares con su profesional sanitario para gestionar eficazmente cualquier riesgo potencial.

Inhibidores de la Bomba de Protones (IBP)

Los Inhibidores de la Bomba de Protones (IBP) son un grupo de medicamentos ampliamente prescritos en el tratamiento de la gastritis, conocidos por su eficacia en la reducción de la producción de ácido estomacal. Estos fármacos actúan bloqueando la bomba de protones, un componente de las células parietales gástricas que es crucial para la secreción de ácido. Esta acción resulta en una disminución más significativa y sostenida del ácido estomacal en comparación con los bloqueadores H2. Los tipos comunes de IBP incluyen:

- **Omeprazol (Prilosec):** A menudo la primera elección entre los médicos, el omeprazol es ampliamente recetado por su eficacia en el manejo de diversas afecciones estomacales relacionadas con el ácido, incluyendo la ERGE y la gastritis.
- **Lansoprazol (Prevacid):** Otro inhibidor de la bomba de protones ampliamente utilizado, el lansoprazol es conocido por su acción rápida y eficacia en el tratamiento de afecciones similares.
- **Esomeprazol (Nexium):** Conocido por su mayor supresión de ácido, el esomeprazol ofrece un control prolongado del ácido, beneficioso para pacientes con reflujo ácido severo o gastritis crónica.
- **Pantoprazol (Protonix):** Frecuentemente recetado por su eficacia y tolerabilidad.

El uso de IBP abarca tanto el tratamiento como el manejo preventivo de los síntomas de la gastritis. Están especialmente recomendados para personas que experimentan síntomas frecuentes, graves o crónicos relacionados con el reflujo ácido y la gastritis. La dosis específica y la duración del tratamiento con IBP se adaptan a la condición y necesidades de cada individuo, según lo aconsejado por un profesional sanitario.

A pesar de su eficacia, el uso a largo plazo de los IBP está asociado con ciertos problemas de salud. El uso prolongado se ha relacionado con un mayor riesgo de fracturas óseas, especialmente en adultos mayores, potencialmente debido a cambios en la absorción de calcio. También existen riesgos de enfermedad renal y deficiencia de vitamina B12 asociados con el uso extendido de IBP.[26] Por lo tanto, los pacientes en terapia prolongada con IBP deben ser evaluados regularmente por su profesional sanitario para valorar la necesidad continua del medicamento y para gestionar cualquier posible efecto secundario.

Antibióticos para H. pylori

Cuando la gastritis se atribuye a una infección por la bacteria *Helicobacter pylori*, el uso de antibióticos se convierte en un aspecto crucial del plan de tratamiento. *H. pylori* es un patógeno gástrico común conocido por causar inflamación del revestimiento del estómago, lo que conduce a la gastritis. La erradicación de esta bacteria es crucial para tratar la afección y prevenir posibles complicaciones como las úlceras pépticas.

Los antibióticos se emplean para atacar y eliminar específicamente la bacteria *H. pylori*. Dado que esta bacteria puede ser bastante resistente y tiene la capacidad de adaptarse al entorno gástrico, se utiliza una combinación de diferentes antibióticos para mejorar la eficacia del tratamiento y reducir la probabilidad de resistencia.

El enfoque estándar, a menudo denominado triple terapia, incluye dos tipos de antibióticos junto con un Inhibidor de la Bomba de Protones (IBP). Se incluye el IBP para reducir la producción de ácido estomacal, lo que ayuda a aliviar los síntomas de la gastritis y crea un entorno en el estómago que mejora la eficacia de los antibióticos. Las combinaciones comunes incluyen:

- Claritromicina y Amoxicilina, o
- Metronidazol y Amoxicilina

Estos antibióticos generalmente se combinan con un IBP como Omeprazol, Lansoprazol o Esomeprazol. El tratamiento suele durar unas dos semanas, aunque la duración exacta puede variar según el régimen específico y cómo responde el paciente a la terapia.

Es crucial que los pacientes completen todo el curso de antibióticos, incluso si los síntomas mejoran antes de que finalice el tratamiento. Un tratamiento incompleto puede no erradicar completamente la bacteria, lo que lleva a la recurrencia de la infección y aumenta el riesgo de resistencia a los antibióticos.

La terapia con antibióticos puede estar asociada con efectos secundarios como náuseas, diarrea y, en algunos casos, reacciones alérgicas. Es importante que los pacientes comuniquen cualquier reacción adversa a su profesional sanitario. En algunos casos, puede ser necesario ajustar el régimen antibiótico si se producen efectos secundarios significativos o si hay una respuesta alérgica.

Otros Medicamentos para la Gastritis

Además de los tratamientos primarios como antiácidos, bloqueadores H2, IBP y antibióticos para *H. pylori*, existen otros medicamentos que se pueden utilizar en el manejo de la gastritis. Estos incluyen agentes citoprotectores y procinéticos, cada uno desempeñando un papel único en el abordaje de aspectos específicos de la gastritis.

- **Sucralfato:** El sucralfato es un medicamento utilizado como agente citoprotector. Funciona formando una barrera protectora en el revestimiento del estómago. Esta barrera ayuda a proteger el revestimiento del estómago de los efectos corrosivos del ácido estomacal, lo que es particularmente beneficioso en casos de gastritis. El sucralfato a menudo se utiliza junto con otros medicamentos como antiácidos o bloqueadores de ácido, mejorando el régimen de tratamiento general. Es especialmente útil para tratar la gastritis causada por irritantes como los AINE (Fármacos Antiinflamatorios No Esteroideos).

- **Metoclopramida:** Para pacientes que experimentan un vaciado gástrico retardado, una afección conocida como gastroparesia, que puede exacerbar o contribuir a los síntomas de gastritis, se pueden recetar procinéticos como la metoclopramida. La metoclopramida funciona aumentando la motilidad del estómago y los intestinos, ayudando a mover más rápidamente los alimentos y el ácido fuera del estómago. Esto puede reducir el tiempo que el revestimiento del estómago está expuesto al ácido estomacal, ayudando así a aliviar los síntomas de la gastritis.

Estos medicamentos adicionales, cuando se utilizan adecuadamente bajo supervisión médica, pueden proporcionar un alivio significativo y ayudar en el tratamiento de la gastritis. Son particularmente beneficiosos para abordar síntomas específicos o complicaciones asociadas con la gastritis, destacando aún más la importancia de un enfoque de tratamiento personalizado basado en las necesidades individuales del paciente.

RESUMEN DEL CAPÍTULO 1: ¿QUÉ ES LA GASTRITIS?

En este capítulo, hemos examinado a fondo la gastritis, una afección común caracterizada por la inflamación del revestimiento del estómago que afecta a millones de personas en todo el mundo anualmente. Aquí tienes un resumen de lo que has aprendido:

- **Definición e Importancia:** La gastritis se define como la inflamación del revestimiento del estómago. Este revestimiento es crítico ya que protege las capas internas delicadas del estómago de los efectos corrosivos del ácido estomacal, asegurando así que el proceso de digestión sea efectivo sin dañar el propio órgano.

- **Causas:** Varios factores pueden inducir gastritis, cada uno contribuyendo a la degradación de la barrera mucosa del estómago. Estos incluyen el estrés fisiológico, que altera el equilibrio natural del cuerpo; infecciones bacterianas por *Helicobacter pylori*, una importante preocupación médica vinculada a la formación de úlceras; consumo excesivo de alcohol, que puede erosionar el revestimiento mucoso; y uso prolongado de fármacos antiinflamatorios no esteroideos (AINE) que inhiben la producción de prostaglandinas protectoras.

- **Tipos de Gastritis:** La gastritis se categoriza ampliamente en formas agudas y crónicas, que pueden dividirse aún más en tipos erosivos (que dañan el revestimiento del estómago) y no erosivos. Comprender estas subdivisiones es crucial para proporcionar un diagnóstico preciso y para desarrollar una estrategia de tratamiento efectiva.

- **Síntomas:** Los síntomas de la gastritis son variados, desde leves hasta graves. Comúnmente incluyen dolor agudo de estómago, acidez persistente, náuseas y episodios de vómitos. Estos síntomas pueden interrumpir las actividades diarias y disminuir la calidad de vida.

- **Diagnóstico:** El diagnóstico de la gastritis implica una evaluación exhaustiva del historial del paciente, exámenes físicos y el uso de herramientas diagnósticas como la endoscopia para evaluar visualmente la condición del revestimiento del estómago. Pruebas diagnósticas adicionales para detectar *Helicobacter pylori* pueden incluir pruebas de aliento, que miden isótopos de carbono, análisis de sangre para detectar anticuerpos o pruebas de heces para detectar antígenos.

- **Tratamiento:** El régimen de tratamiento convencional para la gastritis incluye un espectro de intervenciones farmacológicas. Los antiácidos se utilizan comúnmente para neutralizar rápidamente el ácido estomacal. Los bloqueadores H2 y los inhibidores de la bomba de protones (IBP) reducen la producción de ácido, proporcionando un alivio más prolongado. En los casos en que *Helicobacter pylori* es un factor, se emplea una combinación de antibióticos para erradicar la infección.

Este capítulo fundamental pretende proporcionarte una comprensión integral de cómo la gastritis afecta al cuerpo, subrayando la necesidad de entender la gastritis de manera exhaustiva para gestionar y prevenir eficazmente sus complicaciones.

Capítulo 2

¿POR QUÉ ES TAN DIFÍCIL CURAR LA GASTRITIS?

El Impacto de la Dieta, los Hábitos y el Estrés en la Gastritis

A lo largo de la historia, la gastritis ha sido una dolencia común, frecuentemente mencionada en textos médicos que datan de la antigüedad. A pesar de siglos de estudio, sigue siendo una afección prevalente y difícil de manejar eficazmente. Pero, ¿por qué la gastritis, un trastorno digestivo aparentemente sencillo, a menudo resulta tan resistente a la curación? La respuesta no solo reside en la propia afección, sino también en los factores dietéticos y del estilo de vida que la rodean.

La interacción entre los hábitos alimenticios, las elecciones de estilo de vida y los niveles de estrés puede afectar significativamente al proceso de curación del estómago. Cada uno de estos factores puede exacerbar la afección, por lo que es esencial entenderlos y abordarlos para facilitar la recuperación. Las malas elecciones dietéticas pueden irritar el revestimiento del estómago y prolongar la inflamación, mientras que los hábitos poco saludables pueden obstaculizar aún más el proceso de recuperación del estómago. Además, los altos niveles de estrés pueden alterar los mecanismos de protección natural del estómago, provocando un aumento de la inflamación y exacerbando los síntomas de la gastritis.

Este capítulo pretende equiparte con el conocimiento para entender las complejidades de la gastritis y cómo nuestras elecciones dietéticas, nuestros hábitos y nuestros niveles de estrés pueden cambiar el rumbo en la batalla contra la gastritis crónica. Al comprender qué hace que la gastritis sea tan difícil de curar, podrás navegar mejor por tus opciones de tratamiento y ajustes en el estilo de vida, lo que conducirá a un manejo más efectivo y, potencialmente, a la reversión de la gastritis crónica.

CÓMO CIERTOS ALIMENTOS EMPEORAN LA GASTRITIS

Si alguna vez te has preguntado por qué algunos alimentos y bebidas dejan tu estómago con malestar, aquí arrojaremos luz sobre cómo ciertos ingredientes pueden interactuar negativamente con tu gastritis, obstaculizando el proceso de curación del revestimiento de tu estómago.

La relación entre lo que comemos y cómo se siente nuestro estómago es compleja, especialmente para aquellos que lidian con gastritis. Al entender qué alimentos y bebidas exacerban tu condición, puedes gestionar más eficazmente tus síntomas y crear un entorno interno que promueva la curación en lugar del daño.

Alimentos y Bebidas Irritantes

Uno de los errores más comunes cometidos por las personas que sufren gastritis es consumir inadvertidamente alimentos y bebidas que dañan directamente el revestimiento del estómago. Los alimentos y bebidas que pueden causar daño directo al revestimiento del estómago son típicamente ácidos, con un pH inferior a 4. Estos alimentos también pueden activar la pepsina, una enzima que contribuye a la descomposición de las proteínas en el estómago, lo que daña aún más los tejidos gástricos. Ejemplos comunes incluyen:

- **Cítricos:** Limones, naranjas, mandarinas y pomelos son altos en ácido cítrico, lo que puede exacerbar la irritación del revestimiento del estómago.

- **Frutas ácidas:** Esta categoría incluye piñas, frutas de la pasión, tamarindos, granadas, ciruelas, kiwis, manzanas verdes, cerezas, uvas y varias bayas como fresas, arándanos y moras.

- **Verduras ácidas:** Los tomates, tomatillos y encurtidos son notables por su alta acidez, lo que puede irritar el revestimiento del estómago cuando se consumen en grandes cantidades.

- **Bebidas alcohólicas:** El etanol en las bebidas alcohólicas inflige daño directo al revestimiento del estómago. El grado de daño está estrechamente vinculado al contenido de alcohol y la frecuencia de consumo.

- **Refrescos y zumos envasados:** Muchos zumos comprados en tiendas y refrescos contienen acidulantes añadidos como ácido cítrico, ácido fosfórico, ácido láctico, ácido ascórbico (vitamina C), ácido málico, vinagre y limón. Estos aditivos pueden potencialmente dañar el revestimiento del estómago, haciendo estas bebidas inadecuadas para personas que sufren de gastritis.

- **Alimentos envasados:** Muchos alimentos en los estantes de los supermercados, incluidos productos enlatados y productos semisólidos como mermeladas y alimentos para bebés, también contienen acidulantes añadidos como ácido cítrico, ácido ascórbico y vinagre. Estas sustancias prolongan la vida útil y mejoran el sabor al inhibir el crecimiento microbiano y mantener la estabilidad. Ser consciente de estos aditivos es crucial, especialmente para aquellos con gastritis, ya que los componentes ácidos pueden agravar la afección. Comprueba siempre las etiquetas de los alimentos para detectar acidulantes y tomar decisiones informadas que se alineen con tus necesidades de salud.

Hay otros alimentos que pueden no ser tan ácidos como los anteriores pero que aún pueden dañar directamente el revestimiento del estómago. Estos incluyen ciertos condimentos y especias, como pimienta negra y blanca, chiles, curry, ajo, cebollas, e incluso sal cuando se consume en grandes cantidades. Si bien estas especias y condimentos normalmente no causan gastritis en un estómago sano, pueden empeorar los síntomas en personas que sufren de gastritis. Notablemente, el impacto de tales especias ha sido estudiado extensamente:

- **Estudio sobre granos de pimienta (1987):** Se administró a voluntarios sanos pequeñas dosis de granos de pimienta negra y roja para evaluar su impacto en el revestimiento del estómago. Los resultados mostraron que estas especias efectivamente causaron daño al revestimiento del estómago en estos individuos.[27]
- **Estudio sobre chiles jalapeños (1988):** En un estudio contrastante, se introdujeron directamente unos 30 gramos de chile jalapeño molido en los estómagos de individuos sanos. Sorprendentemente, una endoscopia realizada 24 horas después no reveló daños visibles en los revestimientos del estómago.[28]

Estos estudios muestran que mientras ciertas especias, como los granos de pimienta, pueden irritar el revestimiento del estómago, otras, como los chiles jalapeños, pueden no afectar a los individuos sanos de la misma manera. Sin embargo, la realidad es que una vez que la inflamación está presente, la mayoría de los alimentos picantes pueden exacerbar la gastritis y los síntomas asociados, incluyendo dolor de estómago, náuseas y sensaciones de ardor.

Alimentos y Bebidas Estimulantes

Si bien algunos alimentos y bebidas pueden no dañar directamente el revestimiento del estómago, son particularmente notables por su capacidad para estimular la secreción de ácido gástrico. Esta categoría incluye una variedad de artículos comúnmente consumidos que pueden exacerbar los síntomas de la gastritis:

- **Café:** Debido a la cafeína y otros compuestos, el café estimula la secreción de ácido gástrico al activar los receptores del sabor amargo en el estómago y la cavidad oral.[29] Además, la acidez del café ayuda a activar la pepsina, una enzima proteolítica que intensifica la irritación del estómago, especialmente cuando se consume con el estómago vacío. Una investigación de 1981 destacó que el café descafeinado podría provocar una secreción de ácido gástrico más significativa que las comidas ricas en proteínas, enfatizando su potente impacto en el revestimiento del estómago.[30]

- **Leche:** Tradicionalmente se creía que calmaba el estómago irritado, pero la leche en realidad puede estimular la secreción de ácido gástrico. Este efecto paradójico ocurre porque la leche contiene proteínas y calcio, que desencadenan que el estómago produzca más ácido. Mientras que el efecto calmante inicial de la leche podría proporcionar alivio temporal, el subsiguiente aumento en la producción de ácido puede exacerbar los síntomas de gastritis con el tiempo. Los estudios han demostrado que tanto la leche entera como la leche baja en grasa pueden llevar a una mayor secreción de ácido gástrico, haciéndola menos ideal para aquellos que manejan síntomas de gastritis.[31]

- **Cerveza y vino:** La presencia de ácido succínico y otros ácidos orgánicos en estas bebidas fermentadas es principalmente responsable de estimular la secreción de ácido gástrico.[32,33] Sin embargo, la cerveza y el vino no solo estimulan la producción de ácido estomacal, sino que también activan la pepsina, debido a que su pH o nivel de acidez está por debajo de 4.

- **Ciertos tés:** Tanto el té negro como muchos tés de hierbas, como el té verde, son conocidos por fomentar la producción de ácido debido a su contenido de cafeína y otros compuestos de sabor amargo, que pueden agravar los síntomas de gastritis.

- **Chocolate negro:** Alto en cacao, el chocolate negro es otro desencadenante para el aumento de la producción de ácido en individuos susceptibles. El rico contenido de teobromina en el chocolate negro es un conocido estimulante para la secreción de ácido.

- **Alimentos altos en proteínas:** Consumir grandes cantidades de alimentos altos en proteínas, especialmente aquellos derivados de fuentes animales como ternera, aves, pescado y huevos, puede estimular significativamente la secreción de ácido gástrico. Las proteínas en estos alimentos requieren más ácido y tiempo para la digestión, lo que provoca que el estómago produzca jugos gástricos adicionales y aumenta la probabilidad de irritación estomacal. Si bien la proteína es esencial para una dieta equilibrada y para reparar tejidos, aquellos con gastritis deben ser conscientes de su ingesta de proteínas para evitar exacerbar sus síntomas.

Ahora que hemos explorado varios alimentos y bebidas que pueden irritar directa e indirectamente el revestimiento de tu estómago, vamos a profundizar en cómo los malos hábitos alimenticios pueden exacerbar la gastritis y sus síntomas asociados. Esta próxima sección te ayudará a entender el vínculo crítico entre tus hábitos dietéticos y la salud de tu sistema digestivo, destacando comportamientos clave a evitar para un mejor manejo de la gastritis.

HÁBITOS ALIMENTICIOS QUE AFECTAN A LA GASTRITIS

Si bien identificar los alimentos irritantes es crucial, entender cómo tus hábitos alimenticios afectan a esta condición es igualmente importante. Los siguientes hábitos pueden no causar directamente gastritis, pero sirven como catalizadores significativos en su desarrollo, especialmente cuando se combinan con otros factores del estilo de vida como el estrés crónico, el consumo excesivo de alcohol o el uso de medicamentos antiinflamatorios no esteroideos (AINEs). Los malos hábitos alimenticios, como horarios de comidas irregulares, comer en exceso o apresurarse durante las comidas, pueden exacerbar los síntomas de gastritis y provocar un mayor malestar.

En esta sección, profundizaremos en cómo comportamientos alimenticios específicos pueden agravar la gastritis y complicar su manejo. Al entender estos comportamientos y sus efectos, pretendemos guiarte hacia prácticas dietéticas más saludables que no solo mitiguen los síntomas de la gastritis, sino que también mejoren tu salud digestiva general.

- **Saltarse comidas:** Pasar largos períodos sin comer puede irritar el revestimiento del estómago y exacerbar los síntomas de gastritis. Cuando tu estómago está vacío, el ácido del estómago y la pepsina que normalmente son amortiguados por la comida comienzan a erosionar la capa protectora de mucosa, dejando el revestimiento del estómago vulnerable a la irritación y al daño. Esta exposición aumenta el riesgo de inflamación y malestar porque no hay comida que absorba y neutralice estas sustancias irritantes.[34]

- **Consumo excesivo de sal:** Si bien la sal es esencial para realzar el sabor de los platos, una ingesta excesiva puede ser perjudicial para aquellos con gastritis. Altos niveles de sal pueden agravar el revestimiento del estómago, llevando a una mayor inflamación. La investigación con individuos infectados con *Helicobacter pylori* ha mostrado que las dietas altas en sal intensifican la agresividad de la bacteria, exacerbando los síntomas y la progresión de la gastritis.[35]

- **Consumir alimentos difíciles de masticar:** Los alimentos que son duros o difíciles de masticar pueden llevar a la irritación mecánica del revestimiento del estómago. Esto es particularmente cierto para aquellos con gastritis, quienes pueden experimentar un mayor malestar después de consumir alimentos duros como verduras crudas. El esfuerzo requerido para masticar estos alimentos extensamente antes de tragar es un indicador de su potencial para ser difíciles de digerir, tensando así el estómago y exacerbando los síntomas de gastritis.

- **Consumir alimentos y bebidas muy fríos o muy calientes:** La temperatura de lo que comes y bebes puede tener un impacto directo en la salud de tu estómago. Consumir alimentos y bebidas que son muy calientes o muy fríos puede exacerbar la irritación e inflamación del revestimiento del estómago. Tales temperaturas extremas pueden sorprender a tus tejidos gástricos, provocando una respuesta reactiva de tu estómago y exacerbando síntomas asociados con la gastritis.

- **Consumir alimentos procesados:** En el mundo acelerado de hoy, la conveniencia a menudo triunfa sobre la calidad cuando se trata de elecciones alimenticias. Muchas personas consumen regularmente alimentos procesados y comida basura como hamburguesas, perritos calientes, pizza, patatas fritas, galletas, pasteles, caramelos, cookies, cereales de desayuno, sopas instantáneas y salchichas. Si bien estos alimentos pueden ser atractivos por su sabor y conveniencia, generalmente están repletos de grasas poco saludables, sal excesiva, azúcares refinados y numerosos aditivos. Estos ingredientes pueden irritar el revestimiento del estómago y llevar a un aumento de la inflamación no solo en el estómago, sino en todo el cuerpo. Con el tiempo, el consumo habitual de estos alimentos puede tener un impacto perjudicial en la salud general, particularmente exacerbando condiciones como la gastritis al promover la inflamación crónica.

- **Alimentos altos en proteínas:** Consumir grandes cantidades de alimentos altos en proteínas, especialmente aquellos derivados de fuentes animales como ternera, aves, pescado y huevos, puede estimular significativamente la secreción de ácido gástrico. Las proteínas en estos alimentos requieren más ácido y tiempo para la digestión, lo que provoca que el estómago produzca jugos gástricos adicionales y aumenta la probabilidad de irritación estomacal. Si bien la proteína es esencial para una dieta equilibrada y para reparar tejidos, aquellos con gastritis deben estar atentos a su consumo de proteínas para evitar exacerbar sus síntomas.

Además de los hábitos previamente discutidos, hay otros comportamientos dietéticos menos obvios que, si bien no irritan directamente el revestimiento del estómago, pueden complicar significativamente la digestión. Como resultado, estos hábitos pueden exacerbar la irritación e inflamación estomacal. Exploremos estos hábitos:

- **Comer en exceso:** Una de las principales preocupaciones con comer en exceso es que hace que la comida permanezca en el estómago por un período prolongado. Cuanto más tiempo permanece la comida en el estómago, más expone el revestimiento del estómago al ácido estomacal corrosivo y a la pepsina, aumentando la probabilidad de irritación. Además, la distensión o expansión del estómago por comer demasiado también desencadena una mayor liberación de ácido estomacal, agravando aún más el revestimiento del estómago.[36]

- **Beber agua durante las comidas**: Si bien el agua es esencial para la digestión, consumir una gran cantidad durante las comidas puede ser contraproducente para aquellos con gastritis. El volumen extra de agua aumenta la presión del estómago y expande las paredes del estómago. Esta expansión estimula una mayor liberación de ácido, potencialmente desencadenando reflujo ácido y empeorando otros síntomas asociados con la gastritis.

- **No masticar correctamente la comida:** Un descuido común es el hábito de masticar la comida mínimamente antes de tragar, apresurando las comidas para pasar rápidamente al siguiente bocado. Si bien esto puede parecer inofensivo para individuos sin problemas digestivos, puede plantear problemas significativos para aquellos con gastritis u otros trastornos digestivos. La masticación adecuada es crucial porque descompone la comida en partículas más pequeñas, aumentando la superficie para que el ácido estomacal y las enzimas digestivas actúen más eficazmente. Esto no solo acelera el proceso de digestión sino que también permite que el estómago funcione más eficientemente, reduciendo el estrés en el revestimiento del estómago.

- **Consumir alimentos grasos:** Consumir alimentos altos en grasas es particularmente problemático para aquellos que sufren de gastritis porque las grasas ralentizan el vaciado gástrico. Este retraso significa que el revestimiento del estómago está expuesto al ácido estomacal y a la pepsina durante períodos prolongados, aumentando el riesgo de irritación. Además, las grasas pueden exacerbar los efectos irritantes tanto del ácido estomacal como de la pepsina, así como de otros irritantes presentes en la dieta. Por lo tanto, adherirse a una dieta baja en grasas es esencial para minimizar la irritación y facilitar la recuperación del revestimiento del estómago.

- **Combinaciones de alimentos incorrectas:** Para individuos que sufren de gastritis, particularmente aquellos con síntomas graves de indigestión, combinar ciertos tipos de alimentos puede empeorar significativamente su condición. Por ejemplo, consumir una comida que combina una gran cantidad de carbohidratos con alimentos altos en proteínas, como arroz blanco y una gran pechuga de pollo, puede ser particularmente desafiante para el sistema digestivo. Esta combinación específica puede llevar a síntomas como pesadez estomacal e indigestión prolongada. Si bien los principios de combinación de alimentos pueden no afectar a todos, pueden plantear desafíos distintos para aquellos con gastritis, haciendo crucial considerar cómo diferentes alimentos interactúan y afectan el confort gástrico y la digestión.

Comprender los matices de cómo ciertos hábitos alimenticios —como saltarse comidas, comer demasiado rápido, consumir alimentos altos en grasas, o combinaciones incorrectas de alimentos— pueden afectar a la gastritis es vital para manejar esta condición. Estos hábitos pueden exacerbar los síntomas de la gastritis al aumentar la exposición al ácido estomacal, ralentizar la digestión, o crear interacciones digestivas incómodas. Al abordar estos hábitos, las personas que sufren de gastritis pueden dar pasos significativos hacia la mejora de su salud digestiva y aliviar el malestar asociado con esta condición.

EL ESTRÉS Y SUS EFECTOS EN LA GASTRITIS

Es bien sabido que el estrés crónico puede causar estragos en la salud general, potencialmente conduciendo a una serie de condiciones médicas. Sin embargo, su profundo impacto en la salud gástrica, especialmente en la gastritis, a menudo se subestima. Las investigaciones han establecido una profunda conexión entre el cerebro y el sistema digestivo, facilitada por el nervio vago, una vía de comunicación crucial. El sistema digestivo es particularmente sensible a los cambios de humor, y esta influencia bidireccional se reconoce como un impulsor principal de los trastornos digestivos, incluyendo el síndrome del intestino irritable, el reflujo ácido, la dispepsia y, notablemente, la gastritis.[37]

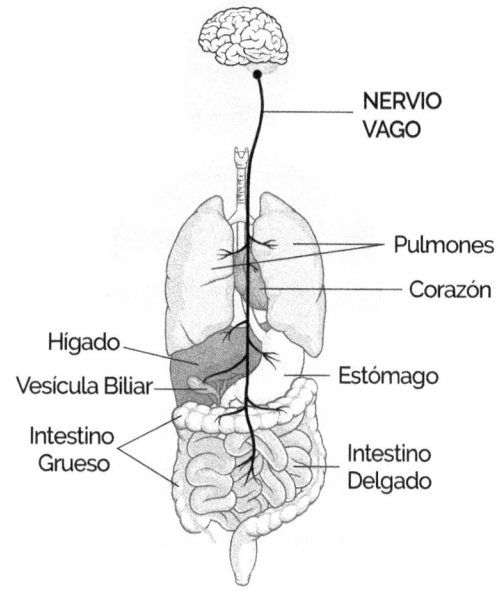

Contrariamente a la creencia de que el estrés aumenta la producción de ácido estomacal provocando erosiones gástricas y úlceras, la comprensión actual apunta hacia un mecanismo diferente. Si bien el exceso de ácido estomacal puede causar tales complicaciones, el estrés en sí mismo no necesariamente hace que el estómago produzca más ácido. En cambio, el estrés afecta a la gastritis reduciendo la producción de moco gástrico protector, bicarbonato y otros mecanismos de defensa. Esta reducción compromete el revestimiento del estómago, haciéndolo vulnerable a los duros efectos del ácido estomacal y la pepsina, y conduciendo a una mayor percepción de hiperacidez. Esto a menudo fomenta la idea errónea de que el estómago está produciendo demasiado ácido.

También es crucial entender que la digestión y los procesos relacionados dentro del sistema digestivo están controlados por el sistema nervioso entérico, a menudo denominado «el segundo cerebro». Este sistema complejo y autónomo comprende cientos de millones de fibras nerviosas y se comunica con el sistema nervioso central, principalmente a través del nervio vago. Cuando experimentas estrés, tu cuerpo desencadena la respuesta de «lucha o huida», que tiene varios efectos en la digestión: disminuye las secreciones gástricas, incluida la producción de moco gástrico y bicarbonato; interfiere con las contracciones musculares que mueven los alimentos a lo largo del tracto gastrointestinal; y restringe el flujo sanguíneo a la mucosa gastrointestinal y otras estructuras digestivas. Este cambio fisiológico redirige los recursos de tu cuerpo para manejar la amenaza percibida, a menudo a expensas del sistema digestivo.

Además, el estrés va más allá de los desafíos cotidianos como el trabajo o las responsabilidades diarias; los factores estresantes emocionales, incluidos la ansiedad y la depresión, pueden afectar igualmente, si no más significativamente, a la salud digestiva. Los estudios han relacionado el estrés psicológico o emocional y la depresión con una serie de dolencias digestivas, identificándolos como factores de riesgo para condiciones como la dispepsia funcional, el síndrome del intestino irritable y las úlceras pépticas. Mientras consideramos el espectro más amplio de los impactos emocionales en la salud, se hace evidente que no solo los estreses reconocidos sino también las emociones no abordadas, o reprimidas, juegan un papel crítico.

Adicionalmente, estas emociones reprimidas —un problema común pero a menudo pasado por alto— pueden exacerbar aún más los problemas digestivos, particularmente la gastritis. Las personas que mantienen sus emociones embotelladas pueden experimentar que estos sentimientos reprimidos surjan como síntomas físicos, un fenómeno conocido como somatización. Este proceso demuestra cómo las emociones no expresadas pueden manifestarse físicamente, a menudo haciendo del sistema digestivo un objetivo principal debido a su sensibilidad a los neurotransmisores y hormonas relacionados con el estrés. Esta susceptibilidad del sistema digestivo, especialmente del estómago, al malestar emocional aumenta enormemente la probabilidad e intensidad de la gastritis.

LOS AGRESORES OCULTOS: ÁCIDO ESTOMACAL Y PEPSINA

Aunque ya hemos discutido cómo el ácido estomacal y la pepsina pueden dañar el revestimiento estomacal, es crucial profundizar en sus roles para comprender completamente los desafíos en el tratamiento de la gastritis, particularmente las formas crónicas y severas.

El ácido estomacal y la pepsina son esenciales para la digestión, descomponiendo los alimentos en nutrientes absorbibles. Sin embargo, sus roles beneficiosos pueden volverse rápidamente perjudiciales bajo ciertas condiciones. A diferencia de sanar una herida externa, que permanece en gran medida sin exposición a más agresiones una vez vendada, el revestimiento estomacal está continuamente sujeto a estas sustancias digestivas. Esta exposición constante crea un ambiente hostil que puede impedir la curación de la mucosa gástrica.

La naturaleza agresiva del ácido estomacal y la pepsina es particularmente problemática para quienes sufren de gastritis. Por lo tanto, comprender estas sustancias es crucial para desarrollar estrategias terapéuticas efectivas. Para reducir eficazmente la inflamación y promover la curación en el estómago, los planes de tratamiento deben abordar estos factores agresivos. Esto implica no solo medicamentos que neutralizan el ácido o inhiben su producción, sino también ajustes dietéticos y de estilo de vida que ayudan a minimizar la exposición del estómago a estas duras condiciones.

En la siguiente imagen, puedes observar los factores agresivos clave que impactan en el revestimiento estomacal, junto con sus mecanismos de defensa principales. El ácido estomacal y la pepsina destacan como los factores agresivos predominantes. Estos son los componentes cruciales de la secreción gástrica que pueden inducir lesiones en la mucosa. Mientras que el moco y el bicarbonato son dos de los componentes principales de la llamada barrera mucosa que protege el revestimiento estomacal.

 FACTORES AGRESIVOS

 FACTORES DEFENSIVOS

Factores Agresivos	Factores Defensivos
Ácido gástrico	Moco gástrico
Pepsina	Bicarbonato
Ácidos y sales biliares	Flujo sanguíneo de la mucosa
AINEs	Prostaglandinas
Helicobacter pylori	Renovación de células epiteliales
Alcohol	

La siguiente imagen detalla la estructura de la barrera mucosa gástrica, que es crucial para proteger el revestimiento estomacal contra estos duros agentes químicos. El moco gástrico está compuesto por dos capas: la capa interna y la externa. La capa interna, también conocida como moco adherente, forma un recubrimiento gelatinoso rico en bicarbonato. Este bicarbonato es esencial para mantener un pH neutro alrededor de 7,0, protegiendo el revestimiento estomacal de los efectos corrosivos del ácido estomacal. El papel principal del bicarbonato es reducir significativamente la acidez de los jugos gástricos, evitando que el ácido cause daño a las células estomacales.

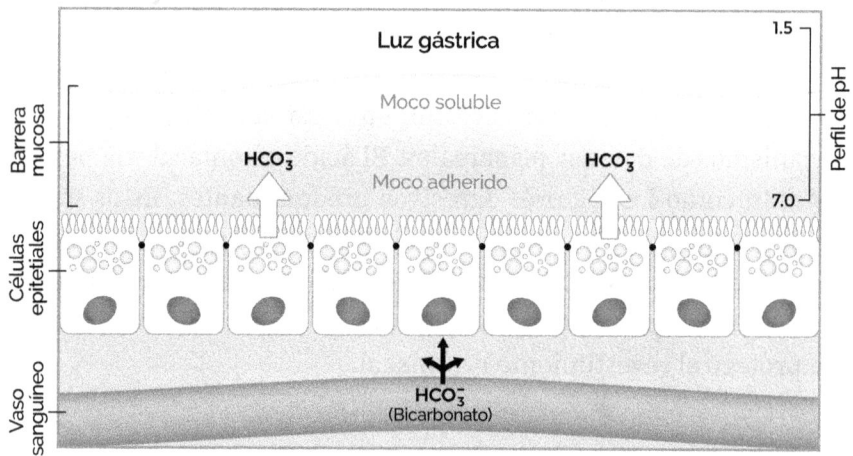

Por el contrario, la capa externa, o moco soluble, es menos viscosa y cumple un papel interactivo con los alimentos ingeridos y los agentes nocivos dentro del estómago. Esta capa se desprende de la capa interna, mezclándose con los contenidos estomacales y ayudando en su neutralización o eliminación. Ambas capas constituyen una barrera fisicoquímica vital que separa el revestimiento estomacal del lumen gástrico, asegurando que el estómago no se digiera a sí mismo.[38]

Sin embargo, este delicado equilibrio puede ser alterado por varios factores externos. El consumo excesivo de alcohol, el estrés persistente y el uso de medicamentos antiinflamatorios no esteroideos (AINEs) pueden comprometer la integridad de la barrera moco-bicarbonato, llevando a una disminución del gradiente de pH a través de ella. Esta reducción aumenta la vulnerabilidad del revestimiento estomacal a las acciones corrosivas del ácido estomacal y la pepsina. Entender las acciones específicas de estas sustancias es crucial para reconocer cómo exacerban condiciones como la gastritis. Ahora, profundicemos en los roles e impactos de estos factores agresivos individualmente.

Ácido Estomacal

El ácido estomacal, científicamente conocido como ácido clorhídrico, es una sustancia potente y altamente corrosiva secretada por las células parietales en el revestimiento del estómago. Sus roles principales son multifacéticos y críticos para la digestión: descompone los alimentos en moléculas más pequeñas y fácilmente absorbibles; convierte el pepsinógeno en su forma activa, la pepsina; y mantiene un rango de pH bajo (alrededor de 2), que es esencial para la digestión de proteínas y para estimular eficazmente el esfínter esofágico inferior y el píloro. Además, el ácido estomacal sirve como una línea crucial de defensa contra patógenos, destruyendo bacterias y otros agentes nocivos que entran al cuerpo a través de los alimentos, previniendo así infecciones y manteniendo la salud intestinal.

Entender qué desencadena la liberación de ácido estomacal es crucial para gestionar sus niveles y proteger el revestimiento estomacal del daño. La secreción de ácido estomacal, junto con otras sustancias digestivas, ocurre en tres fases, cada una influenciada por diferentes desencadenantes:

1. **La fase cefálica:** Esta fase comienza incluso antes de que la comida llegue a tu estómago. Es desencadenada por el aroma, la vista o incluso el pensamiento de la comida, lo que estimula al cerebro para enviar señales al estómago a través del nervio vago para comenzar a producir ácido estomacal y otras enzimas digestivas. En esta fase, aproximadamente el treinta por ciento del total de ácido estomacal se secreta antes de que la comida entre en el estómago.[39]

2. **La fase gástrica:** Durante la fase gástrica, aproximadamente el sesenta por ciento del ácido estomacal se produce, principalmente desencadenado cuando la comida entra en contacto con el revestimiento del estómago. Esta fase es impulsada por la disten-

sión del estómago por los alimentos ingeridos, lo que activa reflejos neurales a través del nervio vago, y la presencia de proteínas, que estimulan a las células G para liberar gastrina —una potente hormona que mejora directamente la secreción ácida de las células parietales. Como la fase más significativa para la producción de ácido, la fase gástrica subraya la importancia de la proteína dietética en la estimulación de la secreción de ácido gástrico; por lo tanto, las comidas ricas en proteínas conducen a niveles aumentados de gastrina y mayor producción de ácido.

3. **La fase intestinal:** Esta fase representa la etapa final y compleja en la regulación de la secreción de ácido gástrico, comenzando cuando la comida parcialmente digerida se mueve desde el estómago al intestino delgado. Solo alrededor del cinco al diez por ciento del ácido estomacal total se produce en esta fase, principalmente influenciada por la respuesta del intestino delgado a los alimentos. La distensión del duodeno y la presencia de péptidos y aminoácidos inicialmente estimulan una ligera producción de ácido. Sin embargo, la detección de grasas y contenidos altamente ácidos (con un pH inferior a 3) en el intestino delgado desencadena la liberación de hormonas inhibidoras, como secretina y colecistoquinina, que actúan para reducir la producción de ácido gástrico. Este mecanismo sirve para prevenir la acidez excesiva, protegiendo los intestinos de posibles daños y asegurando una digestión óptima a medida que los alimentos progresan a través del tracto digestivo.

Hay una fase adicional, menos conocida, de secreción de ácido gástrico llamada fase interdigestiva, durante la cual ocurre una pequeña secreción basal continua de ácido entre comidas y durante el sueño. Esta secreción exhibe un ritmo circadiano, alcanzando su punto máximo durante el sueño y su punto más bajo en las primeras horas de la mañana. El principal estímulo para esta secreción nocturna de ácido es la histamina, que actúa sobre las células parietales tanto como hormona como neurotransmisor, influyendo significativamente en la producción de ácido.[40]

Por el contrario, la fase gástrica es crucial para entender y gestionar la secreción ácida porque es cuando se produce la mayor cantidad de ácido estomacal. Controlar el volumen de ingesta de alimentos durante esta fase puede reducir la distensión estomacal, disminuyendo así la secreción ácida. Sin embargo, se puede lograr un mayor control y beneficios potenciales evitando alimentos y bebidas específicos conocidos por estimular significativamente la secreción de ácido gástrico. Notablemente, el café, la leche, la cerveza y el vino están entre las bebidas que más activan la producción de ácido.[41] De manera similar, los alimentos altos en proteínas, especialmente los de origen animal como carnes, leche y huevos, son estimulantes principales de la secreción de ácido gástrico.

Si bien es aconsejable gestionar la ingesta de alimentos y bebidas que estimulan significativamente el ácido gástrico, eliminar por completo la proteína de tu dieta no es factible debido a su papel crucial en la reparación y regeneración de tejidos. En el próximo capítulo, exploraremos diversas estrategias para continuar proporcionando a tu cuerpo las proteínas esenciales y aminoácidos que necesita sin exacerbar condiciones gástricas.

Además, es particularmente importante evitar mascar chicle con el estómago vacío si estás lidiando con gastritis. Masticar chicle desencadena la fase cefálica de secreción ácida,[42] engañando al estómago para que se prepare para recibir alimentos que no llegan. Esta comunicación errónea resulta en la liberación de ácido estomacal que, sin comida para digerir, comienza a irritar e inflamar el revestimiento del estómago. Adicionalmente, muchos chicles contienen saborizantes artificiales, azúcares refinados, conservantes y otros ingredientes que pueden irritar aún más el estómago, agravando el problema.

Habiendo explorado los matices de la producción de ácido estomacal, sus funciones esenciales y el daño potencial que puede causar, ahora dirigimos nuestra atención a la pepsina. Esta enzima digestiva juega un papel crítico en la descomposición de proteínas, pero también puede contribuir al daño del revestimiento gástrico bajo ciertas condiciones. Entender cómo la pepsina interactúa con los factores que afectan al ácido estomacal proporcionará conocimientos más profundos para gestionar y mitigar sus efectos dañinos.

Pepsina

La pepsina es una enzima digestiva crucial producida por las células principales en el estómago. Se libera en una forma inactiva conocida como pepsinógeno y requiere un ambiente ácido para ser activada en pepsina. Esta activación ocurre principalmente cuando los alimentos entran en el estómago, provocando que el estómago produzca ácido que convierte el pepsinógeno en pepsina. El papel principal de la pepsina es descomponer proteínas de alimentos como la carne y los huevos en fragmentos peptídicos más pequeños. Estos péptidos luego se mueven al intestino delgado, donde son descompuestos aún más por otras enzimas proteolíticas en aminoácidos para su absorción y uso en todo el cuerpo.[43]

La conversión de pepsinógeno a su forma activa, pepsina, es notablemente eficiente en ambientes altamente ácidos, particularmente a un pH de 2 o menor, donde la reacción es extremadamente rápida. Para que la pepsina descomponga efectivamente las proteínas, requiere que el pH del estómago sea menor que 5, ya que su actividad enzimática se reduce enormemente en entornos menos ácidos. Idealmente, la pepsina opera más efectivamente en un ambiente estomacal con un pH que oscila entre 1,5 y 2,5.[44]

Sin embargo, la activación de la pepsina plantea ciertos riesgos; no solo es activada por el ácido estomacal natural sino también por cualquier alimento o bebida ácida consumida. Los alimentos y bebidas que reducen el pH del estómago a menos de 5, como cítricos, tomates, encurtidos, vinagre y condimentos ácidos como aderezos para ensaladas y kétchup, así como bebidas fermentadas incluyendo cerveza y vino, e incluso refrescos y bebidas comercialmente acidificadas, pueden todos provocar la activación de la pepsina. El consumo regular de estos elementos ácidos puede activar continuamente la pepsina, que a su vez exacerba la erosión de la barrera mucosa, llevando a un aumento de la inflamación e irritación del revestimiento estomacal. Esta irritación repetida puede contribuir significativamente a la exacerbación de la gastritis.

La pepsina no solo irrita el revestimiento estomacal sino que también representa una amenaza significativa para el esófago. Durante episodios de reflujo ácido, la pepsina es transportada hasta el esófago, donde inflama el tejido. A diferencia del estómago, el esófago carece de una barrera mucosa robusta para proteger contra los efectos corrosivos del ácido estomacal y la pepsina. Una vez que la pepsina llega al esófago, se adhiere al tejido y permanece inactiva debido al pH típicamente más alto, por encima de 6, en esta área. Sin embargo, puede ser reactivada por eventos adicionales de reflujo ácido o la ingesta de alimentos y bebidas ácidas.

Esta enzima permanece estable hasta un pH de 7,5 pero es inactivada en entornos con un pH superior a 6,5. La reactivación ocurre cuando el pH baja nuevamente, debido a influencias ácidas, pero la pepsina se desnaturaliza completamente y se inactiva irreversiblemente si se expone a un pH mayor que 7,5.[44]

El próximo capítulo proporcionará una lista completa de alimentos con un pH superior a 5, así como aquellos alimentos ácidos que deben evitarse para proteger tu estómago y esófago. Además, incluirá consejos prácticos y ajustes en el estilo de vida necesarios para sanar tu estómago y prevenir daños adicionales. Esta guía tiene como objetivo empoderarte con el conocimiento para tomar decisiones dietéticas informadas y adoptar hábitos más saludables que apoyen tu salud digestiva.

RESUMEN DEL CAPÍTULO 2: ¿POR QUÉ ES TAN DIFÍCIL CURAR LA GASTRITIS?

Este capítulo ha explorado por qué la gastritis sigue siendo una condición desafiante de manejar, enfatizando el papel significativo que los factores de estilo de vida juegan en su persistencia. Aquí están los puntos clave respecto al contexto más amplio y manejo de la gastritis del capítulo:

- **Contexto histórico:** A pesar de ser reconocida durante siglos, la gastritis continúa afectando a un vasto número de personas globalmente debido a su compleja relación con hábitos dietéticos, elecciones de estilo de vida y niveles de estrés.

- **Influencia dietética:** Alimentos y bebidas específicos que son altamente ácidos, alcohólicos o excesivamente procesados pueden dañar directamente el revestimiento estomacal e impedir el proceso de curación.

- **Hábitos alimenticios:** Hábitos alimenticios inadecuados como horarios irregulares de comidas, comer en exceso y consumir alimentos extremadamente calientes o fríos pueden exacerbar la condición. Estos comportamientos interrumpen el proceso digestivo y pueden dañar el revestimiento estomacal.

- **Impacto del estrés:** El estrés afecta significativamente a la salud gástrica, reduciendo la efectividad de los mecanismos protectores del estómago y aumentando el riesgo de inflamación.

- **Enfoque de manejo holístico:** Abordar la gastritis efectivamente requiere un enfoque integral que incluya ajustes dietéticos, cambios en el estilo de vida, manejo del estrés y, cuando sea necesario, medicación.

Las perspectivas proporcionadas en este capítulo tienen como objetivo enriquecer tu comprensión de la gastritis y demostrar cómo modificaciones integrales del estilo de vida pueden mejorar significativamente los resultados de manejo y potenciar tu salud digestiva general.

PARTE DOS

TRATAMIENTO Y PREVENCIÓN DE LA GASTRITIS

Capítulo 3

LA FASE DE CURACIÓN

Tu Programa de 90 Días para Recuperarte de la Gastritis

En los capítulos anteriores, te ayudamos a comprender la gastritis y sus complejidades. A partir de ese conocimiento, ahora estás preparado para un enfoque de curación más específico. Esta fase inicial, dirigida a establecer una base sólida para la recuperación durante los primeros 90 días, es vital para facilitar el proceso de curación de tu estómago y mejorar tu resistencia contra posibles recaídas. El objetivo principal de este programa de 90 días es proporcionar un enfoque integral que aborde la gastritis desde múltiples frentes, incluyendo ajustes dietéticos, modificaciones en el estilo de vida y una gestión eficaz del estrés.

Al abordar la afección a través de estos aspectos interconectados, puedes reducir eficazmente la inflamación y el daño causados por el ácido estomacal y la pepsina en la mucosa gástrica. Sin embargo, es importante tener en cuenta que, si bien el programa está estructurado en un período de 90 días, el tiempo de recuperación real puede variar según el tipo de gastritis que tengas y su gravedad. Para muchos pacientes, comprometerse con este período de tres meses es esencial para establecer una base sólida para una curación duradera y mejorar significativamente la salud digestiva general.

La primera parte de este programa se centra en revisar tu dieta para excluir cualquier alimento que agrave tu mucosa estomacal, impidiendo así su curación. Sin embargo, una dieta para la gastritis no solo debe centrarse en eliminar los irritantes, sino también en incorporar alimentos nutritivos que combatan la inflamación y ayuden en la regeneración de la mucosa gástrica. Es esencial durante este período encontrar un equilibrio: evitar los alimentos desencadenantes mientras se mantiene una dieta rica en nutrientes para prevenir la malnutrición y apoyar la salud general.

Avanzando hacia la segunda parte de este programa, exploraremos los hábitos de estilo de vida que necesitas cambiar o eliminar para prevenir un mayor agravamiento de tu estómago y mitigar los síntomas asociados con la gastritis. Esta sección abarcará las modificaciones necesarias en el estilo de vida que favorecen la salud estomacal y reducen las recaídas de gastritis.

En la tercera parte de nuestro programa, abordaremos el importante papel del estrés y la ansiedad como desencadenantes de la gastritis. Gestionar estos factores emocionales es crucial, ya que pueden obstaculizar gravemente la capacidad del estómago para recuperarse. Profundizaremos en estrategias para manejar el estrés y la ansiedad de manera eficaz, entendiendo que sin controlar estos elementos, lograr una recuperación completa de la gastritis puede ser difícil.

Para mejorar aún más el programa de curación, se ha incluido una cuarta parte que presenta una lista completa de remedios y suplementos específicamente elegidos para acelerar la reparación y regeneración de tu mucosa gástrica. Estas ayudas cuidadosamente seleccionadas están diseñadas para apoyar y mejorar los procesos naturales de curación de tu estómago.

Además, la Parte Tres de este libro ofrece un plan detallado de comidas para catorce días acompañado de más de 50 recetas aptas para gastritis. Sin gluten y sin lácteos, estas recetas tienen como objetivo facilitar tus ajustes dietéticos proporcionando opciones sabrosas y saludables que se alinean con las necesidades nutricionales de alguien que se está recuperando de gastritis. Esta inclusión está destinada a simplificar tu travesía a través de la dieta para la gastritis, que exploraremos en detalle en la próxima sección.

COMPRENDIENDO Y ABORDANDO LAS CAUSAS FUNDAMENTALES DE LA GASTRITIS

Antes de profundizar en el programa de curación, es importante abordar un aspecto fundamental de nuestro enfoque: entender y tratar la gastritis no se trata simplemente de gestionar síntomas, sino de abordar las causas subyacentes. Uno de los pasos más críticos en tu camino hacia la recuperación es identificar la causa raíz de tu condición. Al señalar lo que específicamente desencadena tu gastritis, puedes adaptar un plan de tratamiento más efectivo y dirigido que no solo alivie los síntomas, sino que también trabaje hacia una resolución a largo plazo.

Este enfoque estratégico asegura que las recomendaciones y terapias que sigues estén directamente alineadas con las necesidades específicas de tu cuerpo, preparando el terreno para una curación más sostenible y una mejor salud estomacal general.

Identificar la causa raíz de la gastritis puede ser un proceso desafiante, que implica una evaluación exhaustiva de varios posibles desencadenantes. Las causas de esta inflamación en la mucosa gástrica son variadas y pueden derivarse de múltiples factores relacionados con tu estilo de vida, salud emocional y mental, e historial médico. Es esencial realizar un análisis minucioso de estas áreas, a menudo requiriendo la colaboración con profesionales de la salud, para identificar y abordar eficazmente los problemas subyacentes que causan tu gastritis.

Es importante comenzar distinguiendo entre dos categorías principales de causas: transitorias y activas.

- **Causas transitorias:** Estas se relacionan con factores o hábitos que, aunque pueden desencadenar gastritis, no son necesariamente la razón principal detrás de una gastritis persistente. Estas causas, o factores de riesgo, incluyen el consumo excesivo de alcohol, el uso prolongado de AINE (Antiinflamatorios No Esteroideos), el estrés crónico, el tabaquismo y hábitos dietéticos y de estilo de vida específicos. Afortunadamente, estas causas son generalmente relativamente sencillas de abordar. Al realizar cambios en la dieta y el estilo de vida y evitar ciertos desencadenantes, se pueden observar mejoras notables.

- **Causas activas:** Estas van más allá de los factores de riesgo y suelen ser la razón principal por la que muchas personas no logran deshacerse de la gastritis. Entre las causas más comunes están la infección por *Helicobacter pylori*, trastornos autoinmunes, reflujo biliar, y también puede estar asociado con otras condiciones médicas, como la enfermedad de Crohn, la enfermedad celíaca e infecciones por otros microorganismos. Estas condiciones mantienen el estómago en un estado constante de inflamación, dificultando la curación.

Abordar estas causas activas requiere la intervención de profesionales de la salud. El diagnóstico preciso y el tratamiento adaptado son esenciales para manejar eficazmente estas fuentes persistentes de inflamación estomacal. A pesar del manejo exitoso de estos factores activos, algunas personas pueden continuar experimentando síntomas de gastritis. Esta lucha continua puede atribuirse a la naturaleza de la propia mucosa gástrica que, a diferencia de una herida externa que sana fácilmente con un vendaje, está continuamente expuesta al ácido estomacal y la pepsina.

El desafío con la gastritis, ya sea desencadenada por causas transitorias o activas, es que la mucosa gástrica tiene dificultades para sanar sin una estrategia de tratamiento integral. Tal plan no solo debe abordar las causas directas, sino también mitigar los efectos del ácido estomacal y la pepsina, que se encuentran entre los factores más dañinos para la mucosa gástrica. Al desarrollar un enfoque holístico que reduzca estos elementos agresivos y apoye los mecanismos de protección natural del estómago, la recuperación de la gastritis puede convertirse en un objetivo más alcanzable. Esta estrategia de tratamiento integral es crucial para restaurar la salud estomacal y asegurar un alivio a largo plazo de los síntomas de la gastritis.

La buena noticia es que este programa de curación está específicamente diseñado para minimizar la liberación de ácido estomacal y pepsina, proporcionando a tu estómago la mejor oportunidad para recuperarse de manera efectiva.

Para comenzar a descubrir la causa de tu gastritis, el paso inicial implica descartar sistemáticamente cada una de las causas activas mencionadas anteriormente. Es crucial emprender este proceso con tu médico, quien está mejor equipado para recomendar las pruebas diagnósticas necesarias y los tratamientos apropiados. Tu médico puede ayudarte a identificar cualquier problema subyacente que pueda estar contribuyendo a tu condición y guiarte en la gestión o resolución de estos factores.

Mientras colaboras con tu médico para determinar si hay una causa oculta que impide que tu estómago sane, puedes comenzar simultáneamente este programa de curación. Este enfoque asegura que estás reduciendo la exposición a los factores de riesgo ya identificados, como irritantes dietéticos o estrés, incluso mientras exploras causas más complejas con tu médico. Este enfoque dual permite una gestión integral de tu gastritis, ofreciendo la mejor oportunidad para el alivio y la recuperación.

Basándose en los hallazgos de tu médico, tu estrategia de tratamiento podría estructurarse de la siguiente manera:

- Si tu médico identifica una causa activa que está inflamando continuamente tu estómago, como una infección por *Helicobacter pylori* o un trastorno autoinmune, el enfoque principal será tratar este problema subyacente con los medicamentos específicos o terapias prescritas por tu proveedor de atención médica. Junto con este tratamiento dirigido, es imperativo eliminar los factores de riesgo mencionados anteriormente e implementar estrategias diseñadas para minimizar el daño causado por el ácido estomacal y la pepsina.

- Si, después de pruebas exhaustivas, no se identifica ninguna causa activa y se determina que tu gastritis fue causada por causas transitorias —factores que desencadenaron la condición pero que ya no te afectan— el enfoque de tratamiento cambiará. El enfoque se centrará en evitar esos factores de riesgo iniciales e implementar estrategias de este programa de curación diseñadas para disminuir el daño causado por el ácido estomacal y la pepsina. Este enfoque específico tiene como objetivo facilitar la curación y recuperación de la mucosa gástrica.

En conclusión, identificar la causa precisa de tu gastritis es crucial para un tratamiento efectivo. Sin entender y abordar el problema subyacente, lograr un alivio duradero de la gastritis puede ser un desafío. Al diagnosticar con precisión y tratar apropiadamente las causas activas o transitorias, puedes mejorar significativamente tus posibilidades de recuperación de la gastritis.

Comencemos ahora con la primera parte del programa de curación, donde profundizaremos en ajustes dietéticos específicos para iniciar tu camino hacia la recuperación.

PRIMERA PARTE

Adoptando una Dieta Favorable para la Gastritis

En esta primera parte del programa de curación, nos centraremos en ajustar tu dieta para optimizar el entorno de curación de tu estómago. El primer paso es eliminar todos los alimentos y bebidas que irritan el revestimiento del estómago, ya que la irritación continua puede empeorar la inflamación y dificultar la recuperación. Una vez que tu dieta esté libre de estos irritantes, introduciremos alimentos que se sabe que combaten la inflamación y ayudan a reparar el revestimiento del estómago.

La fuerza de este enfoque está en su sencillez y precisión: al eliminar los elementos dañinos e incorporar los beneficiosos, aumentamos la probabilidad de una recuperación exitosa. Este ajuste metódico asegura que cada paso contribuya positivamente a la salud general de tu estómago, fomentando un proceso de curación más suave y eficaz.

ALIMENTOS QUE DEBES EVITAR

Frutas Ácidas

El primer grupo de frutas que debes evitar incluye todas las variedades cítricas como limones, limas, naranjas, mandarinas, clementinas y pomelos, que normalmente tienen un pH entre 2 y 4. Estas frutas son lo suficientemente ácidas como para activar la pepsina, potencialmente exacerbando la irritación estomacal. Otras frutas ácidas que suponen un riesgo, con un pH inferior a 5, incluyen piñas, maracuyá, tamarindos, granadas, melocotones, ciruelas, ciruelas pasas, guanábana, kiwis, manzanas, guayabas, mangos, peras, cerezas, uvas, pasas y varias bayas. Sin embargo, a diferencia de las frutas cítricas, muchas de estas pueden consumirse de forma segura si su acidez se neutraliza eficazmente. En breve, exploraremos estrategias para reducir el impacto ácido de estas frutas, permitiendo un consumo más seguro sin agravar el revestimiento del estómago.

Condimentos y Vegetales Irritantes

Verduras como cebollas, ajo, tomates, pimientos y encurtidos son conocidos por irritar el revestimiento del estómago. Los alimentos picantes como los chiles, la pimienta negra y roja, junto con la menta, también pueden exacerbar los síntomas. Los condimentos y salsas, incluyendo kétchup, mostaza, mayonesa, salsa barbacoa, vinagre, salsas picantes y aliños para ensaladas son igualmente problemáticos. Por ejemplo, el curry combina pimienta, clavo y nuez moscada, todos los cuales pueden verdaderamente desafiar al estómago. Específicamente, la pimienta negra contiene piperidina, que irrita e inflama el revestimiento del estómago. Las variedades de menta como la hierbabuena y la menta verde pueden tener propiedades calmantes, pero pueden relajar el esfínter esofágico inferior y empeorar el reflujo ácido al permitir que el ácido del estómago escape al esófago. Además, el kétchup, hecho de tomates, azúcar y vinagre, es bastante irritante, similar a la salsa picante, que consiste en chiles, vinagre y especias. Incluso la mostaza preparada, hecha de semillas de mostaza molidas combinadas con vinagre, sal y cúrcuma, puede irritar el revestimiento del estómago y está particularmente desaconsejada para aquellos con gastritis o úlceras pépticas.

Bebidas Azucaradas y Refrescos

La mayoría de los zumos y refrescos comprados en tiendas, envasados en botellas, latas y otros recipientes, también deben evitarse cuando se padece gastritis. Estas bebidas a menudo contienen ácido cítrico añadido u otros acidulantes como el ácido fosfórico o ascórbico, que pueden exacerbar la irritación estomacal. Además, las bebidas carbonatadas, incluidos los refrescos e incluso el agua con gas, son problemáticas para quienes padecen gastritis porque la carbonatación puede aumentar la presión del estómago y provocar reflujo ácido. El alto contenido de azúcar en estas bebidas también puede alterar el equilibrio normal de la acidez estomacal y retrasar la curación del estómago al promover la inflamación. Por lo tanto, es mejor evitar tanto las bebidas azucaradas como las carbonatadas para prevenir más irritación del revestimiento del estómago.

Bebidas con Cafeína

Consumir bebidas que contienen cafeína como café, chocolate caliente, bebidas energéticas y té verde o negro, tampoco es aconsejable para quienes padecen gastritis. La cafeína puede relajar el esfínter esofágico inferior y estimular la secreción de ácido gástrico, potencialmente empeorando los síntomas de gastritis.[45] En lugar de tés tradicionales con cafeína como el té verde o negro, considera optar por tés de hierbas que son naturalmente libres de cafeína. Opciones seguras incluyen manzanilla, regaliz, raíz de malvavisco, hinojo, jengibre, hierba de limón y anís, que son suaves para el estómago y pueden ayudar a aliviar las molestias digestivas. Para los amantes del café, el café de raíz de achicoria ofrece una alternativa sin cafeína con un sabor similar al café, convirtiéndolo en un sustituto adecuado sin los efectos adversos asociados con la cafeína.

Bebidas Alcohólicas

El alcohol es particularmente dañino para quienes padecen gastritis, ya que puede irritar agresivamente el revestimiento del estómago. El consumo de bebidas alcohólicas debe evitarse por completo, no solo porque causan irritación directa, sino también debido a sus efectos carminativos, que pueden reducir la presión del esfínter esofágico inferior, provocando reflujo ácido. Las bebidas alcohólicas fermentadas y no destiladas, como la cerveza y el vino, merecen una mención especial; estas no solo contienen alcohol sino también ácidos succínico y málico, que pueden estimular la secreción de ácido gástrico.[46] Esta combinación es doblemente perjudicial para la integridad del revestimiento del estómago. Para aquellos que buscan una recuperación completa de la gastritis, eliminar todas las bebidas alcohólicas es un paso crítico en el proceso de curación.

Chocolate

El chocolate, aunque es un deleite agradable, plantea desafíos particulares para las personas con gastritis. Su contenido de cafeína y teobromina puede estimular la secreción de ácido gástrico, lo que puede exacerbar los síntomas de gastritis. Además, el chocolate también contiene altos niveles de grasa y azúcar, que pueden ralentizar el vaciado del estómago y aumentar el riesgo de reflujo ácido. Debido a estos factores, generalmente es aconsejable para quienes padecen gastritis evitar el chocolate para prevenir más irritación del revestimiento del estómago y manejar sus síntomas de manera más efectiva.

Alimentos Procesados

Los alimentos procesados y la comida basura son perjudiciales para quienes padecen gastritis debido a su alto contenido de aditivos artificiales, conservantes, azúcares refinados, sodio excesivo y grasas no saludables. Estos ingredientes pueden retrasar significativamente el proceso de curación del revestimiento del estómago. Ejemplos típicos de estos alimentos incluyen aperitivos envasados, galletas, pasteles, caramelos, donuts, cereales azucarados, pan blanco y elementos comunes de comida rápida como pizza y patatas fritas. Además, las carnes procesadas como salchichas y bacon son particularmente dañinas porque están cargadas de sodio y conservantes, y contienen nitritos, nitratos y glutamatos. Estos químicos no solo alteran la salud digestiva general, sino que también irritan el revestimiento del estómago, lo que puede empeorar los síntomas de gastritis. Optar por una dieta centrada en alimentos integrales, no procesados, puede mejorar significativamente la salud digestiva y ayudar en el proceso de recuperación.

Alimentos Fritos

Los alimentos fritos son particularmente dañinos para las personas con gastritis porque ralentizan el vaciado gástrico, haciendo que la comida permanezca en el estómago más tiempo y aumentando la exposición al ácido estomacal y la pepsina. Los alimentos fritos también son problemáticos porque las altas temperaturas utilizadas en la fritura llevan a la formación de acroleína, hidroperóxidos y radicales libres, que pueden dañar las células y acelerar el envejecimiento. El calentamiento repetido de aceites de fritura aumenta aún más estos compuestos dañinos, disminuyendo el valor nutricional del alimento. Optar por métodos de cocción más saludables, como saltear con pequeñas cantidades de aceites más saludables como coco, aguacate u oliva, puede reducir estos riesgos y ayudar a manejar la gastritis de manera más efectiva.

Alimentos Salados

Consumir grandes cantidades de sal es particularmente dañino para las personas con gastritis, ya que el exceso de sal puede irritar directamente el revestimiento del estómago y exacerbar los síntomas de gastritis. Además, la ingesta de sal se ha relacionado con una mayor colonización y agresión de *H. pylori*, una bacteria a menudo responsable de la gastritis crónica y las úlceras gástricas.[35] Para mitigar estos riesgos y promover la salud digestiva y cardiovascular en general, es aconsejable mantener una dieta baja en sal y minimizar el consumo de alimentos demasiado salados, lo que también puede ayudar a prevenir la hipertensión y otros problemas de salud relacionados.

Alimentos Fermentados

Los alimentos fermentados, a menudo alabados por sus beneficios probióticos, pueden ser particularmente problemáticos para las personas que padecen gastritis debido a sus potenciales propiedades irritantes. Estos alimentos —incluyendo yogur, chucrut, kimchi, kéfir y kombucha— contienen altos niveles de ácido láctico y otros ácidos orgánicos resultantes del proceso de fermentación. Además, algunos alimentos fermentados tienen un contenido variable de alcohol, típicamente entre el 0,5% y el 2%, lo que puede irritar aún más el revestimiento del estómago. Aunque generalmente se consideran saludables, las personas con gastritis pueden encontrar que los alimentos fermentados exacerban sus síntomas y dificultan la curación.

Productos Lácteos

Evitar la leche de vaca y otros productos lácteos es a menudo aconsejable para quienes padecen gastritis. Los productos lácteos, particularmente la leche de vaca, contienen proteínas que pueden estimular la secreción de ácido estomacal, mientras que su contenido de grasas saturadas puede ralentizar el vaciado gástrico. Esta combinación puede exacerbar la irritación del revestimiento del estómago y empeorar los síntomas de gastritis. La proteína principal en la leche de vaca, la beta-caseína, existe principalmente en dos formas: A1 y A2. La mayoría de la leche y productos lácteos disponibles comercialmente contiene beta-caseína A1, que estudios recientes sugieren que puede agravar los síntomas gastrointestinales y contribuir a la inflamación intestinal.[47] Productos lácteos comunes como queso, helado, yogur, natillas, mantequilla, proteína de suero y varios postres a base de leche contienen estos componentes potencialmente problemáticos.

Alimentos que Contienen Gluten

Muchas personas con gastritis pueden no experimentar problemas con alimentos que contienen gluten, una glicoproteína que se encuentra principalmente en trigo, centeno y cebada. Sin embargo, para algunos, el gluten puede plantear desafíos digestivos significativos. Se sabe que el gluten es difícil de digerir y puede alterar la permeabilidad intestinal, a menudo llevando a lo que se conoce como "intestino permeable".[48] Esta condición permite que sustancias no deseadas entren en el torrente sanguíneo, potencialmente aumentando la inflamación y desencadenando una respuesta inmune. Considerando estas posibles complicaciones, se aconseja evitar alimentos que contengan gluten durante la fase inicial de curación, o al menos durante los primeros dos o tres meses. Durante este tiempo, evitar el pan, la pasta, los cereales y otros productos horneados hechos con harinas que contienen gluten puede ayudar a mitigar la inflamación gastrointestinal y facilitar un proceso de recuperación más suave.

Al eliminar los alimentos que hemos discutido previamente de tu dieta, estás dando un paso crucial hacia la curación del revestimiento de tu estómago y la reducción de la inflamación no solo en tu tracto gastrointestinal, sino en todo tu cuerpo. A continuación, exploraremos los tipos de alimentos que deberías incorporar a tu dieta para promover aún más la curación y la salud digestiva general.

ALIMENTOS QUE DEBES COMER

Para reducir eficazmente la inflamación y la irritación del estómago, es crucial incorporar alimentos bajos en acidez, suaves y antiinflamatorios en tu dieta, especialmente aquellos con un pH superior a 5. Estos ajustes dietéticos son clave para aliviar el malestar y promover una recuperación más rápida del revestimiento del estómago.

En primer lugar, los alimentos bajos en acidez con un pH superior a 5 juegan un papel vital en la supresión de la actividad de la pepsina, lo que es esencial para reducir rápidamente tanto la inflamación como la irritación, fomentando así un entorno propicio para la curación del revestimiento del estómago. En segundo lugar, los alimentos ricos en antioxidantes y flavonoides, que generalmente son antiinflamatorios, no solo ayudan a reducir la inflamación del estómago sino que también aceleran la reparación de los tejidos gástricos dañados por el ácido estomacal, la pepsina y otros irritantes.[49] Por último, los alimentos suaves y fáciles de digerir facilitan la digestión y reducen la carga de trabajo del sistema digestivo, permitiéndole recuperarse con un mínimo de esfuerzo. Al centrarte en estos tres elementos dietéticos, puedes apoyar la salud de tu estómago y facilitar su proceso de curación.

La siguiente es una lista sugerente, aunque no exhaustiva, de alimentos beneficiosos que deberías considerar incorporar a tu dieta durante los primeros 90 días de tu viaje de curación.

Frutas de Baja Acidez

Papaya	Melón	Sandía
Plátano (banano)	Fruta del dragón (pitahya)	Pera Bosc y pera asiática
Aguacate	Aceitunas negras	Dátiles Medjool y Deglet

La mayoría de las frutas mencionadas anteriormente son ricas en antioxidantes vitales como las vitaminas A y C, junto con flavonoides. Sin embargo, hay otras variedades de frutas que también son altas en antioxidantes y flavonoides pero que no se incluyeron en la lista debido a que tienen un pH inferior a 5. Consumir estas frutas más ácidas con el estómago vacío podría no ser ideal para aquellos con estómagos irritados e inflamados. La buena noticia es que la acidez de la mayoría de las frutas puede neutralizarse eficazmente, permitiendo su consumo seguro.

Entre las frutas ácidas con un pH menor a 5 que también son ricas en antioxidantes y flavonoides se encuentran los arándanos, fresas, moras, frambuesas, cerezas, melocotones, albaricoques, kiwi, mango, ciruelas, uvas, peras (excluyendo las variedades Bosc y asiáticas), y manzanas verdes, siendo la Red Delicious la variedad menos ácida. Un método práctico para consumir estas frutas de manera segura es combinarlas con alimentos alcalinos para neutralizar su acidez. Preparar batidos con leche de almendras es una excelente manera de incorporar estas frutas ácidas a tu dieta, permitiéndote disfrutar de sus beneficios nutricionales mientras minimizas la activación de la pepsina.

Al hacer tus batidos, considera usar una proporción de una parte de fruta ácida por dos o tres partes de leche de almendras u otra leche vegetal, teniendo en cuenta que algunas leches vegetales pueden tener un efecto alcalino menor que otras. Por ejemplo, si usas media taza de fresas, añadirías una o dos tazas de leche de almendras. Esto ayuda a asegurar que el pH general del batido permanezca menos ácido, neutralizando eficazmente la acidez natural de la fruta.

Como regla general, las frutas con un pH más alto, como la papaya, los plátanos, el melón y la sandía, pueden consumirse de forma segura tanto en batidos como con el estómago vacío. Por el contrario, las frutas con un pH inferior a 5 siempre deben consumirse de manera que neutralice adecuadamente su acidez, como en batidos. Es aconsejable incluir al menos una o dos tazas de fruta diariamente en tu dieta, dando prioridad a las frutas ricas en vitaminas C y A, y flavonoides. Tales frutas incluyen papaya, melón cantalupo, fresas, arándanos y frambuesas.

Es importante recordar que incluso las frutas con un pH superior a 5 a veces pueden desencadenar síntomas de gastritis. Por ejemplo, los plátanos son conocidos por sus cualidades protectoras, recubriendo el revestimiento del estómago y actuando como un antiácido natural debido a su alto contenido de potasio. Sin embargo, también pueden causar reflujo ácido, ardor de estómago o malestar estomacal en algunas personas con gastritis. Para minimizar el malestar potencial, es mejor consumir plátanos cuando están muy maduros, idealmente cuando tienen manchas marrones en la piel, ya que tienden a ser más suaves para el estómago en esta etapa. El mismo principio aplica a otras frutas; procura consumirlas cuando estén completamente maduras para reducir el riesgo de agravar los síntomas de gastritis.

Vegetales No Irritantes

Espinacas	Col rizada	Brócoli
Coliflor	Rúcula	Apio
Coles de Bruselas	Acelgas	Alcachofa

Espárragos	Calabacín	Okra
Champiñones	Zanahorias	Remolachas
Puerro	Palmitos	Endibia
Brotes de bambú	Malanga (taro)	Yuca
Jícama	Nabo	Boniato
Patata	Calabaza	Calabacines

La mayoría de estas verduras son ricas en flavonoides y también contienen cantidades considerables de vitaminas antioxidantes como la A y la C. Se recomienda consumir al menos medio kilo de este tipo de verduras a diario, preferiblemente al vapor, asadas o ligeramente salteadas en sartén.

A diferencia de otros métodos de cocción, los mencionados anteriormente ofrecen una menor pérdida de antioxidantes y nutrientes en la mayoría de las verduras.[50] Sin embargo, ningún método de cocción es perfecto cuando se trata de retener antioxidantes o nutrientes en las verduras, ya que no todas se comportan de la misma manera cuando se exponen a los mismos métodos de cocción.[51] También se debe tener en cuenta que el tiempo que una porción de alimento está expuesta al calor puede afectar su contenido final de antioxidantes y nutrientes. Cuanto más tiempo se cocina un alimento, mayor es la pérdida de nutrientes. Por lo tanto, para retener la mayor cantidad posible de antioxidantes y nutrientes durante la cocción, cocina tus verduras solo durante la mitad del tiempo habitual. Esto significa que disfrutarás de tus verduras un poco más crujientes, siempre que puedas tolerarlas de esa manera.

Además, vale la pena señalar que ciertas verduras como el brócoli, la coliflor, las coles de Bruselas y la col pueden causar molestias intestinales en algunas personas, particularmente en aquellas con afecciones como el síndrome del intestino irritable. La forma en que reaccionas a determinadas verduras puede variar según el tipo y la gravedad de tu afección. Por lo tanto, es crucial adaptar tu consumo de verduras para satisfacer tus necesidades digestivas individuales y monitorizar cuidadosamente cómo responde tu cuerpo a diferentes tipos de verduras.

Proteínas Bajas en Grasa

Pechuga de pollo	Pechuga de pavo	Pavo picado magro
Claras de huevo	Tilapia	Trucha
Eglefino	Fletán	Lenguado
Atún	Gambas	Cangrejo
Langosta	Vieira	Abadejo

La proteína es esencial para reparar los tejidos dañados en el estómago y otras partes del cuerpo, lo que subraya la importancia de mantener una ingesta adecuada. Las opciones de proteínas bajas en grasa mencionadas anteriormente son excelentes fuentes que proporcionan cantidades significativas de glutamina, un aminoácido vital para mejorar la cicatrización de tejidos y mantener las paredes gastrointestinales.

Al seleccionar carnes, es mejor elegir pechugas de pollo y pavo sin piel, ya que son más bajas en grasa y más fáciles de digerir. Optar por opciones ecológicas puede ayudar a reducir la exposición a antibióticos y hormonas. Para el pescado, eliminar la piel es beneficioso ya que puede ser alta en grasas. También es crucial controlar el consumo de pescados con altos niveles de mercurio, como el atún blanco, el mero y el pez rey, porque el mercurio es un metal pesado tóxico que puede acumularse en el cuerpo y dañar los sistemas nervioso e inmunológico.[52] Al comprar atún enlatado, opta por aquellos envasados en agua y etiquetados como bajos en sodio.

Si bien opciones como el salmón, las sardinas, las patas de pollo o pavo, los muslos y las yemas de huevo pueden estar bien en pequeñas cantidades, ten en cuenta que estas son más altas en grasas. Dado que la tolerancia estomacal de cada persona varía, algunos pueden manejar estos alimentos sin ningún problema, mientras que otros podrían encontrarlos difíciles para sus estómagos. En cuanto a la carne roja, es posible que quieras evitarla debido a su alto contenido en grasas saturadas y al hecho de que generalmente es más difícil de digerir.

Es importante recordar que las necesidades de proteínas varían de una persona a otra, ya que cada uno tiene requisitos nutricionales únicos. Ten cuidado con el consumo de proteínas, especialmente de fuentes animales, que pueden estimular significativamente la secreción de ácido gástrico. Consumir una gran cantidad de proteínas en una comida puede aumentar el riesgo de que el ácido estomacal y la pepsina irriten el revestimiento del estómago. Una mejor estrategia es comenzar con pequeñas cantidades de proteínas magras, como pechuga de pollo o claras de huevo, y aumentar gradualmente la cantidad para satisfacer tu ingesta diaria recomendada según lo que tu cuerpo necesite.

Para aquellos con estómagos particularmente sensibles, podría ser beneficioso evitar las proteínas animales por completo durante las primeras dos a cuatro semanas. Este descanso puede ayudar a que el revestimiento del estómago comience a regenerarse y reduzca la inflamación de manera más efectiva. Después de este período inicial, puedes reintroducir lentamente las proteínas animales en pequeñas cantidades, como pechuga de pollo o pavo sin piel, pescado blanco y claras de huevo. Sin embargo, es crucial no eliminar las proteínas animales sin una alternativa planificada. Las proteínas vegetales como la proteína de cáñamo y la proteína de guisantes en polvo son excelentes sustitutos. Son más fáciles de digerir y menos propensas a desencadenar una secreción excesiva de ácido estomacal, haciéndolas adecuadas para aquellos con gastritis o problemas digestivos similares.

La proteína de cáñamo, derivada de semillas de cáñamo, es una buena fuente de proteína vegetal, ofreciendo los nueve aminoácidos esenciales que el cuerpo no puede sintetizar por sí mismo. También está repleta de una variedad de vitaminas y minerales, incluyendo vitamina E, vitaminas del grupo B, magnesio, fósforo, calcio, hierro, potasio, manganeso y zinc. Además, la proteína de cáñamo es rica en ácidos grasos esenciales —omega-6 y omega-3— y es una de las pocas fuentes vegetales de ácido gamma-linolénico (GLA). El GLA tiene notables propiedades antiinflamatorias,[53] que pueden ser particularmente beneficiosas para personas con condiciones inflamatorias. Uno de los componentes clave de la proteína de cáñamo es la edestina, una proteína globular altamente digerible. Gracias a su composición óptima de aminoácidos, la edestina se metaboliza fácilmente y, al ser soluble en agua, es fácilmente absorbida por el cuerpo.[54]

La proteína de guisante, derivada de guisantes amarillos partidos, es otra excelente opción de proteína vegetal. La proteína se extrae utilizando agua y un proceso mecánico que reduce el contenido de almidón y fibra, resultando en un aislado de proteína concentrado rico en aminoácidos, con algunos residuos de vitaminas y minerales. Los guisantes, como muchas legumbres, contienen antinutrientes que pueden impedir la absorción de nutrientes. Sin embargo, el proceso de extracción utilizado para producir el aislado de proteína de guisante reduce significativamente estos antinutrientes, mejorando su valor nutricional y digestibilidad.

Aunque los polvos de proteína de cáñamo y guisante son excelentes fuentes de proteína vegetal, no proporcionan individualmente todos los aminoácidos esenciales en las cantidades requeridas por el cuerpo. Esto es particularmente cierto para la proteína de cáñamo que, a pesar de sus beneficios, ofrece un perfil de aminoácidos menos completo y un contenido de proteína más bajo por porción en comparación con la proteína de guisante.

La proteína de guisante, por otro lado, es particularmente rica en el aminoácido lisina, pero carece de cantidades suficientes de ciertos otros aminoácidos que abundan en la proteína de arroz. Para crear un perfil de aminoácidos más equilibrado, muchos fabricantes mezclan proteína de guisante con proteína de arroz. Esta combinación ofrece un perfil de aminoácidos comparable al de la proteína de suero.[55] Un estudio de 2015 publicado por el *Journal of the International Society for Sports Nutrition* encontró que la proteína de guisante puede aumentar el grosor muscular tan eficazmente como las proteínas de la leche y servir como una alternativa viable a las proteínas basadas en suero.[56]

En términos de calidad de proteína, también es importante considerar la digestibilidad, a menudo medida por la Puntuación de Aminoácidos Corregida por Digestibilidad de Proteínas (PDCAAS). La proteína de guisante obtiene un impresionante 89 por ciento en esta escala, lo que indica su alta calidad y completitud como fuente de proteína.[57] En contraste, la proteína de cáñamo típicamente puntúa alrededor del 50 por ciento, reflejando su menor eficiencia en proporcionar todos los aminoácidos esenciales.[58] Por lo tanto, la proteína de guisante destaca como una opción superior para aquellos que buscan una fuente más completa de proteína vegetal.

Mi consejo final es no complicar demasiado tu dieta tratando de combinar proteína de arroz con proteína de guisante a menos que estés lidiando con fuentes de proteína muy limitadas o consumiendo pequeñas cantidades de alimentos. Además, al seleccionar un polvo de proteína de cáñamo, opta por uno con el contenido de fibra más bajo por ración para minimizar posibles molestias estomacales. Una forma sencilla de incorporar ambos en tu dieta es añadiéndolos a batidos, lo que permite una fácil digestión y mejora la ingesta de proteínas sin sobrecargar tu estómago. Es aconsejable consultar con un nutricionista para asegurarte de recibir una orientación adecuada sobre la ingesta de proteínas y seleccionar alternativas adecuadas para mantener el equilibrio nutricional.

Grasas y Aceites Saludables

| Aceite de oliva | Aceite de coco | Aceite de aguacate |
| Aceite de cáñamo | Aceite de linaza | Aceite de sésamo |

Esta es una excelente selección de aceites adecuados tanto para cocinar como para aliñar tus verduras. Para cocinar, especialmente a altas temperaturas, el aceite de coco es muy recomendable debido a su excepcional estabilidad al calor. Mantiene su estructura bajo altas temperaturas, evitando la formación de ácidos grasos trans (grasas trans) y evitando la rancidez y oxidación. Al elegir aceites tanto para cocinar como para aliñar, siempre opta por opciones prensadas en frío. Estos aceites retienen más sus valores nutricionales ya que no han sido refinados ni extraídos químicamente y generalmente ofrecen una calidad superior.

Los aceites vegetales refinados y procesados como el aceite de soja, aceite de maíz, aceite de cártamo y aceite de colza se fabrican mediante procesos intensivos mecánicos y químicos que extraen el aceite de las semillas. Además, el refinado y procesamiento de aceites vegetales puede llevar a la formación de compuestos dañinos como las grasas trans, que se sabe que aumentan el riesgo de enfermedades cardíacas. Considerando que alternativas más saludables como el aceite de coco y el aceite de oliva están fácilmente disponibles, no hay necesidad de ingerir aceites peligrosos como el de colza y el de soja.

Cabe destacar que las grasas juegan un papel importante en el cuerpo, ya que ayudan a absorber vitaminas liposolubles como A, D, E y K, que deben ser transportadas por moléculas de grasa a través del torrente sanguíneo. Las grasas también sirven como fuente de energía, contribuyen a la producción de hormonas y son cruciales para la salud general. Las grasas dietéticas pueden categorizarse en grasas 'buenas', incluyendo las poliinsaturadas y monoinsaturadas, y grasas 'malas', como las trans y las saturadas. Elegir los tipos correctos de grasas es vital para mantener el equilibrio y promover una salud óptima.

Los ácidos grasos esenciales (AGE) son un grupo crítico de grasas poliinsaturadas que nuestros cuerpos no pueden sintetizar por sí mismos, haciendo necesario obtenerlos a través de nuestra dieta. Los dos AGE principales son el ácido linoleico (omega-6) y el ácido alfa-linolénico (omega-3). Los ácidos grasos omega-3 son conocidos por sus propiedades antiinflamatorias y son cruciales para el funcionamiento adecuado del cerebro y el sistema nervioso.[59] Los ácidos grasos omega-6, por otro lado, juegan roles vitales en la salud cardiovascular, la regulación hormonal y el metabolismo de la glucosa.

Aunque los ácidos grasos omega-3 pueden ayudar a reducir la inflamación, mantener una ingesta equilibrada de omega-3 y omega-6 es esencial para la salud general. La proporción recomendada de omega-3 a omega-6 en la dieta es idealmente 1:4 o menor.[60] Se ha demostrado que el ácido linoleico, un ácido graso omega-6, mejora la expresión gástrica de prostaglandina E2, que a su vez aumenta la producción de moco gástrico protector, bicarbonato y otros mecanismos de defensa del estómago.[61,62] Los alimentos ricos en ácido linoleico incluyen nueces, semillas de cáñamo, piñones y semillas de girasol. Sin embargo, las personas con gastritis deben tener precaución, ya que las nueces y semillas a veces pueden agravar los síntomas. Más adelante se hablará más sobre esto.

También es esencial entender que la síntesis de prostaglandinas puede verse obstaculizada por varios factores del estilo de vida y dietéticos. Estos incluyen el estrés, fumar, consumo de alcohol, el uso de AINE y la ingesta excesiva de grasas saturadas y trans, junto con deficiencias en vitamina C, B6, zinc y magnesio. Estos factores pueden afectar la actividad de la enzima delta-6-desaturasa, que es vital para convertir el ácido linoleico (LA) en ácido gamma-linolénico (GLA), un intermediario en el metabolismo de ácidos grasos. Debido a que esta conversión a menudo puede ser ineficiente, suplementar directamente con GLA puede ser una forma más efectiva de asegurar que tu cuerpo tenga suficientes prostaglandinas.[63] Fuentes como el aceite de onagra, el aceite de semilla de grosella negra, el aceite de semilla de borraja y el aceite de semilla de cáñamo son ricos en GLA y pueden ser adiciones útiles a tu dieta.

Al incorporar grasas saludables en tu dieta, es aconsejable comenzar con pequeñas cantidades. Por ejemplo, comienza añadiendo solo una cucharadita de aceite de oliva a los platos, y aumenta gradualmente la cantidad a medida que mejore tu tolerancia. Se debe tomar el mismo enfoque cauteloso con alimentos como el aguacate, que es una excelente fuente de grasas monoinsaturadas. Recuerda que el hecho de que un alimento sea rico en grasas beneficiosas no garantiza que vaya a ser bien tolerado. Los alimentos altos en grasas, independientemente de ser saludables, pueden ralentizar la digestión. Esto prolonga la exposición del revestimiento del estómago al ácido estomacal y la pepsina, potencialmente aumentando la irritación y las molestias.

Condimentos Amigables con la Gastritis

Romero	Orégano	Tomillo
Salvia	Albahaca	Perejil
Cilantro	Hojas de laurel	Eneldo
Mejorana	Estragón	Azafrán
Asafétida	Cúrcuma	Anís estrellado
Jengibre	Cardamomo	Comino
Semillas de cilantro	Semillas de hinojo	Semillas de anís
Sal marina o del Himalaya	Aminoácidos de coco o líquidos	Levadura nutricional

Al incorporar estas hierbas, especias y condimentos en tu dieta, es aconsejable utilizarlos con precaución y moderación, ya que algunos pueden ser problemáticos para algunas personas. Además, cocinar estas hierbas y especias puede hacerlas más suaves para el estómago.

Hierbas como el romero, orégano, tomillo, salvia, albahaca, perejil, cilantro, hojas de laurel, eneldo, mejorana y estragón generalmente se consideran seguras para aquellos con gastritis y pueden usarse frescas, secas o molidas. Estas hierbas son conocidas por sus propiedades antiinflamatorias y pueden añadir sabor a las comidas sin causar irritación. Sin embargo, es importante monitorizar cómo responde tu cuerpo a estas hierbas, ya que las tolerancias individuales pueden variar.

En cuanto a las especias, aquellas típicamente bien toleradas por las personas con gastritis incluyen jengibre, cúrcuma, comino, asafétida, anís estrellado, azafrán, cardamomo, semillas de cilantro, semillas de hinojo y semillas de anís. La asafétida, en particular, es un sólido sustituto de la cebolla y el ajo, ya que imita su sabor y añade profundidad y complejidad a los platos. Además, la mayoría de estas especias son conocidas por sus propiedades antiinflamatorias y digestivas. No obstante, es especialmente importante utilizar estas especias —particularmente el comino y la cúrcuma— cocinadas y con moderación. Esto es crucial ya que pueden causar molestias en algunas personas, especialmente cuando los síntomas son graves o están en fase aguda.

En cuanto a los condimentos, opciones como los aminoácidos de coco o aminoácidos líquidos, la levadura nutricional y la sal marina o del Himalaya son excelentes para añadir sabor sin los efectos drásticos que podrían tener otros condimentos. Los aminoácidos de coco ofrecen un sabor similar a la salsa de soja pero contienen menos sodio, mientras que la levadura nutricional puede aportar un sabor a queso y a nueces a los platos. La sal marina o del Himalaya, al ser menos procesadas y refinadas que la sal de mesa común, también son buenas elecciones. Sin embargo, es fundamental usarlas con moderación, ya que un consumo excesivo de sal puede exacerbar los síntomas de la gastritis.

Además, hay ciertas especias como la nuez moscada, la canela, el clavo, el pimentón dulce y el zumaque —que imita un sabor cítrico— que no hemos incluido en esta lista. La razón es que estas especias pueden ser más problemáticas para las personas con gastritis y potencialmente irritar el estómago si se utilizan en exceso o durante las fases agudas de la gastritis. Se recomienda esperar hasta después de los primeros 90 días de la fase de curación, o hasta que los síntomas hayan disminuido significativamente, antes de introducir estas especias. Incluso entonces, deben usarse con moderación y prestando especial atención a la respuesta de tu cuerpo.

Es aconsejable introducir los condimentos mencionados gradualmente y en pequeñas cantidades, lo que te permitirá observar cuidadosamente la reacción de tu cuerpo. Ya sea que utilices hierbas en sus formas frescas, secas o molidas, o especias enteras o molidas, cocinarlas como parte de un plato, en lugar de consumirlas crudas, puede hacerlas más tolerables. Es importante recordar que la respuesta de cada persona puede variar; un condimento que le sienta bien a una persona puede no ser adecuado para otra.

Edulcorantes Naturales

Sirope de arce puro	Fruta del monje
Estevia	Dátiles

Los edulcorantes naturales como los mencionados anteriormente proporcionan una alternativa más saludable al azúcar blanco y a los edulcorantes artificiales. Si estás acostumbrado a una dieta con sabor dulce, estas opciones pueden satisfacer tus antojos permitiéndote disfrutar de la dulzura sin impactar significativamente tu salud general.

La estevia es un edulcorante herbáceo que tiene una carga glucémica insignificante y no contiene calorías. Al ser aproximadamente 20-30 veces más dulce que el azúcar regular, requiere solo una pequeña cantidad para añadir dulzor a tu comida o bebida. Es crucial asegurarte de comprar un suplemento de estevia 100% puro, libre de maltodextrina o dextrosa añadidas, que son simplemente otras formas de azúcar.

La fruta del monje, también conocida como Luo Han Guo, es otra excelente opción de edulcorante. Se afirma que sus compuestos mogrosidos son 300 veces más dulces que el azúcar. Al igual que la estevia, tiene un impacto mínimo en los niveles de azúcar en sangre, no contiene prácticamente ninguna caloría y puede utilizarse en repostería, igual que el azúcar.

Los dátiles también son un excelente edulcorante natural. Son una buena fuente de vitaminas, minerales y fibra, y su contenido natural de azúcar proporciona dulzura. Usar dátiles como edulcorante en las recetas también puede añadir un perfil de sabor único. Sin embargo, es importante tener en cuenta que los dátiles siguen siendo altos en azúcares naturales, por lo que es mejor usarlos con moderación.

La miel es otro buen edulcorante natural, aunque tiene un pH promedio de 4. Si tienes síntomas muy graves, es mejor evitar consumir miel hasta que tu condición mejore. Sin embargo, la miel puede usarse en recetas siempre que sea en cantidades moderadas y, preferiblemente, en recetas donde la acidez de la miel pueda neutralizarse eficazmente, como batidos hechos con leche de almendras, productos horneados, etc.

Ahora, te preguntarás por qué no se recomienda el azúcar para aquellos que sufren de gastritis. Se sabe que el azúcar desencadena síntomas en muchas personas con gastritis. Además, el consumo excesivo de azúcar puede aumentar la permeabilidad intestinal,[64] promover la inflamación en todo el cuerpo y alimentar a las bacterias dañinas y levaduras oportunistas como Candida albicans que residen en nuestro tracto intestinal. El crecimiento excesivo de bacterias oportunistas y levaduras a menudo conduce a una condición conocida como disbiosis. Este sobrecrecimiento desplaza a las bacterias beneficiosas, causando cambios en la barrera mucosa intestinal. Cuando esta barrera contiene menos bacterias beneficiosas, se altera la permeabilidad del intestino, permitiendo que sustancias y partículas grandes entren en el torrente sanguíneo, lo que desencadena respuestas inflamatorias e inmunológicas.

Por otro lado, no hemos discutido los alcoholes de azúcar como el xilitol, el eritritol, el sorbitol y el manitol aquí, ya que también pueden ser problemáticos, particularmente para aquellos con otros problemas digestivos. Los efectos secundarios comunes incluyen hinchazón, gases, diarrea y malestar abdominal cuando los alcoholes de azúcar se consumen en cantidades excesivas. Esto ocurre porque los alcoholes de azúcar no se absorben completamente en el intestino delgado y, en cambio, viajan al intestino grueso, donde son fermentados por las bacterias intestinales. Los alcoholes de azúcar se encuentran a menudo en productos sin azúcar y bajos en carbohidratos, como chicles, caramelos y productos horneados. Es crucial que las personas con problemas digestivos tengan precaución al consumir productos que contengan alcoholes de azúcar.

¿QUÉ HAY DE OTROS ALIMENTOS?

Como te has dado cuenta, esta lista excluye deliberadamente ciertos alimentos como legumbres (incluidas las habas de soja, guisantes, garbanzos y lentejas), cereales integrales (como maíz, centeno, cebada, trigo, sorgo, espelta y arroz integral), ciertas solanáceas (tomates, pimientos y berenjenas), y frutos secos y semillas. Estos alimentos pueden ser problemáticos para las personas que sufren de gastritis, ya que pueden exacerbar síntomas relacionados como hinchazón, indigestión, gases, calambres estomacales y acidez.

Además de su impacto potencial en la gastritis, estos alimentos —cereales, legumbres, frutos secos, semillas y solanáceas— son conocidos por contener altos niveles de antinutrientes como fitatos (ácido fítico), lectinas e inhibidores de enzimas. Los fitatos, predominantemente encontrados en cereales, legumbres, frutos secos y semillas, pueden unirse a minerales esenciales como hierro, zinc y calcio, reduciendo así su absorción en el cuerpo. Las lectinas, presentes en los mismos grupos de alimentos, pueden resistir la digestión y pueden causar irritación intestinal. Además, los inhibidores de enzimas en estos alimentos pueden dificultar la digestión de proteínas y carbohidratos. La presencia de estos antinutrientes puede interferir con la absorción de nutrientes esenciales en el intestino delgado, lo que puede ser particularmente preocupante para las personas con gastritis u otros problemas digestivos, ya que puede reducir significativamente el valor nutricional de su dieta.[65]

Además, los cereales integrales y las legumbres pueden ser más difíciles de digerir debido a su estructura compleja y alto contenido de fibra. Por lo tanto, se recomienda sustituirlos temporalmente con vegetales de raíz, como patatas, batatas, malanga (taro), yuca y ñames. Estas alternativas suelen ser más fáciles de digerir y tienen niveles más bajos de antinutrientes.

Entre los cereales, el arroz blanco y la avena instantánea o de cocción rápida son excepciones notables, ya que son más fáciles de digerir y contienen menos antinutrientes, lo que los hace muy adecuados para personas con gastritis. En cuanto a las legumbres, el tofu sirve como una notable excepción y una excelente alternativa proteica, particularmente para aquellos que siguen una dieta basada en plantas. A diferencia de otras legumbres, que pueden tener niveles más altos de fibras indigestibles y antinutrientes, el tofu, especialmente cuando está germinado, se procesa de manera que reduce significativamente estos elementos, mejorando así su digestibilidad.[66]

Con respecto a los frutos secos y semillas, estos no se recomiendan típicamente debido a su alto contenido en grasa y la presencia de antinutrientes. Sin embargo, no están completamente restringidos en los 90 días iniciales de esta fase. Dependiendo de tu tolerancia a los alimentos altos en grasa, puedes incluirlos con moderación, idealmente limitando la ingesta a aproximadamente una cucharada por porción. Si los incorporas a tu dieta, es preferible añadirlos a batidos, usarlos en su forma de harina para hornear, o como mantequillas en lugar de consumirlos enteros. Este enfoque puede ayudar a evitar la irritación del revestimiento del estómago debido a su textura áspera y gruesa.

En particular, las nueces y las semillas de cáñamo sin cáscara son excelentes opciones para batidos. Ofrecen una relación óptima de omega-6 a omega-3 de aproximadamente 4:1, lo cual es beneficioso para equilibrar los ácidos grasos en el cuerpo, y son ricos en ácido linoleico. Como sabes, el ácido linoleico juega un papel crucial en la producción de prostaglandinas estomacales, ayudando a aumentar la gastroprotección. Las nueces también tienen la mayor cantidad de omega-3 y polifenoles antioxidantes entre todos los frutos secos, proporcionando importantes beneficios para la salud como la reducción de la inflamación.[67] Las semillas de cáñamo también son notables por sus ácidos grasos esenciales, proteínas de alta calidad y un amplio espectro de minerales.

Además, al seleccionar mantequillas de frutos secos y semillas, es crucial asegurarse de que estén libres de aceites o azúcares añadidos. Específicamente, evita productos con aceites de palma añadidos, que a menudo están sobreprocesados y pueden contribuir a la inflamación en el cuerpo. De manera similar, los azúcares añadidos pueden exacerbar las respuestas inflamatorias. El objetivo es priorizar opciones de alimentación saludables que ayuden a reducir la inflamación, alineándose con tus objetivos generales de salud.

Con esto en mente, es importante tener en cuenta que, aunque generalmente no recomendamos consumir la mayoría de los alimentos mencionados anteriormente durante los primeros 90 días, la decisión de incluirlos depende en última instancia de tu tolerancia personal. El cuerpo de cada persona reacciona de manera diferente, y la prueba y error es a menudo la única manera de determinar si un alimento en particular es adecuado para tu estómago.

CÓMO PREPARAR Y COCINAR TUS ALIMENTOS ADECUADAMENTE

Anteriormente hemos discutido la importancia de incorporar los alimentos correctos en tu dieta para apoyar el proceso de curación del revestimiento de tu estómago. Sin embargo, la forma en que preparas y cocinas tus alimentos es tan crucial como las elecciones alimentarias en sí mismas.

La importancia de esto radica en el hecho de que, aunque un alimento esté en la lista de aprobados, eso no significa que no cause problemas. Dependiendo de tu tipo específico de gastritis y la gravedad de tus síntomas, ciertos métodos de preparación y cocción de alimentos podrían impactar negativamente tu condición.

Es vital entender las mejores prácticas para preparar y cocinar alimentos para asegurar que tu dieta no solo apoye, sino que contribuya activamente a la curación del revestimiento de tu estómago, en lugar de empeorar tus síntomas. Aquí te mostramos cómo puedes optimizar la preparación y cocción de tus alimentos para manejar mejor la gastritis:

Pelar y Quitar las Semillas de Frutas y Verduras

Quitar las pieles y semillas de frutas y ciertas verduras puede hacerlas más fáciles de digerir, lo que es especialmente beneficioso durante las recaídas de gastritis. Las pieles de frutas y verduras suelen ser ricas en fibra, lo que puede ser un desafío para un estómago sensible y sobrecargar el sistema digestivo. Además, pelar algunas frutas y verduras puede ser ventajoso, particularmente cuando la piel exterior puede contener residuos de pesticidas o ceras químicas utilizadas comercialmente. Si el lavado minucioso no elimina efectivamente estos químicos, se recomienda pelar para reducir la exposición a estas sustancias potencialmente dañinas.

Licuar y Hacer Purés

Licuar o hacer puré de verduras y frutas duras o fibrosas en batidos o sopas es una excelente manera de facilitar la digestión, ya que este proceso descompone las fibras duras, haciendo que los nutrientes esenciales sean más accesibles y reduciendo la probabilidad de irritación del revestimiento del estómago. Opta por opciones de fácil digestión como puré de patatas, batatas, zanahorias y calabazas, o considera cereales suaves como la crema de arroz para comidas reconfortantes. Al preparar batidos, utiliza leches vegetales combinadas con frutas adecuadas para crear bebidas nutritivas y amigables con el estómago que apoyen la salud estomacal sin exacerbar los síntomas. Esto no solo ayuda en la digestión, sino que también asegura que recibas una ingesta equilibrada de nutrientes vitales en una forma que es amable con tu estómago.

Marinar

Marinar las carnes en adobos suaves y no ácidos para ablandar las fibras antes de cocinar. Esto puede hacer que las proteínas sean más fáciles de digerir. Evita usar ingredientes ácidos como vinagre o cítricos en los adobos, ya que pueden exacerbar tus síntomas de gastritis. En su lugar, utiliza caldos o aceites suaves como el aceite de oliva como base de tu adobo. Estos ayudan a ablandar la carne sin aumentar la acidez.

Métodos de Cocción Suaves

Para minimizar la irritación estomacal, es crucial utilizar métodos de cocción que sean suaves para el revestimiento del estómago. Cocinar al vapor, hervir, escalfar, cocinar a fuego lento e incluso saltear con un poco de aceite son ideales porque preservan el valor nutricional de los alimentos mientras reducen la probabilidad de causar irritación.

Otros métodos como hornear, asar a la parrilla y freír con aire también pueden ser adecuados, pero se debe tener cuidado de asegurar que los alimentos no se vuelvan excesivamente duros o crujientes, ya que esto podría irritar el revestimiento del estómago. Además, cocinar a altas temperaturas puede crear acrilamidas y otros compuestos potencialmente dañinos. Tales métodos incluyen freír en abundante aceite y asar a la parrilla a alta temperatura. Si debes asar a la parrilla, hazlo a temperaturas más bajas y evita carbonizar la comida.

Controlar el Tiempo de Cocción

Cocinar en exceso puede degradar los nutrientes y resultar en alimentos con bajo valor nutricional, mientras que cocinar insuficientemente, especialmente las proteínas, puede ser duro para un estómago sensible. Es importante encontrar un equilibrio que asegure que la comida esté cocinada lo suficientemente a fondo para ser suave y fácilmente digerible, pero que aún conserve sus nutrientes esenciales. Este equilibrio ayuda a optimizar la digestibilidad y la absorción nutricional, apoyando el proceso de curación del revestimiento del estómago. Los tiempos ideales de cocción varían según el tipo de alimento y el método de preparación, así que ajusta en consecuencia para lograr los mejores resultados para tus necesidades dietéticas.

QUÉ COMER DURANTE UNA CRISIS O SÍNTOMAS GRAVES

Durante una crisis de gastritis o cuando se experimentan síntomas graves, es crucial adoptar una dieta que se centre en alimentos muy suaves, bajos en grasa y bajos en ácido. Este enfoque dietético es clave para manejar eficazmente los síntomas, promover la curación y acortar la duración del brote.

A continuación, exploraremos algunas opciones de alimentos beneficiosos que pueden proporcionar alivio y ayudar a manejar las crisis de gastritis o síntomas graves de manera más efectiva.

- **Alimentos suaves y blandos:** Elige alimentos que sean suaves para el estómago y que requieran un mínimo de ácido estomacal para su digestión, a fin de evitar empeorar los síntomas. Las opciones adecuadas incluyen cereales cocidos como crema de arroz o avena, puré de patatas u otras verduras de raíz bien cocidas, y sopas en puré elaboradas con verduras. Estos alimentos ayudan a mantener la nutrición sin irritar el revestimiento del estómago.

- **Frutas y verduras bajas en ácido:** Selecciona frutas y verduras con bajo contenido en ácido para minimizar la activación de la pepsina. Las opciones ideales incluyen plátanos maduros, sandía y papaya. Las verduras cocidas como zanahorias, remolachas, calabaza, calabaza butternut y espinacas son preferibles ya que son más suaves para un estómago irritado. Considera utilizar estas verduras para hacer purés.

- **Proteínas magras:** Las proteínas magras son cruciales ya que son más suaves para el estómago y se digieren más rápidamente. Buenas opciones incluyen pechuga de pollo o pavo pochada, al vapor o ligeramente a la parrilla sin la piel, pescado blanco como el bacalao o la tilapia, y claras de huevo revueltas o pasadas por agua. También puedes considerar sustituirlas por fuentes de proteína vegetal como proteína de cáñamo o de guisante, que son más suaves para el estómago y requieren menos ácido para digerirse.

- **Caldos y sopas claras:** Nutritivos y reconfortantes, los caldos claros proporcionan nutrición esencial sin sobrecargar el sistema digestivo. Opta por caldos ligeros de pollo o verduras que sean bajos en grasa, sal y condimentos para ayudar a la digestión durante las recaídas.

- **Bebidas reconfortantes:** Los batidos hechos con frutas bajas en ácido y leches vegetales, junto con infusiones de hierbas como manzanilla o hinojo, son excelentes para calmar el estómago. Considera preparar batidos e infusiones con agua alcalina para ayudar a neutralizar el ácido estomacal y aliviar el reflujo ácido.

Es esencial recordar que estas pautas no son universales. El mejor enfoque es monitorizar cuidadosamente tus síntomas y ajustar tu dieta en consecuencia. Mantener un diario de alimentos durante este período puede ser increíblemente útil para identificar qué alimentos te funcionan y cuáles exacerban tus síntomas.

Consejos para Elegir Opciones Adecuadas para la Gastritis al Comer Fuera

Comer fuera puede ser particularmente desafiante para quienes padecen gastritis. Muchos restaurantes pueden no ofrecer comidas que satisfagan las necesidades específicas de una dieta adecuada para la gastritis, pero esto no significa que tengas que comprometer tu salud o experiencia gastronómica. Aquí hay varios consejos para ayudarte a tomar decisiones informadas y seguras mientras comes fuera:

- **Investiga los restaurantes con antelación:** Antes de salir, investiga restaurantes que ofrezcan comidas personalizables o que tengan reputación de adaptarse a restricciones dietéticas. Muchos establecimientos ahora proporcionan información del menú en línea, lo que te permite planificar con anticipación.

- **Comunícate con tu camarero:** No dudes en discutir tus necesidades dietéticas con tu camarero. Pregunta sobre los métodos de preparación de los alimentos e ingredientes, y solicita modificaciones según sea necesario, como cocinar la comida sin condimentos irritantes o sin freír.

- **Opta por alimentos cocinados:** Elige platos que impliquen cocción al vapor, hervidos o a la parrilla en lugar de alimentos fritos. Estos métodos de cocción generalmente son más suaves para el estómago y menos propensos a desencadenar síntomas de gastritis.

- **Evita alimentos con alto contenido en grasas y picantes:** Mantente alejado de salsas cremosas, aderezos pesados y platos picantes. Estos pueden irritar el revestimiento del estómago y provocar molestias. En su lugar, opta por comidas más simples y ligeras que se centren en proteínas magras y verduras.

- **Ten cuidado con las bebidas:** Evita bebidas alcohólicas, con cafeína o carbonatadas, ya que pueden irritar el revestimiento del estómago. En su lugar, opta por agua sin gas o infusiones de hierbas reconfortantes. Si hay batidos disponibles, asegúrate de que estén hechos con ingredientes adecuados, no ácidos, y solicita que los endulcen con edulcorantes naturales como stevia o fruta del monje. También podrías considerar llevar tus propios sobres de stevia o fruta del monje para endulzar tus bebidas de forma segura.

- **Elige guarniciones seguras:** En lugar de acompañamientos fritos o picantes, elige arroz sencillo, patatas al horno o verduras al vapor. Estas guarniciones tienen menos probabilidades de causar irritación.

- **Come despacio y mastica bien:** Comer rápidamente puede aumentar la probabilidad de indigestión e inflamación. Tómate tu tiempo para masticar completamente y disfrutar de tu comida, lo que también puede ayudarte a reconocer mejor cuándo estás lleno y evitar comer en exceso.

- **Considera porciones más pequeñas:** Si las comidas grandes exacerban tu gastritis, considera pedir porciones del tamaño de un entrante o compartir una comida con alguien. Esto puede prevenir la incomodidad que a menudo viene de comer demasiado en una sola sentada.

Siguiendo estos consejos, puedes controlar mejor los síntomas de tu gastritis mientras sigues disfrutando de los placeres sociales y culinarios de comer fuera. Recuerda siempre que tu salud merece el esfuerzo adicional que supone asegurarte de que tus comidas sean seguras y cómodas para tu condición.

REFLEXIONES FINALES SOBRE LA DIETA PARA LA GASTRITIS

Al concluir la discusión sobre la dieta para la gastritis, es crucial enfatizar la importancia de la consistencia y la adherencia durante al menos 90 días para ver resultados notables. Seguir esta dieta rigurosamente es clave, pero también es importante recordar que esto es solo una parte de un programa de curación más amplio. La dieta por sí sola no es una solución independiente, sino que funciona mejor cuando se combina con otros cambios en el estilo de vida y tratamientos que se detallarán más adelante.

Al completar el período inicial de 90 días, puedes considerar reintroducir nuevos alimentos en tu dieta. Sin embargo, si continúas experimentando síntomas persistentes, es aconsejable mantener la dieta estricta hasta que estos síntomas hayan disminuido significativamente. Incluso cuando te sientas completamente curado, reintroduce los alimentos gradual y cautelosamente. Este enfoque cuidadoso ayuda a prevenir la recurrencia de los síntomas y asegura una transición más suave hacia una dieta más variada.

También es vital reconocer que la gastritis afecta a cada individuo de manera diferente, y no todos los alimentos serán adecuados para todos. Aquellos diagnosticados con el mismo tipo de gastritis pueden tener diversos grados de síntomas, desde leves hasta graves. Por lo tanto, algunos alimentos generalmente considerados tolerables podrían seguir causando problemas, particularmente para aquellos recién diagnosticados o que experimentan síntomas severos. Esto es especialmente cierto para las personas en las etapas iniciales del tratamiento de la gastritis, quienes pueden descubrir que incluso los alimentos permitidos pueden agravar su condición.

La forma más efectiva de adaptar una dieta a tus necesidades es manteniendo un registro detallado o diario de tus comidas y bebidas diarias. Este registro será fundamental para identificar qué alimentos exacerban tus síntomas de gastritis y cuáles ayudan a aliviarlos. Recuerda, cada viaje de gastritis es único. Adaptar tu dieta a tus síntomas y respuestas individuales es clave para encontrar alivio a largo plazo y manejar tu condición de manera efectiva.

SEGUNDA PARTE

Renovando tus Hábitos y Estilo de Vida

En la primera parte, abordamos los ajustes dietéticos necesarios durante la fase inicial de curación de 90 días, centrándonos en qué alimentos evitar y cuáles incluir para apoyar la recuperación de tu estómago. Ahora, nos centramos en los cambios cruciales en el estilo de vida y la eliminación de hábitos perjudiciales que son esenciales para seguir mejorando la salud de tu estómago.

Comenzaremos identificando hábitos específicos perjudiciales que necesitan ser eliminados de tu rutina diaria, explicando cómo estos pueden empeorar los síntomas de la gastritis y dificultar tu proceso de curación. Después de destacar qué hábitos eliminar, te guiaremos en la adopción de prácticas beneficiosas que promueven el bienestar gastrointestinal a largo plazo y ayudan en la recuperación del revestimiento de tu estómago.

MALOS HÁBITOS A ELIMINAR

Saltarse Comidas

Es importante desarrollar el hábito de comer a tiempo y evitar saltarse comidas. Pasar muchas horas sin alimentos permite que el ácido estomacal y la pepsina entren en contacto directo con el revestimiento del estómago, aumentando el riesgo de irritación e inflamación. Comer de forma saludable no es suficiente; es igualmente importante mantener un horario de comidas consistente. Hablaremos más sobre este aspecto más adelante.

Beber Agua Mientras Comes

Consumir una gran cantidad de agua o cualquier otro líquido con las comidas puede aumentar la presión estomacal y hacer que las paredes del estómago se expandan. Esta expansión puede conducir a la liberación de más ácido estomacal, potencialmente desencadenando reflujo ácido y otros síntomas relacionados con la gastritis. Para ayudar a tragar los alimentos, se recomienda tomar solo pequeños sorbos de agua durante las comidas y evitar consumir grandes cantidades de una vez. Lo ideal es beber más agua al menos 30 minutos antes de una comida o esperar aproximadamente una hora después de comer. Estas son pautas generales, y las respuestas individuales pueden variar. Si encuentras que beber líquidos con las comidas no agrava tus síntomas, puedes seguir haciéndolo con comodidad.

Comer Alimentos Muy Calientes o Muy Fríos

Consumir alimentos y bebidas a temperaturas extremas, ya sean muy calientes o muy frías, puede ser perjudicial para el revestimiento del estómago, por lo que es mejor evitar tales extremos. Alimentos como helados o bebidas heladas y productos calientes como caldos, sopas o tés pueden ser particularmente perjudiciales. Es recomendable consumir tus comidas y bebidas a temperaturas moderadas o tibias para proteger el revestimiento del estómago. Esta precaución es especialmente crítica si experimentas síntomas graves o si tu estómago es muy sensible. Adherirse a esta pauta hasta que los síntomas mejoren puede ayudar significativamente en el manejo y curación de la gastritis.

Acostarse Después de Comer

Es crucial no acostarse o dormir inmediatamente después de comer. Reclinarse demasiado pronto después de las comidas puede hacer que los alimentos y los jugos gástricos se desplacen hacia la parte superior del estómago, complicando la digestión y potencialmente causando que el ácido estomacal y la pepsina suban al esófago, provocando malestar e inflamación. Para ayudar a la digestión y prevenir estos problemas, es aconsejable permanecer erguido o dar un paseo corto después de comer. Además, deberías esperar al menos tres horas antes de irte a la cama para garantizar una digestión adecuada. Para minimizar aún más el riesgo de reflujo ácido durante el sueño, considera dormir sobre tu lado izquierdo y elevar la cabecera de tu cama entre cinco y diez centímetros. Esta posición ayuda a prevenir que los jugos gástricos suban al esófago mientras descansas.

Fumar

Fumar tiene efectos perjudiciales en la salud del estómago, principalmente debido a la nicotina, que aumenta significativamente la secreción de ácido gástrico. Este exceso de ácido puede provocar una mayor irritación e inflamación del revestimiento del estómago. Además, la nicotina constriñe los pequeños vasos sanguíneos del estómago, lo que conduce a un flujo sanguíneo reducido en el área. Esta circulación deteriorada puede ralentizar el proceso de curación de cualquier lesión o irritación gástrica existente. Por lo tanto, es crucial considerar dejar de fumar, ya que continuar fumando puede exacerbar los síntomas y retrasar la recuperación del revestimiento del estómago.

Tomar Medicamentos Antiinflamatorios (AINE)

Los medicamentos antiinflamatorios no esteroideos (AINE), como el ibuprofeno, naproxeno, diclofenaco y aspirina, pueden ser particularmente dañinos para las personas con gastritis. Estos medicamentos comprometen el revestimiento protector del estómago al afectar la síntesis de prostaglandinas, que son esenciales para mantener la integridad y función de la mucosa gástrica. Esta reducción en las prostaglandinas deja el revestimiento del estómago más vulnerable al daño de los jugos gástricos ácidos y otros irritantes. Si necesitas alivio del dolor para condiciones no relacionadas con la gastritis, el paracetamol generalmente se considera una alternativa más segura. Sin embargo, es crucial consultar con tu médico antes de tomar paracetamol o cualquier otro medicamento para asegurarte de que sea apropiado para tus necesidades específicas de salud y que no agrave tu gastritis.

Masticar Chicle

El acto de masticar chicle indica al estómago que se prepare para la entrada de alimentos produciendo jugos gástricos, incluyendo ácido estomacal y pepsina. Sin embargo, cuando no llega ningún alimento, este ácido puede irritar y dañar el revestimiento del estómago, potencialmente exacerbando los síntomas de gastritis. Además, los chicles que contienen azúcar, ácido cítrico u otros aditivos pueden intensificar estos efectos negativos. Por lo tanto, para prevenir una mayor irritación del revestimiento del estómago, es aconsejable evitar masticar chicle, especialmente con el estómago vacío.

Ahora que conoces algunos de los hábitos que deberías eliminar, exploraremos algunos hábitos amigables con la gastritis que recomiendo incorporar en tu estrategia para tratar la gastritis de manera efectiva.

BUENOS HÁBITOS A PRACTICAR

Come Comidas Pequeñas

En lugar de seguir la rutina tradicional de tres comidas grandes al día, intenta dividir tu ingesta de alimentos en unas cinco comidas más pequeñas, espaciadas cada dos o tres horas. Comer en exceso puede dificultar la digestión, ya que mantiene los alimentos en tu estómago por un período más largo, haciendo que se expanda y produzca más ácido estomacal. Al optar por comidas más pequeñas y frecuentes, puedes evitar sobrecargar tu estómago. Este enfoque no solo hace que la digestión sea más suave, sino que también ayuda a aumentar el flujo sanguíneo al revestimiento del estómago, lo cual es crucial para ayudar en la recuperación.

Una comida pequeña típica podría consistir en una taza de verduras, media taza de arroz y una porción de pechuga de pollo o pescado del tamaño de tu palma (entre 85 y 100 gramos). Aunque algunas personas con gastritis toleran bastante bien una combinación de proteínas y carbohidratos concentrados (como pollo con arroz o patatas), otras pueden encontrar esta combinación desafiante. Es aconsejable limitar la combinación de alimentos ricos en proteínas (como pollo, pescado o huevos) con grandes cantidades de carbohidratos concentrados (como patatas, arroz o boniatos) para facilitar una digestión más rápida de las proteínas, que puede ser más difícil cuando tienes gastritis.

Aunque algunas personas pueden beneficiarse de evitar mezclar carbohidratos con comidas altas en proteínas, este enfoque no es necesario para todos. Si encuentras que comer solo proteínas y verduras lleva a una pérdida de peso significativa con el tiempo, considera incorporar algunos carbohidratos para mantener el equilibrio sin comprometer la digestión, como añadir media taza de arroz o patatas a tus comidas. La clave es monitorizar de cerca cómo responde tu cuerpo y ajustar tu dieta en consecuencia.

Aquí hay un horario de comidas sugerido para ayudar a manejar tu gastritis de manera efectiva espaciando tus comidas uniformemente a lo largo del día:

Desayuno	7:00 a 8:30
Aperitivo de media mañana	10:00 a 11:00
Comida	12:30 a 14:00
Merienda	16:00 a 17:00
Cena	18:00 a 19:30

Nota: Para minimizar los síntomas nocturnos de la gastritis, evita comer nada tres horas antes de acostarte y abstente de beber cualquier bebida al menos una hora antes de irte a dormir. Esta práctica ayuda a prevenir el reflujo ácido y asegura una mejor calidad de sueño.

Mastica Bien los Alimentos

La digestión es una tarea muy exigente que requiere mucha energía, particularmente cuando el estómago debe procesar alimentos mal masticados. Por lo tanto, es crucial desarrollar el hábito de masticar bien tus alimentos. Hacerlo no solo facilita la digestión, sino que también permite a tu estómago descomponer los alimentos de manera más rápida y eficiente.

La investigación ha demostrado que los alimentos bien masticados mejoran la capacidad amortiguadora de la saliva contra el ácido estomacal. La saliva rica en mucina —el componente principal de las secreciones salivales y mucosas— cuando se mezcla completamente con los alimentos, fortalece la defensa mucosa contra el ácido estomacal y otros irritantes. Por el contrario, los alimentos que están mal mezclados con saliva, o ingeridos sin suficiente masticación, absorben menos ácido estomacal, aumentando el riesgo de irritación.[68]

Masticar es el paso inicial en el proceso de digestión, y masticar bien tus alimentos hasta que estén casi licuados en tu boca ofrece beneficios significativos. En primer lugar, asegura que los alimentos estén bien mezclados con saliva, que contiene enzimas digestivas cruciales para descomponer los alimentos en el estómago y el intestino delgado. La lipasa lingual, que descompone las grasas, se activa en el entorno ácido del estómago. La amilasa lingual comienza la digestión de carbohidratos en la boca a un pH neutro y se vuelve inactiva una vez que el pH del estómago cae por debajo de 4. La naturaleza viscosa de la saliva también facilita el proceso de deglución y el tránsito de los alimentos a través del tracto gastrointestinal.

Además, una masticación efectiva mejora la absorción de nutrientes en los intestinos y maximiza la extracción calórica de los alimentos. Cuanto más a fondo mastiques, mejor podrá tu cuerpo preservar y absorber estos nutrientes. Es especialmente importante masticar muy bien las carnes como el pollo, el pavo y el pescado para ayudar a su digestión.

Por estas razones, es vital tomarse tiempo al comer. Mastica bien tus alimentos y come despacio sin prisas. Si estás estresado, tómate un momento para relajarte antes de comenzar tu comida. Evita distracciones como el móvil, ordenador o televisión mientras comes. Estar presente y concentrado durante las comidas fomenta una alimentación más lenta y una masticación más efectiva. Aunque ajustar este hábito de toda la vida puede requerir esfuerzo, es esencial masticar cada bocado de tres a cinco veces más de lo que normalmente harías.

Haz Ejercicio Regularmente

El ejercicio regular es beneficioso no solo para tu sistema digestivo, sino para tu salud general. Una sesión no necesita ser larga; 20 a 30 minutos cada día son suficientes. Recomiendo comenzar con una suave caminata de 15 a 20 minutos después de las comidas para ayudar a la digestión. Sin embargo, es importante evitar ejercicios extenuantes o aquellos que ejercen una presión excesiva sobre tu abdomen, como el levantamiento de pesas, ejercicios abdominales intensos, aeróbicos de alto impacto o gimnasia. Estas actividades podrían exacerbar los síntomas de tu gastritis.

Si ya estás involucrado en cualquiera de los ejercicios mencionados anteriormente, no necesitas detenerte por completo, pero sé consciente de cómo afectan tus síntomas. Toma nota si ciertas actividades empeoran tu condición, y evita entrenamientos de alta intensidad inmediatamente después de comer; esperar dos o tres horas es aconsejable. Siempre escucha a tu cuerpo; si una actividad agrava tu gastritis, suspéndela hasta que tu condición mejore.

A medida que tus síntomas se estabilicen y te sientas más cómodo con caminar, considera introducir gradualmente otros ejercicios cardiovasculares de bajo impacto en tu rutina, como montar en bicicleta estática, usar una máquina elíptica, nadar, correr o realizar entrenamientos moderados con el peso corporal. La clave es asegurarte de que cualquier ejercicio que realices apoye tu salud sin estresar tu estómago.

Protege tu Estómago Constantemente

Manejar la gastritis de manera efectiva va más allá de los cambios dietéticos; también implica proteger activamente el revestimiento de tu estómago de daños adicionales. Esto es crucial, especialmente porque un estómago inflamado no puede protegerse eficazmente contra agresores como el ácido estomacal y la pepsina, haciéndolo vulnerable a irritaciones graves.

Para mejorar el proceso de curación y ofrecer protección adicional al revestimiento de tu estómago, más allá de los ajustes dietéticos, considera usar medicamentos gastroprotectores. Una opción efectiva es el sucralfato, que no solo protege el revestimiento del estómago sino que también promueve la producción de agentes protectores como el moco gástrico, el bicarbonato y las prostaglandinas.[69] La investigación indica que el sucralfato actúa como una barrera protectora sobre las lesiones gástricas, protegiéndolas del ácido estomacal, la pepsina y la bilis para facilitar la curación. Piénsalo como un vendaje para el revestimiento de tu estómago. Sin embargo, es importante usar este medicamento regularmente para que sea efectivo, y siempre consulta a tu médico antes de comenzar cualquier medicamento nuevo para asegurarte de que sea apropiado para tu condición específica.

Una alternativa natural al sucralfato para proteger el revestimiento del estómago es el regaliz desglicirrinizado, o DGL. Este es un extracto estandarizado de la raíz de regaliz, que conserva las propiedades curativas beneficiosas de la raíz pero elimina la glicirricina, el componente responsable de efectos secundarios indeseables como hipertensión, edema y dolores de cabeza. El DGL apoya la restauración de los revestimientos del estómago e intestino estimulando la producción de prostaglandinas.[70] Estas sustancias mejoran la secreción de moco gástrico y otros factores protectores en el tracto gastrointestinal. Además, las propiedades antioxidantes del DGL contribuyen aún más a su eficacia terapéutica.[71]

Proteger tu estómago de la secreción ácida nocturna también es crucial, ya que el pH gástrico típicamente cae por debajo de 4 durante el sueño profundo, alcanzando su máxima acidez. Normalmente, esta secreción ácida comienza después de la medianoche y dura hasta las primeras horas de la mañana.[72] Para salvaguardar el revestimiento de tu estómago durante el sueño, tienes un par de opciones. Un enfoque es tomar un medicamento gastroprotector como el sucralfato antes de acostarte, que puede proteger el revestimiento gástrico, particularmente cualquier lesión, formando una barrera protectora que dura hasta seis horas. Alternativamente, los bloqueadores de los receptores H2 de histamina como la famotidina o cimetidina pueden ser efectivos. Estos medicamentos inhiben la secreción ácida durante unas ocho a 12 horas y son ideales para uso nocturno ya que no impactan la producción ácida durante el día.[73] Combinar ambos tipos de medicamentos puede ofrecer una protección mejorada en comparación con el uso de uno solo.

El rebamipide y el troxipide son también medicamentos conocidos por su protección efectiva del revestimiento del estómago. El rebamipide funciona estimulando la producción de prostaglandinas en el estómago, lo que mejora la producción de moco gástrico y bicarbonato,[74] acelerando así el proceso de curación. Un estudio de 2008 confirmó su eficacia en la mejora tanto de los síntomas gástricos como de la apariencia endoscópica e histológica del estómago.[75] Por otro lado, el troxipide, utilizado principalmente en Japón, India, China y Corea del Sur, no solo aumenta la producción de moco y prostaglandinas, sino que también ayuda en la regeneración de fibras de colágeno, reduce la inflamación y mejora el metabolismo y la microcirculación del revestimiento del estómago. Estudios clínicos han demostrado que el troxipide es más efectivo que los tratamientos tradicionales como el discontinuado bloqueador H2 ranitidina, particularmente en el tratamiento de la gastritis, con pacientes experimentando mejores resultados de curación y alivio de síntomas.[76]

Sin embargo, aunque estos medicamentos pueden ser efectivos en el manejo de la gastritis, consultar con tu médico antes de comenzar cualquier medicamento nuevo es esencial para asegurarte de que sea adecuado para tu condición específica. Además, también es importante tener en cuenta que tanto el rebamipide como el troxipide no están disponibles en la mayoría de los países occidentales, vendiéndose principalmente en Asia.

REFLEXIONES FINALES SOBRE LOS HÁBITOS Y CAMBIOS EN EL ESTILO DE VIDA

Es crucial tomar en serio los ajustes de estilo de vida discutidos en esta sección. Al evitar activamente los hábitos perjudiciales descritos, puedes mejorar significativamente tus perspectivas para mejorar la salud del estómago y minimizar el riesgo de futuras recaídas de gastritis. Continuar con hábitos dañinos que contribuyen a la gastritis probablemente resultará en la recurrencia de síntomas y molestias.

Además, no se trata solo de evitar malos hábitos; es igualmente importante cultivar hábitos positivos que promuevan la curación de tu estómago. Esto incluye comer comidas más pequeñas a lo largo del día, masticar bien tus alimentos, participar en ejercicio regular y suave, y usar medidas protectoras para tu estómago.

En resumen, alejarse de hábitos dañinos y adoptar hábitos saludables es clave para manejar y recuperarse eficazmente de la gastritis. Estos cambios son fundamentales para mejorar la salud de tu estómago, aliviar los síntomas y prevenir la recurrencia de la condición. Toma esta guía en serio, comprométete con estos cambios y allana el camino para una vida más saludable y libre de gastritis.

TERCERA PARTE

Gestionando tus Niveles de Estrés y Ansiedad

Después de explorar las pautas dietéticas y los ajustes de estilo de vida necesarios para controlar la gastritis, ahora centramos nuestra atención en un aspecto igualmente crucial: la gestión de los niveles de estrés y ansiedad. En el tratamiento de la gastritis, controlar eficazmente el estrés es tan vital como seguir una dieta adecuada y realizar modificaciones en el estilo de vida.

El estrés y la ansiedad no son solo estados emocionales comunes; pueden obstaculizar significativamente el proceso de curación de la gastritis. Una mente intranquila puede empeorar los problemas estomacales, ralentizar la recuperación y, en muchos casos, impedir la curación completa. Por lo tanto, es crucial abordar estos factores con la seriedad que merecen.

En esta sección, profundizaremos en estrategias efectivas para manejar el estrés y la ansiedad, asegurándonos de que este pilar fundamental del tratamiento de la gastritis no se pase por alto. Este enfoque se basa en la comprensión de que, para muchos afectados, el estrés y la ansiedad no resueltos son los principales obstáculos para la recuperación.

¿QUÉ ES EL ESTRÉS?

El estrés es un término que a menudo evoca asociaciones negativas, pero en esencia, es una respuesta fisiológica natural diseñada para ayudarnos a enfrentar situaciones desafiantes o amenazantes. Esta respuesta moviliza nuestros recursos físicos, mentales y conductuales, mejorando nuestra capacidad de supervivencia. Por lo tanto, el estrés puede ser un proceso adaptativo y vital, protegiéndonos y promoviendo nuestra resiliencia.

Aunque el estrés se percibe frecuentemente de manera negativa, es importante reconocer que también puede ser beneficioso. Típicamente, el estrés se clasifica en dos tipos: el estrés «bueno», conocido como eustrés, que nos motiva y energiza, y el estrés «malo», o distrés, que puede ser abrumador y debilitante.

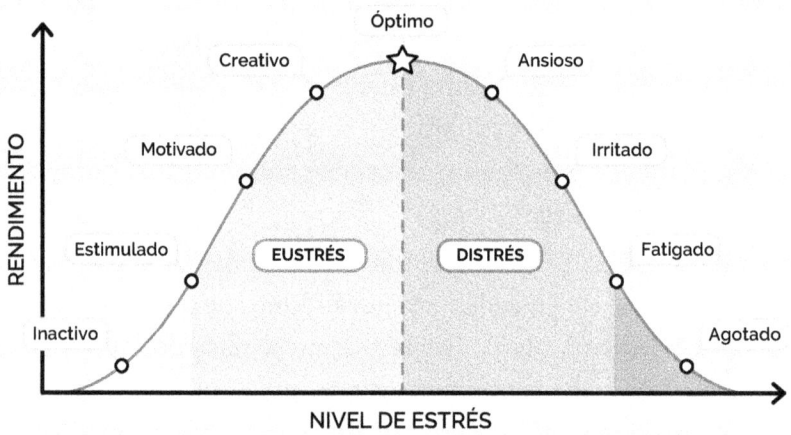

El eustrés actúa como una fuerza positiva que nos motiva y estimula para enfrentar los desafíos con eficacia, mejorando nuestra creatividad, productividad y capacidad de toma de decisiones. Esta forma de estrés aumenta la vitalidad y la energía, contribuyendo a un estado de excitación positiva que nos mantiene alerta. Es temporal y no conduce a la ansiedad ni al sufrimiento.

Por otro lado, el distrés se produce cuando las exigencias de una situación superan nuestras capacidades de afrontamiento. Esta forma negativa de estrés puede agotar nuestros recursos físicos y mentales, dando lugar a síntomas como tensión, fatiga y agotamiento mental. Los síntomas del distrés pueden ser graves, incluyendo irritabilidad, nerviosismo, ansiedad, ataques de pánico, insomnio, pérdida de apetito, malestar estomacal y dolores de cabeza por tensión, entre otros.

El eustrés y el distrés representan dos caras de la misma moneda, reflejando diferentes respuestas al estrés según su intensidad e impacto en nuestras vidas. A continuación, profundizaremos en cómo se clasifica el estrés según su duración.

Estrés Agudo

El estrés agudo es a corto plazo y surge de las presiones de eventos recientes o demandas inminentes. A menudo se desencadena por experiencias nuevas y emocionantes o situaciones de emergencia que requieren una acción rápida, como esquivar un accidente, mantener una discusión intensa o manejar un día de alta presión en el trabajo. Inicialmente, el estrés agudo puede ser beneficioso o estrés «bueno», proporcionando la estimulación necesaria para responder con eficacia. Sin embargo, si la situación supera nuestra capacidad de afrontamiento, puede evolucionar hacia el distrés o estrés «malo». Los síntomas del estrés agudo suelen ser breves y pueden incluir ira, irritabilidad, ansiedad, dolores de cabeza por tensión y trastornos gastrointestinales, junto con respuestas fisiológicas como presión arterial elevada, ritmo cardíaco acelerado o sudoración excesiva.

Estrés Crónico

El estrés crónico se extiende durante largos períodos, a menudo derivado de presiones continuas y implacables sin un alivio o relajación adecuados. Esta forma de estrés también puede originarse a partir de un trauma emocional de larga duración que permanece sin resolver, proyectando constantemente una sombra sobre la vida de uno. Las personas que experimentan estrés crónico pueden sentir que tienen poco o ningún control sobre sus circunstancias, lo que lleva a períodos prolongados de angustia. Los efectos del estrés crónico son particularmente perjudiciales, no solo exacerbando condiciones como la gastritis, sino también debilitando el sistema inmunológico y aumentando el riesgo de enfermedades cardiovasculares.[77]

Teniendo esto en cuenta, es importante señalar que el estrés afecta a cada persona de manera diferente, moldeado por experiencias personales y circunstancias. Para manejarlo eficazmente, es esencial comprender sus orígenes, que se pueden dividir ampliamente en dos categorías: estrés interno y externo. Esta distinción es clave para desarrollar estrategias adaptadas para afrontar y reducir el estrés en tu vida. Exploremos estos dos tipos principales de estrés y cómo impactan en nuestra vida diaria y salud general.

Estrés Interno

El estrés interno surge de nuestros propios pensamientos y preocupaciones sobre cosas fuera de nuestro control o influencia. Es el estrés que generamos desde dentro de nosotros mismos a través del diálogo interno negativo, el pesimismo irracional, el establecimiento de objetivos inalcanzables, la búsqueda de la perfección o el intento de controlar todos los aspectos de la vida. Este tipo de estrés suele desencadenarse por cómo percibimos e interpretamos el mundo que nos rodea. Por ejemplo, las emociones negativas y las expectativas poco realistas pueden crear más estrés que los acontecimientos externos reales. Manejar esta forma de estrés es crucial porque está arraigada en nuestra mentalidad y actitudes, que están dentro de nuestra capacidad de cambiar.

Estrés Externo

El estrés externo proviene de fuentes externas que afectan a nuestra paz mental. Esto puede incluir presiones laborales, exigencias académicas, responsabilidades domésticas, acontecimientos imprevistos como la pérdida de un trabajo o un ser querido, dificultades financieras, problemas familiares o incluso molestias diarias como el tráfico. Aunque a menudo se perciben como fuera de nuestro control, el impacto de los factores estresantes externos depende en gran medida de nuestra respuesta a ellos. Por ejemplo, lidiar con el tráfico de camino al trabajo puede ser estresante para ti si te preocupa llegar tarde. Sin embargo, otros podrían encontrar este tiempo agradable, utilizándolo para relajarse y escuchar música o un podcast mientras conducen.

En ambos casos, la percepción del estrés juega un papel significativo. Un evento que es estresante para una persona puede ser neutral o incluso agradable para otra, dependiendo de su mentalidad y experiencias de vida. Entender y reconocer esto puede ser empoderador: destaca la importancia de nuestras actitudes y percepciones en la gestión del estrés. Al abordar tanto las fuentes internas como las externas, podemos manejar más eficazmente el estrés y mitigar sus efectos en nuestra salud y bienestar.

EL ESTRÉS Y TU CUERPO

Entender el estrés implica explorar su impacto en nuestro cuerpo, específicamente cómo desencadena la liberación de hormonas clave: cortisol y adrenalina. Estas hormonas son componentes esenciales de la respuesta de «lucha o huida» del cuerpo, producidas por las glándulas suprarrenales situadas sobre los riñones.

Cuando nos enfrentamos al miedo o al peligro, nuestros cuerpos activan instintivamente este mecanismo de supervivencia, liberando adrenalina y cortisol al torrente sanguíneo. Esta oleada hormonal conduce a varios cambios fisiológicos: aumentan nuestra frecuencia cardíaca, respiratoria y presión arterial, mientras que funciones como la digestión, reproducción, crecimiento y respuesta inmunitaria se suprimen, ya que no son esenciales en situaciones de amenaza inmediata.[77]

Históricamente, este estado de alerta elevada era crucial. Nuestros antepasados, que vivían en un mundo lleno de amenazas diarias del entorno, dependían de esta respuesta al estrés para sobrevivir. La respuesta de «lucha o huida» los hacía más rápidos, fuertes y reactivos, cualidades necesarias para superar los duros desafíos de su época.

En la actualidad, aunque ya no nos enfrentamos a los mismos peligros físicos, las continuas presiones de la vida contemporánea a menudo nos mantienen en un estado de alerta similar, aunque menos intenso. Esta respuesta crónica de estrés de bajo nivel puede no ser tan inmediatamente salvadora, pero todavía influye significativamente en nuestro estado fisiológico, preparándonos para manejar desafíos continuos. Sin embargo, si no se gestiona adecuadamente, esta respuesta sostenida al estrés puede conducir a problemas de salud significativos, lo que subraya la necesidad de comprender y mitigar sus efectos en nuestros cuerpos.

Junto con la adrenalina y el cortisol, otras hormonas como la norepinefrina, el glucagón y la prolactina desempeñan roles en las respuestas al estrés.[78] Aunque estas hormonas son esenciales para hacer frente al estrés, niveles elevados, especialmente de cortisol, pueden afectar negativamente nuestra salud.

La respuesta al estrés está estrechamente vinculada al sistema nervioso autónomo, que controla y regula los órganos internos como el estómago, los intestinos y el corazón sin esfuerzo consciente. Este sistema se divide en varios subsistemas, entre los que destacan los sistemas nerviosos simpático y parasimpático debido a sus funciones opuestas. A continuación, analizaremos cada uno de estos sistemas y los roles que desempeñan en el cuerpo humano.

Sistema Simpático

Este sistema prepara al cuerpo para reaccionar ante situaciones estresantes y es dominante tanto bajo estrés positivo como negativo. El grado de activación depende del nivel de estrés. Este sistema es responsable de la respuesta de «lucha o huida», desencadenando las glándulas suprarrenales para liberar adrenalina, norepinefrina y cortisol en el torrente sanguíneo, preparando al cuerpo para enfrentarse al factor estresante.[79] El sistema nervioso simpático es responsable de:

- Aumentar la frecuencia cardíaca y respiratoria.
- Elevar la presión arterial y mejorar el flujo sanguíneo hacia los músculos.
- Dilatar los tubos bronquiales y las pupilas.
- Causar sudoración excesiva.
- Estimular las glándulas suprarrenales para liberar adrenalina, norepinefrina y cortisol.
- Liberar glucosa desde el hígado.
- Suprimir el sistema inmunitario.
- Reducir o ralentizar la digestión y los movimientos peristálticos.

Sistema Parasimpático

A diferencia de su contraparte, el sistema parasimpático es responsable de ralentizar la actividad del cuerpo, permitiéndole volver a un estado de reposo después de períodos de estrés o gasto energético.

El principal nervio de este sistema, el nervio vago, junto con el neurotransmisor acetilcolina, juega un papel crucial en la regulación de los órganos internos que son activados por el sistema simpático.[80] Las funciones del sistema parasimpático incluyen:

- Disminuir la frecuencia cardíaca y respiratoria.
- Bajar la presión arterial.
- Contraer los tubos bronquiales y las pupilas.
- Relajar los músculos.
- Estimular la digestión y las secreciones digestivas.
- Mejorar la actividad peristáltica.
- Facilitar la reparación de tejidos y potenciar las funciones inmunitarias.

Además, el sistema nervioso autónomo incluye el sistema nervioso entérico, compuesto por redes de millones de neuronas dentro de los tejidos que recubren el esófago, el estómago, el intestino delgado y el colon. Este sistema regula de forma autónoma las funciones vitales del sistema digestivo sin necesidad de instrucciones del cerebro.[81] También interactúa con los sistemas nerviosos simpático y parasimpático y se comunica con el sistema nervioso central a través del nervio vago.

En conclusión, el estrés es esencialmente un desequilibrio entre los sistemas simpático y parasimpático debido a una tensión prolongada. Para restaurar el equilibrio, la activación del sistema parasimpático puede lograrse mediante la estimulación del nervio vago y otras técnicas de relajación que ayudan a calmar tanto la mente como el cuerpo. Sin embargo, antes de adentrarnos en métodos para estimular el nervio vago y lograr la relajación, exploremos la relación entre la ansiedad y la gastritis en la siguiente sección.

LA ANSIEDAD Y LA GASTRITIS

La ansiedad puede manifestarse cuando no somos capaces de adaptarnos a situaciones estresantes, pero también puede ocurrir sin ningún factor estresante identificable. Aunque existen diversas formas de ansiedad, cada una con diferentes desencadenantes, en el contexto de la gastritis, comúnmente está vinculada a deficiencias nutricionales, desequilibrios en la flora intestinal, y al dolor y malestar causados por la inflamación estomacal.[82,83] Las deficiencias en nutrientes esenciales como la vitamina D, el magnesio, las vitaminas B (especialmente B12, B6 y folato), el zinc, el hierro, el selenio, los ácidos grasos omega-3 y los aminoácidos contribuyen comúnmente a síntomas de ansiedad, depresión y cambios de humor.[84,85] Por lo tanto, abordar estas deficiencias es un primer paso crucial en el manejo tanto de la ansiedad como de la gastritis.

Para abordar eficazmente estas deficiencias, es aconsejable someterse a pruebas para identificar cualquier deficiencia nutricional específica. Recomiendo consultar con un profesional de la salud, como un naturópata o un médico de medicina funcional, que pueda orientar sobre las pruebas y tratamientos adecuados. A menudo, estas deficiencias de nutrientes derivan de una ingesta dietética inadecuada o del uso a largo plazo de medicamentos antiácidos, que pueden deteriorar la absorción de una amplia gama de minerales y vitaminas.[86] Este deterioro puede exacerbar la ansiedad y la depresión como complicaciones secundarias.[87] Abordar estas deficiencias no solo ayuda a reducir la ansiedad, sino que también mejora tu capacidad para manejar el estrés de manera más efectiva.

Un desequilibrio en la flora intestinal, un problema común para quienes sufren de gastritis, también puede contribuir a la ansiedad, la depresión y los cambios de humor.[83] Sin embargo, estos desafíos de salud mental no solo son causados por desequilibrios microbianos o deficiencias nutricionales; también pueden derivar directamente de los síntomas de la gastritis en sí. Por ejemplo, el intenso malestar estomacal o dolor, ya sea por una inflamación severa del revestimiento del estómago o por la preocupación continua por la salud, puede elevar los niveles de ansiedad. Esto está respaldado por estudios científicos que ilustran una comunicación bidireccional entre el sistema digestivo y el cerebro, conocida como el eje intestino-cerebro. Esta comunicación involucra vías neurales (como el nervio vago), rutas hormonales (a través del eje hipotalámico-pituitario-adrenal, o HPA) y respuestas inmunes (a través de citoquinas), todas las cuales pueden impactar significativamente en el bienestar emocional.[88]

Dada la frecuente aparición de desequilibrios en la flora intestinal con la gastritis, mejorar la salud digestiva se convierte en una estrategia crítica para aliviar los síntomas psicológicos asociados con esta condición. Equilibrar la flora intestinal con probióticos y reducir la inflamación en el tracto gastrointestinal son pasos fundamentales para mitigar la ansiedad y la depresión vinculadas a la gastritis.

ESTRATEGIAS PARA REDUCIR EL ESTRÉS Y LA ANSIEDAD

Comprender la naturaleza del estrés y la ansiedad y sus efectos fisiológicos prepara el escenario para intervenciones prácticas. Ahora, en este segmento final, nos centramos en estrategias prácticas para manejar eficazmente estas condiciones.

En primer lugar, identificar las causas fundamentales de tu estrés es primordial. Las fuentes comunes incluyen problemas familiares, presiones académicas, estrés laboral, preocupaciones financieras y problemas de salud. La clave para manejar estos factores estresantes externos radica en alterar tu percepción de ellos, lo que puede cambiar profundamente tus respuestas emocionales y físicas.

La concienciación es el primer paso hacia el cambio. Reflexiona sobre qué desencadena tu estrés y considera por qué estos factores deberían tener tanto poder sobre ti. Por ejemplo, la angustia por problemas de salud puede ser abrumadora; sin embargo, desviar tu atención de la preocupación hacia pasos concretos para la recuperación puede transformar tu perspectiva. Cultivar la positividad y mantener una mentalidad optimista no son solo beneficiosos; son necesarios para la gestión eficaz del estrés.

Al adoptar estas estrategias, puedes mitigar el impacto del estrés y la ansiedad en tu vida, promoviendo un mejor bienestar general y una recuperación más rápida de condiciones como la gastritis. Hablemos sobre algunos suplementos y técnicas de relajación que pueden ayudar aún más en la gestión del estrés y la ansiedad.

Suplementos

Muchos suplementos naturales han demostrado ser eficaces en el tratamiento de la ansiedad, mitigando los efectos negativos del estrés y reduciendo los niveles de cortisol. Sin embargo, debido a la extensa gama de opciones disponibles, solo hablaremos de aquellos que han mostrado mayor eficacia a través de investigaciones y ensayos clínicos en la reducción del estrés y la gestión de la ansiedad.

Aunque los suplementos naturales que trataremos a continuación pueden ayudarte a tratar la ansiedad y aumentar tu resistencia al estrés, es crucial asegurarte de satisfacer primero tus necesidades nutricionales esenciales. El estrés y la ansiedad pueden agotar significativamente vitaminas y minerales, potencialmente conduciendo a deficiencias nutricionales que pueden exacerbar la ansiedad o dificultar la capacidad de tu cuerpo para manejar el estrés eficazmente.

Los nutrientes clave que suelen agotarse incluyen minerales como el magnesio y el zinc; vitaminas como C, D y vitaminas B (especialmente B6, B12 y ácido fólico); ácidos grasos omega-3; y ciertos aminoácidos, que son precursores de neurotransmisores necesarios para el funcionamiento adecuado del sistema nervioso.[89] Específicamente, la vitamina B6 es esencial para formar neurotransmisores como GABA, conocido por promover la relajación, serotonina, a menudo llamada la química de la felicidad, y dopamina, que ayuda a la concentración y motivación.[90] Estos neurotransmisores desempeñan papeles importantes en la regulación del estado de ánimo. Además, también es importante mantener niveles saludables de magnesio, ya que este mineral ayuda a relajar el sistema nervioso, estabilizar el estado de ánimo y combatir eficazmente la ansiedad.[91]

Ahora que entiendes la importancia de satisfacer tus necesidades nutricionales básicas, exploremos los suplementos naturales que pueden ayudarte a gestionar la ansiedad y reducir los niveles de estrés.

Rhodiola Rosea

La Rhodiola Rosea, también conocida como raíz dorada o raíz ártica, es una hierba adaptógena ampliamente utilizada en la medicina tradicional china y en los países escandinavos. Es celebrada por su capacidad para aumentar la energía, mejorar el estado de ánimo y reforzar la resistencia al estrés físico y mental. La Rhodiola Rosea funciona equilibrando el sistema de respuesta al estrés, lo que reduce eficazmente la ansiedad y disminuye la reactividad emocional excesiva. Esta adaptabilidad permite a las personas mantenerse más serenas y gestionar el estrés de manera más eficaz.[92] Uno de los mecanismos por los que funciona la Rhodiola es potenciando la actividad de neurotransmisores cerebrales como la serotonina y la dopamina, así como opioides como las beta-endorfinas, mejorando la función cerebral general y el estado de ánimo.[93]

La investigación destaca la eficacia de la Rhodiola para abordar la fatiga crónica y su potencial para tratar la depresión leve a moderada y los trastornos de ansiedad generalizada.[94,95,96] Para aquellos que experimentan frecuentemente estrés, fatiga, depresión o ansiedad, la Rhodiola Rosea ofrece un remedio natural prometedor. Asegúrate de que el suplemento de Rhodiola que selecciones esté estandarizado para contener al menos un 3% de rosavinas y un 1% de salidrosida, los principales componentes activos responsables de sus efectos terapéuticos.

La dosis recomendada típica de Rhodiola Rosea es de alrededor de 500 mg al día. Dadas sus propiedades estimulantes, es mejor tomarla temprano en el día para evitar interferir con los patrones de sueño. Se aconseja precaución para aquellos que toman medicamentos antidepresivos, ya que la Rhodiola puede interactuar con estos fármacos.[97]

Ashwagandha

La Ashwagandha, también conocida como ginseng indio, es una hierba adaptógena que ha sido una piedra angular de la medicina ayurvédica durante siglos. Es muy apreciada por su capacidad para reducir la ansiedad y ayudar a las personas a gestionar el estrés.[98] Un beneficio particularmente notable de la Ashwagandha es su capacidad para mejorar la calidad del sueño, lo que la convierte en una excelente opción para aquellos que lidian con agotamiento inducido por el estrés.[99]

La hierba funciona estimulando los receptores de GABA y aumentando los niveles de serotonina en el cerebro, lo que juntos fomentan un efecto calmante en el cuerpo. La influencia de la Ashwagandha sobre el estrés se evidencia aún más por su impacto en el cortisol, la hormona del estrés. La investigación con personas con estrés crónico ha demostrado que la Ashwagandha puede reducir los niveles de cortisol en más de un 25%, subrayando su eficacia como una de las hierbas adaptógenas más potentes disponibles.[100] La presencia de alcaloides y lactonas esteroideas, conocidas como withanólidos, en la Ashwagandha contribuye a su capacidad para normalizar varias funciones bioquímicas.

La dosis recomendada de Ashwagandha oscila entre 300 y 500 mg, estandarizada para contener del 2 al 5% de withanólidos, tomada una o dos veces al día. Debido a sus efectos sedantes suaves, es mejor tomarla por la noche. La Ashwagandha no es adecuada para mujeres embarazadas o aquellos que actualmente utilizan ansiolíticos o medicamentos antidepresivos. Si experimentas molestias estomacales después de comenzar este suplemento, es aconsejable suspender su uso.

L-Teanina

La L-Teanina, un aminoácido poco común, actúa como un ansiolítico natural produciendo un efecto calmante en el cerebro e induciendo estados de "atención tranquila" o "relajación enfocada". A diferencia de los aminoácidos esenciales y no esenciales que se encuentran típicamente en la dieta humana, la L-Teanina se encuentra predominantemente en el té verde, negro, blanco y oolong. Promueve la relajación al cruzar la barrera hematoencefálica, mejorar la actividad de las ondas cerebrales alfa y aumentar la síntesis de GABA.[101] Esta elevación en los niveles de GABA también aumenta la dopamina y la serotonina en el cerebro, contribuyendo a sentimientos de calma y bienestar.

Dado que la L-Teanina se encuentra casi exclusivamente en variedades de té, a menudo se consume como suplemento, particularmente porque tanto el té verde como el negro contienen cafeína, lo que puede irritar el revestimiento del estómago y exacerbar los síntomas de la gastritis.

La dosis recomendada para la L-Teanina es de 200 a 400 mg, tomada una o dos veces al día. A diferencia de ciertos medicamentos para la ansiedad, la L-Teanina no causa somnolencia ni afecta a los reflejos y la concentración. Además, no conlleva riesgo de tolerancia o dependencia, incluso con el uso a largo plazo.[102] Sin embargo, es importante tener precaución ya que puede interactuar con otros suplementos o medicamentos, especialmente aquellos que bajan la presión arterial.

Otros Suplementos y Hierbas

Además de los suplementos y hierbas ya mencionados, hay numerosos otros que han demostrado ser beneficiosos para tratar la ansiedad y el estrés. Hierbas calmantes como la valeriana, la passiflora (pasiflora), la melisa, la manzanilla, la lavanda, la gotu kola y el kava kava son bien conocidas por sus efectos calmantes de los nervios y alivio de la ansiedad. Estas hierbas generalmente potencian la actividad del GABA, el principal neurotransmisor calmante del cerebro. El atractivo de estas hierbas se extiende más allá de su eficacia; se pueden tomar como suplementos o disfrutar como tés de hierbas relajantes, ofreciendo una manera natural de aliviar el estrés y mejorar la tranquilidad general.

Sin embargo, es importante reconocer que aunque estas hierbas proporcionan relajación inmediata, no mejoran la resistencia a largo plazo del cuerpo al estrés como lo hacen los adaptógenos. Las hierbas adaptógenas como la Rhodiola rosea y la Ashwagandha son parte de una categoría más amplia que incluye bacopa, ginkgo biloba, panax ginseng, tulsi (albahaca sagrada) y schisandra. Estas hierbas apoyan la capacidad del cuerpo para gestionar el estrés físico y mental más eficazmente, cada una ofreciendo propiedades únicas que pueden ser particularmente eficaces para problemas específicos como fatiga, concentración, depresión y ansiedad. Al elegir un adaptógeno, es crucial seleccionar uno que se alinee con tus síntomas específicos.

Es esencial consultar con un médico naturópata o de medicina funcional antes de comenzar cualquier nuevo régimen de suplementos o hierbas. Esto asegura que los productos que elijas sean adecuados para tus necesidades específicas de salud y no interfieran con cualquier tratamiento existente que estés siguiendo.

Técnicas de Relajación

Las técnicas de relajación ofrecen una poderosa forma de aliviar el estrés y la ansiedad. Estos métodos están específicamente diseñados para reducir tanto la tensión física como mental. Dada la variedad de técnicas disponibles, es una buena idea empezar con una y comprometerse con ella durante un tiempo para ver cómo te ayuda. Si encuentras que no es tan eficaz como esperabas, no dudes en probar otro método.

La práctica regular de estas técnicas puede ser particularmente útil no solo en momentos de estrés y ansiedad, sino también como medida preventiva, ayudando a construir tu resistencia con el tiempo. Para obtener el máximo beneficio, practica estas técnicas en un lugar tranquilo y apartado donde puedas relajarte sin interrupciones.

Respiración Diafragmática

Una técnica de relajación eficaz para explorar es la respiración diafragmática profunda, también conocida como respiración abdominal. Esta práctica sencilla se puede hacer en cualquier lugar, en cualquier momento, y es especialmente poderosa para activar instantáneamente el nervio vago, lo que desencadena una respuesta de relajación en el cuerpo.[103] Esta respuesta es vital para los procesos de curación y renovación del cuerpo.

La investigación destaca los beneficios significativos de la respiración diafragmática, particularmente para gestionar los síntomas de la Enfermedad por Reflujo Gastroesofágico (ERGE). Ayuda a mejorar la calidad del sueño y la satisfacción general con la vida. Un estudio con pacientes con ERGE no erosiva encontró que los ejercicios regulares de respiración abdominal reducían sustancialmente los síntomas de ERGE, disminuían la necesidad de antiácidos y mejoraban la calidad del sueño, lo que sugiere que la respiración diafragmática debería ser un componente clave de los protocolos de tratamiento de la ERGE.[104]

Si eres nuevo en las prácticas de relajación, se recomienda encarecidamente comenzar con la respiración diafragmática, ya que sienta las bases para muchas otras técnicas de relajación. Aquí tienes una guía sobre cómo realizarla eficazmente:

- Siéntate cómodamente o acuéstate boca arriba. Coloca una mano sobre tu pecho y la otra sobre tu abdomen.
- Inhala lenta y profundamente por la nariz durante cuatro segundos, dirigiendo el aire para expandir tu abdomen en lugar de tu pecho. La mano sobre tu abdomen debe elevarse, mientras que la del pecho permanece prácticamente inmóvil.
- Mantén la respiración durante unos tres segundos, manteniéndola sin esfuerzo.
- Exhala lentamente a través de los labios fruncidos, como si estuvieras inflando un globo, durante ocho segundos, vaciando completamente tus pulmones.
- Haz una pausa con los pulmones vacíos durante uno o dos segundos, luego repite el ciclo.

Intenta practicar esta técnica durante cinco a diez minutos varias veces al día. La práctica regular, incluso cuando no te sientas estresado o ansioso, ayuda a perfeccionar este método de respiración. Con el tiempo, se volverá más natural, eliminando la necesidad de colocar las manos en el pecho y el abdomen.

Meditación

La meditación es una forma altamente efectiva de aliviar el estrés y la ansiedad mientras calma la mente. Esta práctica ancestral, arraigada en la tradición pero ampliamente adoptada en los tiempos modernos, ofrece importantes beneficios mentales y emocionales. Uno de estos beneficios es la mejora del tono vagal y la actividad parasimpática, guiando tanto al cuerpo como a la mente hacia un estado de relajación.[80]

Entre varias técnicas de meditación, la meditación de atención plena —una adaptación de la meditación budista tradicional— destaca debido a su enfoque en el momento presente. La atención plena implica ser agudamente consciente de lo que estás haciendo o sintiendo sin juzgar, dejando ir preocupaciones pasadas o futuras. Aquí te explicamos cómo comenzar a practicar la meditación de atención plena:

- Encuentra un lugar tranquilo donde puedas sentarte cómodamente sin distracciones. Puede ser en una silla, en el suelo o en cualquier lugar donde puedas mantener la cabeza, el cuello y la espalda rectos pero relajados. Considera poner música suave de fondo, como sonidos del océano o de una cascada, para mejorar el ambiente.
- Cierra los ojos y dirige tu atención a tu respiración. Observa la sensación del aire entrando y saliendo de tus pulmones, y el movimiento de tu diafragma mientras respiras. No intentes cambiar tu respiración; simplemente obsérvala.
- Sé consciente de cualquier pensamiento que desvíe tu atención del presente. A medida que estos pensamientos emerjan, apártalos suavemente y vuelve a enfocar tu atención en tu respiración.
- Si tu mente divaga, observa hacia dónde va sin críticas. Reconoce que la distracción es una parte natural del proceso y pacientemente vuelve a centrar tu atención en tu respiración.

- Trata tus pensamientos como nubes que pasan en el cielo: obsérvalos, pero déjalos pasar sin involucrarte.

Inicialmente, la meditación puede parecer desafiante, pero con práctica regular, se volverá más fácil. Comienza con sesiones de cinco minutos y gradualmente extiende el tiempo a medida que te acostumbres a la práctica. Idealmente, intenta meditar de 20 a 30 minutos diarios, preferiblemente por la mañana. Si tienes dificultades con los pasos, considera utilizar recursos de meditación guiada de atención plena disponibles en línea para ayudarte a mantener el enfoque y profundizar en tu práctica.

Otras Técnicas de Relajación

Más allá de las técnicas básicas como la meditación y la respiración diafragmática, existen métodos de relajación más avanzados como el yoga, la imaginación guiada, la relajación muscular progresiva, la relajación autógena y el tapping (una técnica de liberación emocional). Aunque estas técnicas son muy efectivas, pueden ser complejas de dominar solo a partir de descripciones escritas.

Si estás interesado en explorar estas técnicas avanzadas, podría ser beneficioso buscar la orientación de un profesional o terapeuta que se especialice en ellas. Un experto capacitado puede proporcionar instrucción práctica y asegurarse de que estés practicando estos métodos correctamente, maximizando sus beneficios. Sin embargo, la orientación profesional no es estrictamente necesaria; internet es un recurso valioso donde puedes encontrar videos detallados y sesiones de audio guiadas que enseñan estas técnicas de relajación.

Recuerda, aprender a relajarse es una habilidad que requiere práctica regular. Al igual que cualquier otra habilidad, tu competencia en la relajación mejorará cuanto más practiques. Ten paciencia contigo mismo durante este proceso de aprendizaje. Es importante no dejar que el esfuerzo por practicar estas técnicas se convierta en sí mismo en una fuente de estrés. Involúcrate con estas prácticas a tu propio ritmo y nivel de comodidad, integrándolas en tu rutina de la manera más fluida posible.

Otras Recomendaciones

Además de los suplementos y técnicas de relajación previamente comentados, incorporar ciertos cambios en el estilo de vida puede ayudar significativamente a reducir el estrés y los niveles de cortisol. Aquí tienes algunos consejos prácticos y recomendaciones que no solo pueden ayudar a gestionar el estrés sino también mejorar tu estado de ánimo general y bienestar emocional:

- **Da prioridad al sueño:** Un sueño adecuado es crucial para que tu cuerpo se recupere y gestione eficazmente el estrés. La falta de sueño puede elevar los niveles de cortisol y provocar deterioros cognitivos.[105] Se recomienda dormir al menos siete horas por noche. Para mejorar la calidad de tu sueño, establece una rutina constante antes de acostarte, evita comer cerca de la hora de dormir y minimiza la exposición a la luz en tu dormitorio, incluida la de dispositivos electrónicos. Si te cuesta conciliar el sueño, considera actividades como la meditación o la lectura para ayudarte a dormir más fácilmente.

- **Ejercicio regular:** Realizar actividad física es un método excelente para combatir el estrés y la ansiedad. El ejercicio promueve la liberación de endorfinas, a menudo denominadas hormonas de la felicidad, que mejoran la sensación de bienestar general.[106] Además, la actividad física regular puede mejorar la calidad del sueño, que el estrés y la ansiedad podrían alterar de otro modo. Aunque el ejercicio es beneficioso, es importante no excederse, ya que el ejercicio excesivo o muy intenso puede aumentar los niveles de cortisol. Opta por actividades moderadas y de bajo impacto como caminar, empezando con 15 o 20 minutos tres veces por semana, y aumentando gradualmente hasta sesiones diarias de 30 minutos. Los ejercicios de mente-cuerpo como el yoga, el tai chi y el qi gong también son muy eficaces para aliviar el estrés.

- **Deja de darle vueltas.** Ocupar tu mente en tareas que requieran atención y sean agradables puede ser una técnica poderosa para frenar la tendencia a darle vueltas a las cosas y romper el ciclo de pensamientos negativos. Aunque pueda parecer simplista, sumergirte activamente en actividades como leer, dibujar, cantar, tocar un instrumento o cualquier afición que disfrutes puede ayudarte a distraerte de pensamientos preocupantes. Estas actividades no solo te mantienen ocupado, sino que también promueven un estado mental meditativo, ayudando a evitar que tu mente se obsesione con preocupaciones pasadas o futuras. La clave es mantenerse activamente involucrado y consciente durante estas actividades.

- **Pasa tiempo con personas positivas.** Rodearte de personas positivas y que te apoyen puede reducir significativamente los niveles de estrés. La investigación indica que el apoyo social y emocional de amigos o familiares puede disminuir los niveles de cortisol.[107] Esta reducción se debe en parte a la liberación de oxitocina durante las interacciones sociales, que puede aliviar la ansiedad y prevenir los picos de cortisol.[108] Si sientes que te faltan conexiones sociales, hacer un esfuerzo por formar nuevas amistades puede ser increíblemente beneficioso. Incluso si no te encuentras bien, la compañía de otros puede prevenir sentimientos de aislamiento y profundizar tu participación en la vida.

- **Pasa más tiempo al aire libre.** Estar en contacto con la naturaleza puede no solo ayudar a gestionar el estrés, sino también mejorar tu bienestar emocional. Los estudios sugieren que pasar tiempo en espacios verdes mejora el estado de ánimo y aumenta los sentimientos de felicidad y bienestar.[109,110] No necesitas hacer excursiones extensas; incluso 20 o 30 minutos al día caminando o relajándote en un entorno natural pueden ser profundamente beneficiosos. Esta conexión regular con la naturaleza puede refrescar tu mente y romper la rutina de estar en interiores.

Otras estrategias eficaces para reducir el estrés incluyen recibir acupuntura o masajes corporales completos al menos una vez por semana. Además, escuchar música puede tener un efecto profundamente relajante en el cuerpo, particularmente cuando se combina con baile suave y sin esfuerzo. Estas recomendaciones están diseñadas para proporcionar pasos prácticos no solo para reducir el estrés, sino también para mejorar tu calidad de vida en general. Incorporar consistentemente estas actividades en tu rutina diaria maximizará sus beneficios y contribuirá al bienestar a largo plazo.

REFLEXIONES FINALES SOBRE EL ESTRÉS Y LA ANSIEDAD

Como se destacó al comienzo de esta sección, controlar el estrés y la ansiedad es esencial, ya que ambos pueden impedir significativamente la recuperación del estómago. Aprender a manejar el estrés y mantener una buena salud emocional son tan vitales como seguir una dieta adecuada, eliminar malos hábitos y realizar cambios en el estilo de vida. Juntos, estos esfuerzos actúan sinérgicamente para facilitar la curación de tu estómago. Ahora, repasemos los puntos clave que hemos discutido sobre el estrés y la ansiedad.

En primer lugar, es esencial identificar las situaciones que desencadenan tu estrés y explorar formas de evitarlas. Una vez que hayas identificado estos factores de estrés, reflexiona sobre tus reacciones y percepciones respecto a lo que te estresa. Considera por qué deberías permitir que ciertas situaciones te afecten emocionalmente. Comprender tus reacciones puede ayudarte a relajar tanto tu cuerpo como tu mente de manera más efectiva. Técnicas como la meditación, la respiración diafragmática y el yoga, junto con los suplementos y estrategias discutidos previamente, pueden reducir significativamente el estrés diario.

Abordar la ansiedad requiere un enfoque diferente, especialmente cuando acompaña a condiciones como la gastritis, que no siempre están directamente vinculadas al estrés. A menudo, la ansiedad proviene de deficiencias nutricionales. Por lo tanto, se recomienda evaluar posibles deficiencias en vitaminas, minerales y otros nutrientes, como se discutió en la sección sobre ansiedad y gastritis.

La gastritis puede inducir ansiedad por sí misma, creando un círculo vicioso donde la ansiedad exacerba los problemas estomacales, que a su vez aumentan la ansiedad, alimentando aún más el ciclo.

Hay dos estrategias principales para romper este ciclo. Un enfoque es usar suplementos naturales para controlar la ansiedad, como se explicó anteriormente. Alternativamente, podrían ser necesarios medicamentos ansiolíticos.

Aunque los medicamentos ansiolíticos son efectivos para tratar la ansiedad asociada con la gastritis, sus posibles efectos secundarios merecen consideración. Por ejemplo, las benzodiazepinas pueden ser altamente adictivas, y su interrupción puede provocar síntomas de abstinencia, potencialmente exacerbando los síntomas iniciales.[111] Además, las benzodiazepinas pueden relajar el esfínter esofágico inferior, lo que podría empeorar o desencadenar el reflujo ácido.[112] Una alternativa más segura podrían ser los inhibidores selectivos de la recaptación de serotonina (ISRS), que no son adictivos y no afectan al esfínter esofágico. Sin embargo, es crucial que el uso de estos medicamentos sea supervisado por un profesional de la salud para evitar el mal uso, que puede agravar la situación y provocar problemas de salud adicionales.

Además, es importante reconocer que el estrés y la ansiedad pueden derivar de un trauma psicológico. Esto puede manifestarse como pensamientos negativos persistentes o angustia emocional vinculados a eventos traumáticos del pasado. Si sospechas que los problemas psicológicos son la base de tu estrés o ansiedad, consultar a un psicólogo podría ser beneficioso. Un terapeuta cognitivo-conductual cualificado puede ayudarte a identificar y abordar problemas subyacentes, enseñándote a modificar tus pensamientos, emociones y comportamientos para gestionar los desafíos emocionales de manera más positiva.

CUARTA PARTE

Potenciando la Curación con Suplementos y Remedios Naturales

En esta cuarta y última parte, nos centraremos en los suplementos y remedios naturales más populares y eficaces para tratar la gastritis y sus síntomas. Al integrar estas ayudas naturales con las estrategias descritas anteriormente, puedes acelerar significativamente el proceso de curación de la mucosa estomacal.

Es importante entender que estos remedios y suplementos no son soluciones rápidas. Están destinados a apoyar y ayudar al proceso de curación de la mucosa estomacal inflamada, que puede haber estado comprometida durante algún tiempo. Por lo tanto, la paciencia es crucial cuando se comienza cualquier nuevo tratamiento.

Los remedios y suplementos seleccionados para esta sección han sido elegidos por sus efectos gastroprotectores, antiinflamatorios y regenerativos comprobados sobre la mucosa estomacal, como lo demuestran investigaciones recientes y estudios clínicos. Es importante señalar que no todos los remedios y suplementos funcionarán igual para todos o serán eficaces para todos los tipos de gastritis. Es posible que necesites probar varias opciones hasta encontrar la que mejor funcione para ti.

Antes de incorporar nuevos remedios o suplementos a tu plan de tratamiento, es aconsejable consultar con un profesional sanitario, como un naturópata o médico funcional. Ellos pueden ofrecer orientación personalizada y asegurarse de que los tratamientos elegidos sean compatibles con cualquier medicación existente o condición médica. Recuerda, mantener una comunicación abierta con tu profesional sanitario y monitorizar tu progreso son aspectos cruciales para una recuperación exitosa.

SUPLEMENTOS PARA LA GASTRITIS

DGL (regaliz deglicirrizado)

El DGL, también conocido como regaliz deglicirrizado, es un extracto estandarizado de raíz de regaliz que se utiliza frecuentemente para aliviar dolencias estomacales como la acidez estomacal y la indigestión. En el proceso de extracción del DGL, se elimina casi por completo la glicirricina. Esta sustancia es responsable de muchos de los efectos secundarios del regaliz, como la hipertensión arterial, hinchazón debido a la retención de líquidos, niveles más bajos de potasio y dolores de cabeza. Los bajos niveles de esta sustancia hacen que este suplemento sea seguro para su uso a largo plazo.

Las investigaciones han demostrado que el DGL tiene la capacidad de aumentar la producción de prostaglandinas en las células endoteliales del estómago, lo que resulta en un aumento de la secreción de moco gástrico, bicarbonato y otros mecanismos de defensa de la mucosa estomacal.[70] También se ha demostrado que varios flavonoides encontrados en el DGL tienen propiedades bactericidas contra el *Helicobacter pylori* y tienen importantes propiedades antiinflamatorias, antioxidantes y antiulcerosas.[113]

El DGL está disponible en varias formas, incluyendo tabletas masticables y polvos. Las tabletas masticables son particularmente efectivas porque se mezclan con la saliva para trabajar directamente sobre la mucosa estomacal cuando se consumen. La dosis recomendada de DGL típicamente oscila entre una y tres tabletas masticables de 300-400 mg, tomadas 20-30 minutos antes de las comidas.

Olmo Resbaladizo

El olmo resbaladizo es un árbol nativo de Norteamérica, específicamente de la región oriental de Canadá y las regiones central y oriental de los Estados Unidos. Durante siglos, los nativos americanos utilizaron la corteza interna de este árbol por sus propiedades demulcentes, utilizándola para curar heridas, aliviar quemaduras y tratar varias dolencias internas.

Las propiedades curativas de la corteza de olmo resbaladizo provienen de su rica composición de compuestos bioquímicos, incluidos mucílagos, taninos, ácidos grasos y esteroles vegetales. El mucílago, un tipo de fibra soluble, se hincha formando un gel calmante cuando se mezcla con agua, proporcionando una capa protectora sobre los tejidos gastrointestinales inflamados o irritados. Esta sustancia gelatinosa ayuda a calmar el tracto digestivo de manera efectiva. Además, los taninos, ácidos grasos y esteroles presentes en la corteza son conocidos por sus propiedades antioxidantes y antiinflamatorias, contribuyendo aún más a sus beneficios medicinales.

Para un uso óptimo, el olmo resbaladizo es mejor tomarlo en forma de polvo en lugar de cápsulas. Esto permite que el mucílago recubra y calme directamente la mucosa estomacal. Para prepararlo, mezcla una cucharadita de polvo de olmo resbaladizo con una taza de agua tibia, removiendo bien durante un minuto hasta que la mezcla se espese ligeramente. Se recomienda consumir esta preparación al menos media hora antes de las comidas. Además, asegúrate de tomar el olmo resbaladizo separado de otros medicamentos (preferiblemente dos horas antes o después) para evitar interferencias con su absorción.

Raíz de Malvavisco

La raíz de malvavisco, derivada de la planta Althaea officinalis, es originaria de Europa, Asia Occidental y el Norte de África. Ha sido utilizada durante siglos en la medicina herbal tradicional, principalmente por sus propiedades calmantes en el tratamiento de membranas mucosas irritadas.

Al igual que el olmo resbaladizo, la raíz de malvavisco es rica en mucílago. Sin embargo, también contiene otros compuestos beneficiosos como pectina, flavonoides y diversos antioxidantes. Estos contribuyen a sus propiedades antiinflamatorias y trabajan sinérgicamente para mejorar sus efectos calmantes en el tracto digestivo. Esto hace que la raíz de malvavisco sea particularmente eficaz para aliviar la inflamación y las molestias asociadas con la gastritis.

La raíz de malvavisco puede consumirse en varias formas, incluyendo tés, cápsulas y polvo. Para obtener efectos calmantes óptimos, se recomienda una infusión en frío. Simplemente deja reposar 1 cucharada de raíz de malvavisco suelta en una taza de agua fría y déjala en el frigorífico durante toda la noche. Este método permite una mayor liberación de mucílago, mejorando así su eficacia. Si prefieres algo más cálido, deja reposar una o dos cucharaditas de raíz de malvavisco seca en una taza de agua caliente durante unos 10 minutos, luego cuela. Puedes beber esta infusión tibia o fría, dependiendo de tu preferencia.

Independientemente de si eliges polvo, té o cápsulas, la clave es seleccionar el método que mejor se adapte a tu rutina y preferencia. Algunas personas encuentran que tomar raíz de malvavisco con el estómago vacío potencia sus beneficios, permitiendo que el mucílago recubra y calme la mucosa estomacal de manera más efectiva.

L-Glutamina

La glutamina, un aminoácido no esencial naturalmente abundante en el cuerpo y principalmente concentrado en los tejidos musculares, es uno de los 20 aminoácidos involucrados en la síntesis de proteínas que ayudan a mantener la salud celular. A pesar de ser no esencial (lo que significa que el cuerpo normalmente puede sintetizarla en cantidades suficientes), hay circunstancias en las que la glutamina se vuelve "condicionalmente esencial". Este cambio ocurre especialmente durante períodos de intenso estrés físico y mental, o cuando alguien sufre de trauma, quemaduras, infecciones o enfermedades inflamatorias crónicas como las que afectan el revestimiento gastrointestinal. Bajo tales condiciones, la demanda de glutamina del cuerpo aumenta, agotando rápidamente sus reservas, destacando su papel crítico en los procesos de curación y la reparación de células y tejidos.[114]

De forma natural, la glutamina se encuentra en alimentos ricos en proteínas como pollo, carne roja, pescado, huevos, productos lácteos y ciertas verduras. Sin embargo, las personas con gastritis a menudo enfrentan dificultades para digerir adecuadamente los alimentos, lo que impide la absorción de nutrientes. Esto se debe típicamente a la inflamación que altera la digestión adecuada y la secreción de jugos gástricos. Además, el uso de medicamentos antiácidos puede dificultar aún más la producción de ácido gástrico, crucial para la descomposición de proteínas.

Como el combustible principal para las células del revestimiento intestinal, la glutamina juega un papel significativo en la reparación y regeneración de las paredes intestinales.[115] Este proceso ayuda a evitar que las toxinas y las moléculas grandes de alimentos no digeridos crucen la barrera intestinal y entren al torrente sanguíneo.

Los suplementos de glutamina están disponibles tanto en forma de cápsulas como en polvo. Generalmente se recomienda la forma en polvo, ya que las cápsulas a menudo contienen menos de un gramo de glutamina, y la dosis requerida típicamente supera esta cantidad. Aunque no hay una dosis específica prescrita únicamente para tratar la gastritis, muchos encuentran alivio tomando entre cinco y diez gramos diarios, divididos en varias dosis. Es mejor consultar con un profesional de la salud, como un naturópata o médico funcional, que esté familiarizado con la glutamina para ajustar la dosis adecuadamente. Para una óptima absorción, la glutamina debe diluirse en agua a temperatura ambiente (nunca caliente) y tomarse con el estómago vacío, preferiblemente lejos de las comidas, para evitar la interacción con otros aminoácidos dietéticos.

Zinc Carnosina

El zinc carnosina es un compuesto quelado que combina zinc y L-carnosina, creando una fórmula potente que mejora significativamente la eficacia de cada componente. Ampliamente utilizada en Japón desde mediados de los años 90, la carnosina de zinc es reconocida por sus beneficios en el tratamiento de úlceras gástricas, dispepsia, gastritis y otras dolencias digestivas.[116]

El zinc por sí solo juega un papel crucial en la salud digestiva, actuando como antioxidante y agente antiinflamatorio vital para las funciones del sistema inmunológico. También es esencial para producir ácido estomacal; por lo tanto, una deficiencia de zinc podría conducir a niveles reducidos de ácido estomacal y se ha asociado con infecciones microbianas, inflamación intestinal, retraso en la cicatrización de heridas y función inmunitaria debilitada.[117,118]

Por otro lado, la L-carnosina, un dipéptido de beta-alanina y L-histidina, exhibe fuertes propiedades antioxidantes. Facilita la entrega de carnosina de zinc a áreas inflamadas o ulceradas en el tracto gastrointestinal, donde ejerce sus efectos terapéuticos, ayudando en la curación de tejidos y la reducción de la inflamación.[116]

Lo que distingue a la carnosina de zinc es su capacidad para mejorar la reparación del tejido gastrointestinal y apoyar los mecanismos de protección natural del estómago sin amortiguar la producción de ácido estomacal o interrumpir la digestión normal.[119] Además, la investigación ha demostrado la capacidad de la carnosina de zinc para inhibir el crecimiento de *Helicobacter pylori* y reducir las respuestas inflamatorias que desencadena, mejorando su eficacia como agente antiulceroso.[120] Esta forma de zinc también es menos propensa a causar irritación gástrica, lo que la hace adecuada para el consumo con el estómago vacío cuando sea necesario.

Los estudios clínicos han encontrado que una dosis eficaz común para la carnosina de zinc es de 150 mg por día, que típicamente consta de 32 mg de zinc y 118 mg de L-carnosina. Esta dosis a menudo se divide en dos dosis diarias y se recomienda durante un período de ocho semanas. Algunos estudios sugieren que tomar 75 mg por día también puede ser efectivo, mostrando poca diferencia en los resultados en comparación con la dosis más alta.[116]

La carnosina de zinc está disponible en forma de cápsula y generalmente debe tomarse entre comidas con el estómago vacío, siguiendo las instrucciones del fabricante. Si experimentas cualquier malestar estomacal u otros síntomas al tomarla con el estómago vacío, considera tomarla con alimentos o poco después de las comidas para mitigar estos efectos.

Aunque la carnosina de zinc es segura en las dosis recomendadas y generalmente no conduce a efectos adversos, la ingesta excesiva puede llevar a toxicidad de zinc y disminuir los niveles de cobre en el cuerpo. Es crucial mantener una ingesta equilibrada; una directriz común es incluir 1 mg de cobre por cada 15 mg de zinc suplementado, especialmente durante el uso a largo plazo. También se aconseja precaución para mujeres embarazadas o en período de lactancia y personas que toman medicamentos recetados que pueden interactuar con la carnosina de zinc. Siempre consulta con un profesional de la salud, como un naturópata o médico de medicina funcional, antes de comenzar cualquier nuevo régimen de suplementos para asegurarte de que sea apropiado para tus necesidades específicas de salud.

Aloe Vera

El aloe vera, una planta celebrada durante siglos por sus numerosos beneficios y propiedades medicinales, fue conocida como "la planta de la inmortalidad" en el antiguo Egipto. Esta planta es rica en una variedad de vitaminas, minerales, antioxidantes, aminoácidos, enzimas y metabolitos secundarios de plantas. Entre sus compuestos únicos está el acemanano, un polisacárido mucilaginoso que se encuentra en el gel de aloe vera, reconocido por su capacidad para potenciar el sistema inmunológico y por sus propiedades antiinflamatorias y antibacterianas.[121]

La eficacia del aloe vera no proviene meramente de uno o dos compuestos, sino del efecto sinérgico de todos sus componentes activos. Es particularmente beneficiosa para mejorar la salud estomacal en aquellos que sufren de gastritis debido a sus propiedades antiinflamatorias y su capacidad para regenerar la mucosa estomacal y proporcionar un efecto gastroprotector.[122]

Si bien es posible preparar tu propio remedio de aloe vera, la planta también está disponible como jugo, polvo concentrado o suplemento nutricional. Sin embargo, no todos los productos de aloe vera son adecuados para aquellos con gastritis. Por ejemplo, el jugo de aloe vera debe ser lo más puro posible, idealmente alrededor del 99% de pureza, y libre de acidulantes como ácido cítrico, vitamina C o limón para evitar exacerbar la gastritis. Por lo tanto, es crucial leer cuidadosamente las etiquetas de los productos para asegurarte de que estás seleccionando un producto de alta calidad que no contenga ingredientes nocivos. La dosis recomendada de jugo de aloe vera es entre un cuarto y medio vaso, o dos a cuatro onzas, consumidas entre o antes de las comidas. Comienza con un cuarto de vaso para probar la tolerancia de tu estómago y aumenta gradualmente a medio vaso según se tolere.

Si el jugo de aloe vera no está disponible, podrías considerar el concentrado de polvo de aloe vera, que simplemente es gel de aloe vera deshidratado. Al seleccionar un polvo, asegúrate de que se derive únicamente del gel interior y no de toda la hoja, ya que la hoja exterior contiene aloína, una sustancia que puede irritar la mucosa estomacal y causar efectos secundarios como diarrea y dolor abdominal. También es crucial optar por un polvo liofilizado o desecado por congelación para preservar los polisacáridos de cadena larga, responsables de muchas de las propiedades medicinales beneficiosas del aloe vera.

Para un uso efectivo de un buen suplemento de aloe vera liofilizado, mezcla aproximadamente cinco gramos (aproximadamente dos cucharaditas rasas) del concentrado en polvo en un litro de agua. Revuelve bien y deja que se disuelva completamente, lo que debería tomar alrededor de 10 minutos. Almacena la solución en el refrigerador y úsala dentro de tres a cinco días, comenzando con un tercio de taza (aproximadamente 80 ml) y aumentando gradualmente hasta aproximadamente una taza y cuarto (300 ml) por día.

Si ni el jugo puro ni el polvo concentrado son accesibles, no te preocupes, te guiaré más adelante sobre cómo preparar tu propio remedio de aloe vera en casa. Ten en cuenta, sin embargo, que el uso interno de aloe vera no se recomienda para mujeres embarazadas o en período de lactancia y niños pequeños.

Otros Suplementos

Hay suplementos adicionales que, aunque pueden no tener las propiedades gastroprotectoras, antiinflamatorias y regenerativas directas de los suplementos discutidos anteriormente, podrían jugar un papel vital en la mejora de la salud digestiva general. Estos suplementos pueden ayudar significativamente a mejorar la digestión, potenciar la absorción de nutrientes y proporcionar alivio de varios síntomas asociados con la gastritis. Es importante señalar, sin embargo, que si bien estos suplementos pueden ser beneficiosos para quienes sufren de gastritis, no se consideran esenciales para curar la afección. Su papel es más de apoyo, complementando otras estrategias de tratamiento en lugar de actuar como soluciones independientes.

Probióticos

Los probióticos, a menudo descritos como microorganismos "buenos", juegan un papel fundamental en la mejora de la salud intestinal. Ayudan a mantener una microbiota intestinal equilibrada crucial para el funcionamiento óptimo del sistema digestivo,[123] regulan la función inmunitaria de las células mucosas intestinales y alivian los síntomas asociados con la gastritis, como hinchazón abdominal, gases, calambres estomacales y reflujo ácido.

Investigaciones recientes destacan el potencial de los probióticos en el manejo de infecciones por *H. pylori*, ya sea como tratamientos independientes o en conjunto con terapias estándar. Los ensayos clínicos han demostrado que cuando se añaden probióticos a los regímenes de tratamiento convencionales, contribuyen a tasas más altas de erradicación de *H. pylori*, menos efectos secundarios y mayor cumplimiento. Sin embargo, mientras que los probióticos por sí solos han sido efectivos para restaurar parcialmente el equilibrio gástrico alterado por la terapia de erradicación, no han mejorado significativamente las tasas de erradicación de *H. pylori* de forma independiente.[124]

La aplicación de probióticos, sin embargo, es compleja debido a la naturaleza única de la microbiota intestinal de cada individuo. Para determinar las cepas probióticas más beneficiosas para tus necesidades, es aconsejable consultar con un médico que se especialice en repoblación de microbiota intestinal. Estos profesionales pueden realizar una prueba exhaustiva de heces, analizar tu flora intestinal y personalizar las recomendaciones probióticas en consecuencia.

La automedicación con probióticos sin orientación profesional puede ser ineficaz, ya que el intestino de cada persona requiere una fórmula probiótica personalizada. Además, los probióticos con múltiples cepas y altos CFU deben usarse con precaución, ya que pueden provocar reacciones adversas debido a la introducción de grandes cantidades de nuevas bacterias en tu sistema.

Es crucial recordar que la microbiota intestinal es tan individual como una huella digital; lo que funciona para una persona podría no funcionar para otra. Por lo tanto, mejorar la salud del estómago debe ser prioritario sobre simplemente ajustar la flora intestinal, que mejorará naturalmente a medida que mejore la salud de tu estómago. Muchos síntomas intestinales de la gastritis, como hinchazón y gases, a menudo se deben a alimentos mal digeridos que llegan al intestino. Simplemente añadir probióticos sin abordar los problemas subyacentes puede no resolver efectivamente estos síntomas.

Enzimas Digestivas

Para las personas que lidian con gastritis, los suplementos de enzimas digestivas se sugieren frecuentemente para ayudar en la digestión y mejorar la absorción de nutrientes. Estas enzimas ayudan a descomponer los alimentos en partículas más pequeñas y absorbibles, permitiendo al cuerpo utilizar eficazmente tanto macronutrientes, como carbohidratos, grasas y proteínas, como micronutrientes, incluyendo vitaminas y minerales.

Las tres principales enzimas digestivas son:

- **Proteasa:** Descompone las proteínas en aminoácidos.
- **Lipasa:** Ayuda a digerir las grasas en ácidos grasos.
- **Amilasa:** Convierte los carbohidratos, como almidones y azúcares, en azúcares más simples y glucosa.

Una deficiencia en estas enzimas cruciales puede afectar la absorción y utilización de nutrientes, potencialmente llevando a síntomas como hinchazón abdominal, gases y calambres estomacales. En consecuencia, incluso una dieta bien equilibrada puede no ser totalmente efectiva si tu sistema digestivo no puede transformar y absorber adecuadamente estos nutrientes, ralentizando el proceso de recuperación.

La gastritis puede afectar la capacidad del estómago para producir suficiente ácido y enzimas digestivas, lo que lleva a una digestión lenta y pesada. Esto puede resultar en indigestión, una sensación de pesadez en el estómago y reflujo ácido. Si bien es cierto que las principales enzimas digestivas (proteasas, lipasas y amilasas) son producidas en el páncreas, no en el estómago, el proceso está interconectado. Si el quimo (alimento parcialmente digerido) que sale del estómago no es lo suficientemente ácido, no desencadenará adecuadamente la liberación de colecistoquinina, una hormona que estimula al páncreas para liberar estas enzimas en el duodeno.

Como puedes imaginar, si esta situación persiste, podría afectar negativamente la absorción y utilización de nutrientes, potencialmente llevando a malnutrición o deficiencias nutricionales. Dado esto, podrías pensar que suplementar con enzimas digestivas es la solución lógica. Sin embargo, suplementar sin una comprensión clara de lo que está sucediendo en tu cuerpo no es aconsejable. La suplementación innecesaria de enzimas puede llevar a tu cuerpo a disminuir su producción natural de estas enzimas.

Para determinar si estás produciendo suficientes enzimas pancreáticas, es crucial consultar con un profesional de la salud que pueda realizar las pruebas apropiadas. Si la suplementación resulta ser necesaria, es importante elegir cuidadosamente las formulaciones enzimáticas. Específicamente, evita aquellas que contienen altas concentraciones de enzimas proteolíticas como proteasa, pepsina y bromelina, ya que estas pueden irritar la mucosa estomacal y empeorar los síntomas de gastritis. Si es inevitable, opta por un suplemento con una concentración de proteasa más baja, idealmente menos de 20.000 HUT, y tómalo solo junto con comidas ricas en proteínas.

Además, evita los suplementos que incluyen betaína HCL o clorhidrato de betaína, que es esencialmente ácido clorhídrico y puede ser duro para el estómago. Si tienes dificultad para digerir proteínas animales, considera alternativas más suaves como suplementos de papaína o consumir papaya después de las comidas, ya que la papaya contiene papaína, una enzima proteolítica conocida por sus propiedades antiinflamatorias y suavidad con el estómago.

Mis pensamientos finales sobre los suplementos de enzimas digestivas son que, si bien pueden ayudar a mejorar la digestión, no son cruciales para sanar tu estómago. Su función principal es mejorar la eficacia con la que digiere los alimentos. Por lo tanto, es importante usar estos suplementos solo cuando sea necesario y siempre bajo la supervisión de un profesional de la salud para asegurar que sean apropiados para tus necesidades específicas de salud y sean realmente beneficiosos para tu condición.

Multivitaminas

Cuando se padece de gastritis, especialmente del tipo crónico, es bastante común desarrollar deficiencias de vitaminas y minerales. Las deficiencias más frecuentes incluyen la vitamina B12 y el hierro, que pueden conducir a anemia perniciosa y anemia por deficiencia de hierro, respectivamente. En los últimos años, también se han reportado cada vez más deficiencias de otras vitaminas y minerales como vitamina D, ácido fólico, vitamina C y calcio entre personas con gastritis.[125]

Como sabrás, las vitaminas y los minerales son esenciales para que el cuerpo funcione correctamente. Cualquier deficiencia puede causar una variedad de síntomas y problemas de salud. Si bien los suplementos multivitamínicos pueden proporcionar las vitaminas y minerales necesarios, comer una dieta adecuada y equilibrada sigue siendo el mejor método para garantizar una nutrición adecuada. Sin embargo, para aquellos con gastritis, mantener una dieta equilibrada y absorber adecuadamente los nutrientes puede ser un desafío. Esta dificultad se debe principalmente a las restricciones dietéticas y los problemas de malabsorción asociados con niveles bajos de ácido estomacal.

Además, las deficiencias de vitaminas y minerales, a menudo resultantes de una dieta muy estricta o una mala absorción de nutrientes, pueden provocar varios síntomas dependiendo de la deficiencia específica. Puedes experimentar síntomas como fatiga, debilidad, cansancio, somnolencia, mareos, problemas de memoria, confusión mental y entumecimiento u hormigueo en las manos y piernas, que podrían atribuirse a estas deficiencias en lugar de directamente a la inflamación en el estómago. Aunque tomar un multivitamínico puede ser beneficioso cuando se sufre de gastritis, hay varios factores a considerar antes de comenzar.

Lo primero que debes considerar es que abordar una deficiencia específica de vitamina o mineral directamente es a menudo más efectivo que tomar un multivitamínico que contiene cantidades elevadas de todas las vitaminas y minerales. Por lo tanto, recomiendo consultar a tu médico para analizar deficiencias específicas, particularmente vitamina B12, ácido fólico, hierro y vitamina D.

Al tomar multivitaminas, es importante ser cauteloso con las tabletas o cápsulas, ya que a menudo causan molestias estomacales y pueden irritar la mucosa estomacal. Esto se debe frecuentemente a las formas de hierro, zinc y vitamina C que estos suplementos contienen. Además, muchos minerales y algunas vitaminas dependen de suficiente ácido estomacal para su absorción, lo que puede ser problemático si tus niveles de ácido estomacal son bajos. En su lugar, considera usar suplementos en forma de spray o gotas sublinguales, que tienden a ser mejor absorbidos y pueden reducir las molestias estomacales. Si es necesaria la suplementación con hierro, opta por una forma suave para estómagos sensibles para minimizar la irritación.

Si bien puede ser difícil encontrar todas las vitaminas y minerales esenciales en forma de spray o sublingual, muchos todavía pueden ser absorbidos eficazmente en forma de cápsula o tableta si no requieren condiciones altamente ácidas para su absorción. Por ejemplo, el glicinato de magnesio es conocido por tener efectos secundarios gastrointestinales mínimos en comparación con otras formas de magnesio. Al elegir suplementos en cápsulas o tabletas, opta por aquellos que tengan menos probabilidades de irritar el estómago. Evita formas agresivas como el sulfato ferroso y el óxido ferroso para el hierro, y el ácido ascórbico para la vitamina C, que es notablemente ácido. Para el zinc, opta por formas más suaves como la carnosina de zinc para evitar la irritación estomacal.

REMEDIOS CASEROS PARA LA GASTRITIS

Infusiones de Hierbas

Las infusiones de hierbas se han utilizado como remedios naturales para una variedad de dolencias durante cientos de años. Una amplia gama de estas infusiones, cada una derivada de diferentes hierbas, ha demostrado ser particularmente eficaz para tratar problemas digestivos como la gastritis y la dispepsia funcional. Cada tipo de infusión aporta sus propios beneficios únicos, lo que las convierte en una opción versátil y adaptable para gestionar diversos síntomas asociados con trastornos gastrointestinales.

La manzanilla, por ejemplo, es conocida por sus propiedades calmantes y antiinflamatorias, que la hacen excelente para reducir la inflamación estomacal y aliviar el malestar.[126] El té de jengibre, con sus potentes propiedades antináusea, es eficaz para calmar el tracto digestivo. De manera similar, hierbas como la raíz de malvavisco y el regaliz proporcionan una capa protectora al revestimiento del estómago, lo cual es especialmente útil para aquellos con gastritis o úlceras.

Además de estas, hay varias otras hierbas conocidas por sus beneficios digestivos. El hinojo, el anís y la hierba de limón son solo algunas que se han utilizado tradicionalmente para ayudar en la digestión y aliviar los síntomas de malestar gastrointestinal. Cada una de estas hierbas aporta sus propiedades únicas: el anís y el hinojo son excelentes para los gases y la hinchazón, y la hierba de limón es conocida por sus efectos calmantes generales.

Las propiedades curativas de estas infusiones de hierbas se deben en gran parte a sus compuestos bioactivos. Los flavonoides, aceites esenciales y otros antioxidantes que se encuentran en estas hierbas contribuyen a sus efectos antiinflamatorios y calmantes, ayudando a reducir la irritación en el revestimiento del estómago y promoviendo la curación.

Cómo Preparar Infusiones de Hierbas

Preparar infusiones de hierbas en casa es sencillo y puede hacerse utilizando hierbas secas, que están ampliamente disponibles.

Ingredientes

- Hierbas secas a elección (como manzanilla, jengibre, raíz de malvavisco, regaliz, anís, hinojo o hierba de limón)

Preparación

1. Hierve agua en una tetera.
2. Coloca aproximadamente 1-2 cucharaditas de la hierba elegida en un infusor de té o directamente en una taza.
3. Vierte el agua hirviendo sobre las hierbas y déjalas reposar durante 5-10 minutos. El tiempo de infusión puede ajustarse según la intensidad deseada.
4. Cuela las hierbas (si no estás usando un infusor) y disfruta de la infusión (es aconsejable no beber la infusión demasiado caliente, preferiblemente templada).

Notas

- Para obtener beneficios óptimos, se recomienda consumir estas infusiones con el estómago vacío o entre comidas, permitiendo que los compuestos activos actúen de manera más eficaz.
- Selecciona hierbas orgánicas de alta calidad siempre que sea posible para garantizar la pureza y la eficacia.
- Ten en cuenta las posibles interacciones con medicamentos; consulta con un profesional sanitario antes de añadir nuevas infusiones de hierbas a tu régimen.

Zumo de Patata

El zumo de patata cruda ha sido valorado desde hace tiempo como un remedio casero para tratar la gastritis y las úlceras gástricas. Las patatas son una fuente rica de nutrientes vitales, incluyendo vitaminas como C, B3 (niacina), B6 y B9 (folato), así como minerales como magnesio, fósforo y potasio. Estos componentes no solo contribuyen a la salud general, sino que son particularmente beneficiosos para el bienestar gastrointestinal.

La eficacia del zumo de patata en el tratamiento de dolencias estomacales radica en sus propiedades alcalinas, que le permiten actuar como un antiácido natural. Esto ayuda a calmar el estómago, aliviar malestar y paliar el dolor de úlcera neutralizando el exceso de ácido estomacal y proporcionando una capa protectora a la mucosa gástrica irritada.

La investigación ha destacado el efecto gastroprotector del zumo de patata, atribuido en gran parte a su precipitado de almidón. Este almidón recubre el revestimiento del estómago, ofreciendo protección contra irritantes y ácidos. Además, la parte líquida del zumo es rica en antioxidantes, ofreciendo protección contra el estrés oxidativo en el estómago, lo cual es beneficioso para el proceso de curación en la gastritis y úlceras.[127]

Cómo Hacer Zumo de Patata

El zumo de patata puede prepararse a diario usando patatas crudas, sin pelar y bien lavadas. Es crucial utilizar patatas que estén libres de manchas oscuras, color verdoso o brotes, ya que estos pueden indicar la presencia de solanina, una sustancia potencialmente dañina.

Ingredientes
- 1 o 2 patatas grandes rojas o blancas

Preparación

1. Lava bien las patatas para asegurarte de que estén limpias y libres de contaminantes.
2. Corta las patatas por la mitad, comprobando que no estén estropeadas o dañadas por dentro.
3. Procesa las patatas usando un extractor de zumo para obtener el zumo más fresco.
4. Se recomienda beber el zumo inmediatamente después de la extracción para evitar que el almidón se asiente. Para obtener beneficios óptimos, consume este zumo una vez al día con el estómago vacío.

Notas

- Si no tienes un extractor de zumo, una batidora puede funcionar también. Bate las patatas cortadas con media taza de agua y luego cuela la mezcla para extraer el zumo.
- Si el sabor del zumo de patata no te resulta atractivo, mézclalo con zumo de zanahoria para conseguir un sabor más agradable.

Alternativa al zumo de patata

Algunas personas han encontrado que los zumos de col y apio son alternativas eficaces al zumo de patata. Sin embargo, es importante tener en cuenta que los zumos de vegetales crudos pueden ser impredecibles; mientras que algunos podrían tolerarlos bien, otros pueden experimentar problemas. Por esta razón, es crucial proceder con precaución al probar estas opciones. Tanto la col como el apio son reconocidos por sus beneficios digestivos, destacándose especialmente el zumo de col por sus propiedades curativas para las úlceras.

Agua de Nopal y Okra

El nopal, un tipo de cactus originario de América, y la okra, una hortaliza muy nutritiva, son remedios naturales conocidos por sus propiedades gastroprotectoras, antioxidantes y antiinflamatorias. Son particularmente útiles para tratar problemas digestivos como la gastritis y las úlceras. La eficacia del agua de nopal y de okra radica en su alto contenido de mucílagos, un tipo de fibra soluble que proporciona un efecto protector y regenerador en la mucosa gástrica.

El nopal también es rico en polifenoles, compuestos antioxidantes que combaten los radicales libres dañinos en el organismo. Estos radicales libres pueden causar daño celular, inflamación y estrés oxidativo, contribuyendo a diversas enfermedades y problemas de salud. Los polifenoles del nopal ayudan a neutralizar estos radicales libres, protegiendo las células y tejidos del cuerpo, incluida la mucosa gástrica, y favoreciendo la salud digestiva en general.[128]

La okra, de manera similar, contiene mucílagos que, cuando se remojan en agua, crean una bebida suavizante. Estos mucílagos recubren la mucosa gástrica, reduciendo la irritación y promoviendo la curación, lo que hace que el agua de okra sea un complemento beneficioso para quienes padecen gastritis.

Cómo Preparar Agua de Okra o Nopal

La preparación del agua de okra o nopal es un proceso sencillo que aprovecha los mucílagos naturales de estas plantas, conocidos por sus efectos calmantes sobre el sistema digestivo.

Ingredientes para el agua de nopal

- 1 penca de nopal
- 1 taza de agua

Ingredientes para el agua de okra

- Unas pocas vainas de okra
- 1 taza de agua

Preparación del agua de nopal

1. Retira con cuidado las espinas del nopal usando guantes para evitar pinchazos.
2. Lava bien la penca bajo agua corriente para eliminar suciedad o restos.
3. Corta el nopal en trozos pequeños para facilitar la liberación de mucílagos.
4. Coloca los trozos en un recipiente, añade una taza de agua, cubre y deja reposar toda la noche a temperatura ambiente.
5. Al día siguiente, cuela la mezcla y bebe el líquido espeso 30 minutos antes de las comidas, dos o tres veces al día para apoyar la digestión.

Preparación del agua de okra

1. Lava bien las vainas de okra para eliminar cualquier resto de suciedad o residuos.
2. Corta las vainas de okra en rodajas finas, lo que ayuda a liberar los mucílagos de manera más efectiva.
3. Coloca las rodajas de okra en una taza de agua y cúbrela. Deja que la mezcla se remoje durante toda la noche, permitiendo que los mucílagos se integren en el agua.
4. Por la mañana, cuela las rodajas de okra. El agua tendrá una textura algo viscosa, indicativa de los mucílagos. Bebe esta agua rica en mucílagos con el estómago vacío para obtener mejores resultados.

Nota

- Los trozos picados de nopal o de okra pueden reutilizarse para hacer más agua mucilaginosa. Simplemente añade agua fresca a los trozos existentes. Ten en cuenta que con cada uso posterior, el contenido de mucílago disminuirá. Generalmente se recomienda reutilizarlos solo dos o tres veces.

Gel de Áloe Vera

El áloe vera, una planta suculenta conocida por sus amplios beneficios para la salud, ha formado parte de las prácticas de curación natural durante siglos. Particularmente eficaz en el tratamiento de la gastritis y sus síntomas asociados, las potentes propiedades antiinflamatorias, gastroprotectoras y regenerativas del áloe vera lo convierten en un valioso remedio natural.

La clave de la eficacia del áloe vera para abordar problemas gastrointestinales, como la gastritis, reside en su alto contenido en mucílagos. Como hemos comentado anteriormente, esta fibra soluble forma una barrera protectora y calmante en el revestimiento del estómago, protegiéndolo contra los efectos corrosivos del ácido estomacal y otros irritantes. Esta barrera no solo favorece la curación del revestimiento inflamado del estómago, sino que también reduce la inflamación general.

Cómo Preparar Gel de Áloe Vera

La extracción del gel de áloe vera es un proceso sencillo que puede realizarse fácilmente en casa utilizando herramientas básicas, proporcionando un remedio fresco y potente para diversas dolencias.

Ingredientes

- 1 hoja de áloe vera

Preparación

1. Corta un trozo de cinco centímetros de la hoja de áloe vera, aproximadamente una quinta parte de la hoja, y refrigera el resto para uso posterior.
2. Elimina las filas laterales de espinas de la hoja y enjuágala bien.
3. Pela con cuidado toda la capa externa de la hoja. Es esencial elim-

inar completamente esta parte, ya que contiene aloína, una sustancia amarga que puede irritar el revestimiento del estómago.
4. Lava bien el gel de áloe vera interior para asegurarte de que se elimine toda la aloína.
5. Coloca el gel limpio en una batidora con una pequeña cantidad de agua. Bate durante unos 30 segundos o hasta que la mezcla quede suave y homogénea.
6. Consume el gel inmediatamente o 30 minutos antes de las comidas para obtener mejores resultados.

Notas

- El áloe vera puede ser ligeramente ácido, lo que puede no ser adecuado para todos los tipos de gastritis, particularmente en casos graves. Si el áloe vera es difícil de tolerar, intenta mezclarlo con media taza de papaya y un poco de agua o leche vegetal para reducir su acidez.
- No se recomienda el uso interno de áloe vera para mujeres embarazadas o en período de lactancia, ni para niños pequeños.
- Como con cualquier remedio natural, consulta a un profesional sanitario antes de incorporar el áloe vera a tu tratamiento para la gastritis, especialmente si tienes problemas de salud existentes o estás tomando medicación.

REFLEXIONES FINALES SOBRE LOS SUPLEMENTOS Y REMEDIOS

A medida que concluimos nuestra discusión sobre suplementos y remedios para la gastritis, es crucial reconocer que encontrar lo que mejor funciona es un viaje altamente individual. La paciencia y la moderación son esenciales, particularmente en lo que respecta a suplementos antiinflamatorios y remedios naturales.

También es importante señalar que muchas ayudas naturales derivadas de plantas, hierbas y raíces pueden actuar como potentes inhibidores naturales de la enzima COX-2 cuando se toman en dosis altas o excesivas. Esta enzima es vital para la producción de prostaglandinas. Un nivel adecuado de prostaglandinas, particularmente la PGE2, es esencial para que el estómago produzca suficiente moco gástrico, un componente principal de la barrera mucosa gástrica. La alteración de este proceso puede hacer que el estómago sea más susceptible al daño causado por el ácido estomacal y la pepsina, ralentizando potencialmente el proceso de curación y haciendo que la recuperación sea más difícil.

Por lo tanto, es importante entender que tomar dosis altas o excesivas de remedios naturales y suplementos no necesariamente acelera el proceso de recuperación de la gastritis; más bien, puede tener el efecto contrario, obstaculizando el proceso de curación. Aunque los antiinflamatorios naturales pueden ser beneficiosos para controlar una variedad de condiciones de salud, es particularmente necesaria la precaución cuando se trata de gastritis. Es esencial adoptar un enfoque matizado y bien considerado para el uso de estos suplementos y remedios, entendiendo sus efectos y moderando cuidadosamente su uso para el manejo efectivo y seguro de la gastritis.

NOTA: Para una lista detallada de recomendaciones de marcas de los suplementos discutidos en esta sección, visita nuestra página dedicada en TheGastritisBlog.com/supplements.

RESUMEN DEL CAPÍTULO 3: LA FASE DE CURACIÓN

A lo largo de este capítulo, hemos establecido una base integral para recuperarse de la gastritis, con un enfoque en cuatro áreas clave: dieta, cambios en el estilo de vida, manejo del estrés y uso cuidadoso de suplementos y remedios naturales. He aquí cómo cada componente juega un papel crucial en tu viaje de sanación:

- **Ajustes Dietéticos:** La dieta para la gastritis enfatiza la consistencia y adherencia durante al menos 90 días para lograr resultados notables. Está diseñada no solo para aliviar los síntomas, sino para fomentar un entorno nutritivo para que tu estómago sane. La importancia de mantener esta dieta se extiende más allá del período inicial de recuperación, con la reintroducción gradual de alimentos una vez que tu condición se estabilice.

- **Modificaciones del Estilo de Vida:** Como se discutió, hacer cambios positivos en el estilo de vida es vital. Esto incluye comer comidas más pequeñas y frecuentes, evitar hábitos perjudiciales como fumar o alimentarse de manera irregular, e incorporar ejercicio suave. Estos hábitos no solo apoyan la salud de tu estómago, sino que también ayudan a minimizar el riesgo de futuras recaídas.

- **Manejo del Estrés y la Ansiedad:** Abordar la salud mental es tan crucial como la salud física en el tratamiento de la gastritis.

Gestionar el estrés a través de prácticas de atención plena, meditación y potencialmente medicamentos ansiolíticos cuando sea necesario, forma una parte crítica del proceso de recuperación. Estos métodos ayudan a romper el ciclo donde la ansiedad exacerba los síntomas de la gastritis, destacando aún más la interconexión del bienestar mental y físico.

- **Apoyo Suplementario y Remedios:** Incorporar los suplementos adecuados también puede beneficiar significativamente el proceso de recuperación del revestimiento del estómago. Suplementos clave como zinc carnosina, DGL (regaliz desglicirrizado), L-glutamina y olmo resbaladizo son particularmente valiosos por sus propiedades antiinflamatorias y su apoyo a la salud gastrointestinal. Estos suplementos ayudan a calmar el revestimiento del estómago y promueven la curación al reducir la irritación y reforzar la barrera mucosa.

Al integrar estas estrategias, puedes mejorar significativamente tus perspectivas de una recuperación completa y mejorar tu calidad de vida en general, avanzando más allá de simplemente controlar los síntomas para sanar verdaderamente de la gastritis.

Capítulo 4

LA FASE DE MANTENIMIENTO

Día 91 y Más Allá

Al pasar de la fase de curación a la de mantenimiento, es fundamental reconocer el camino que has emprendido: un viaje hacia la salud sostenida y el bienestar. Durante los últimos 90 días o más, has tomado medidas significativas para curar tu gastritis, aprendiendo a gestionar tu dieta y estilo de vida para calmar y rehabilitar tu estómago. Ahora, al entrar en esta fase, el enfoque cambia de la curación al mantenimiento del progreso que has logrado y a la prevención de futuras recaídas..

Esta siguiente fase, la Fase de Mantenimiento, consiste en integrar las lecciones aprendidas en un estilo de vida sostenible que continúe respaldando la salud de tu estómago. Es un período crucial en el que el objetivo es fortalecer los cimientos que has construido, haciendo de tus nuevos hábitos y prácticas de salud partes permanentes de tu vida. Este capítulo te guiará para mantener tu progreso de curación, reintroducir con cautela una variedad más amplia de alimentos en tu dieta y desarrollar una aguda conciencia de las señales de tu cuerpo.

Además, profundizaremos en las medidas preventivas y tácticas de gestión a largo plazo que son esenciales para mantener la gastritis a raya y disfrutar de una vida libre de sus limitaciones. Abrazar esta fase de mantenimiento no se trata solo de evitar recaídas; se trata de mejorar tu calidad de vida en general, donde la gastritis ya no dicta tus elecciones, sino que informa una forma de vida más consciente y centrada en la salud. Embarquémonos en esta fase con optimismo y un compromiso de continuar con las prácticas que te han traído hasta aquí.

MANTENIENDO TU PROGRESO DE CURACIÓN

Lograr una curación significativa de la gastritis es un hito sustancial. Sin embargo, el camino hacia la salud a largo plazo requiere un esfuerzo sostenido y vigilancia. La clave para mantener el progreso que has logrado está arraigada en la consistencia. Esto significa adherirse a hábitos que promuevan la salud del estómago, gestionar eficazmente el estrés cotidiano y supervisar de cerca tus síntomas para ajustar tu plan con prontitud.

Continúa Haciendo lo Que te Funciona

Una de las primeras y más importantes estrategias para mantener tu progreso en la curación de la gastritis es continuar con una dieta y hábitos alimenticios que hayan demostrado ser efectivos para ti. En esta etapa, es probable que hayas experimentado con una variedad de alimentos permitidos durante la fase de curación, algunos de los cuales pueden no haber sido bien tolerados. Reconocer y adherirse a una selección de alimentos que sabes que contribuyen positivamente a la salud de tu estómago es esencial. Este método garantiza que no estés reintroduciendo inadvertidamente irritantes o desencadenantes en tu dieta que podrían comprometer tu recuperación.

Después de identificar lo que funciona para ti a través del ensayo y error, se vuelve crucial mantener un patrón dietético consistente.

Esta consistencia ayuda a estabilizar tu sistema digestivo, minimiza el riesgo de recaídas y apoya la curación y el bienestar continuos. Como sabes, la reacción de cada persona a diferentes alimentos puede variar significativamente; por lo tanto, la experiencia personal con elecciones dietéticas específicas se convierte en una guía valiosa.

En caso de que aún no lo hayas hecho, aquí hay algunos pasos adicionales que puedes tomar para reforzar tu estrategia y asegurar una transición suave hacia la fase de mantenimiento en el manejo de tu gastritis:

- **Crea una lista de alimentos seguros:** Mantén una lista de "alimentos seguros" que hayan demostrado consistentemente no agravar tus síntomas. Consulta esta lista al planificar comidas, comer fuera o hacer la compra.

- **Planifica las comidas con antelación:** Programa tus comidas para la semana para evitar la tentación de comer alimentos problemáticos de manera impulsiva. Esto ayuda a mantener una dieta consistente y reduce el riesgo de consumir irritantes inadvertidamente.

- **Cocina en lotes:** Prepara y cocina grandes porciones de alimentos seguros que puedan ser consumidos durante la semana. Esto no solo ahorra tiempo, sino que también asegura que tengas acceso inmediato a alimentos que le sientan bien a tu estómago.

Además, continuar con lo que funciona no significa que tu dieta tenga que carecer de variedad o volverse monótona. Se trata de construir una base sólida de alimentos seguros y luego explorar variaciones dentro de esos límites que no agraven tu condición. A medida que te sintonizas más con las respuestas de tu cuerpo, puedes hacer cambios pequeños e incrementales en tu dieta. Este enfoque te permite ampliar tus opciones dietéticas mientras proteges tu estómago.

Además de la gestión dietética, esta estrategia de ceñirse a lo que funciona debe reflejarse en otros aspectos del manejo del estilo de vida que impactan la gastritis. Esto incluye prácticas consistentes en el manejo del estrés, comer a tiempo y participar en actividad física, cada uno adaptado a lo que ha demostrado aliviar tus síntomas y promover la recuperación. Este enfoque holístico asegura que no solo te estés centrando en lo que comes, sino también en cómo vives, contribuyendo a una estrategia integral de bienestar que apoya la salud a largo plazo y previene la recurrencia de la gastritis.

Mantén el Estrés a Raya

El manejo del estrés es un componente crítico en la gestión a largo plazo de la gastritis, ya que el estrés es un desencadenante bien conocido de las recaídas. Cuando estás estresado, tu cuerpo responde no solo emocionalmente sino también físicamente, notablemente reduciendo las defensas naturales del estómago. Esta reacción fisiológica puede exacerbar los síntomas de la gastritis e impedir el proceso de curación.

Para manejar eficazmente el estrés, es esencial implementar técnicas fiables de reducción del estrés:

- **Mindfulness y relajación:** Participa regularmente en meditación de atención plena, ejercicios de respiración profunda y yoga. Estas prácticas no solo calman la mente, sino que también reducen los efectos físicos del estrés en el sistema digestivo, ayudando a modular eficazmente las respuestas al estrés.

- **Actividad física regular:** Incorpora ejercicios ligeros como caminar o nadar en tu rutina. La actividad física regular reduce el estrés y mejora la salud digestiva en general.

- **Horario de sueño estructurado:** Establece y mantén un patrón de sueño consistente. El sueño adecuado es crucial para el manejo efectivo del estrés y la salud general. Para mejorar la calidad del sueño, evita las pantallas cerca de la hora de acostarte.

Al priorizar el manejo del estrés, proteges tu salud mental y creas un ambiente tranquilo para que tu sistema digestivo sane y funcione de manera óptima. Este enfoque proactivo hacia el estrés puede mejorar significativamente tu calidad de vida y tu capacidad para manejar la gastritis eficazmente a largo plazo.

Monitoriza tus Síntomas Constantemente

Mantener un diario detallado de tus síntomas y hábitos dietéticos puede ser una herramienta invaluable para manejar y comprender tu gastritis. Este diario no solo debe registrar lo que comes y cuándo, sino también anotar cualquier síntoma que experimentes, su gravedad y su temporalidad en relación con tus comidas y otras actividades. Al registrar sistemáticamente esta información, puedes identificar patrones y desencadenantes que pueden exacerbar tu condición, lo cual es esencial para hacer ajustes informados a tu dieta y estilo de vida.

Además, un diario de síntomas puede servir como una herramienta de comunicación crítica entre tú y tu proveedor de atención médica. Al llevar este diario a tus citas, proporcionas a tu médico una visión integral de tus hábitos diarios y las reacciones correspondientes que tiene tu cuerpo. Esta información puede ayudar a afinar tu plan de tratamiento con mayor precisión que los informes ocasionales basados en la memoria durante las visitas médicas.

También es importante monitorizar la frecuencia e intensidad de tus síntomas a lo largo del tiempo. Este seguimiento continuo puede ofrecer perspectivas sobre la progresión o mejora de tu condición, ayudando a medir la efectividad de tus estrategias de manejo actuales. Si notas un aumento en la frecuencia o intensidad de los síntomas, podría ser una indicación de que ciertos aspectos de tu enfoque actual necesitan ajustes. Por el contrario, una disminución de los síntomas puede confirmar que tus estrategias de manejo son efectivas.

Para aprovechar al máximo un diario de síntomas, considera incluir los siguientes detalles:

- **Ingesta de alimentos y bebidas:** Enumera todo lo que consumes, incluidas comidas, tentempiés y bebidas, junto con los tamaños de las porciones y los horarios de consumo.

- **Descripción de síntomas:** Anota el tipo de síntomas que experimentas, como acidez, hinchazón o dolor abdominal, y califica su gravedad en una escala que tú mismo crees.

- **Factores contextuales:** Registra cualquier factor adicional que pueda afectar tus síntomas, como niveles de estrés, cantidad de sueño y actividad física.

Al mantener un diario de síntomas tan detallado y organizado, puedes tomar un papel proactivo en el manejo de tu gastritis, adaptando tu enfoque según sea necesario y manteniendo la comunicación con tu proveedor de atención médica. Esta vigilancia continua es clave para gestionar tu condición eficazmente y mejorar tu calidad de vida en general.

REINTRODUCIENDO ALIMENTOS EN TU DIETA

Después de un período de eliminación de ciertos alimentos para manejar la gastritis, reintroducirlos en tu dieta es una fase crítica que requiere una planificación y observación cuidadosas. Antes de comenzar este proceso, es esencial confirmar que tus síntomas de gastritis están bien controlados y que te encuentras en buen estado de salud en general. Esto significa aspirar a un período en el que hayas experimentado síntomas mínimos o nulos durante varias semanas, lo que sugiere que tu cuerpo puede manejar posibles reintroducciones. Además, consulta con tu proveedor de atención médica para asegurarte de que tu condición es lo suficientemente estable como para comenzar a reintroducir alimentos.

Este proceso no se trata solo de disfrutar de una mayor variedad de alimentos nuevamente; se trata de probar la tolerancia de tu cuerpo a estos alimentos sin desencadenar síntomas. Al embarcarte en este viaje, es vital reconocer que la reintroducción de cada alimento puede impactar significativamente tu recuperación continua y tu salud digestiva a largo plazo.

El proceso de reintroducción debe abordarse con paciencia y precisión. Reintroducir gradualmente los alimentos te permite monitorizar las reacciones de tu cuerpo en tiempo real, asegurando que no desencadenes inadvertidamente una recurrencia de síntomas. Este enfoque metódico es crucial porque proporciona un marco controlado dentro del cual puedes evaluar el impacto individual de cada alimento en tu gastritis, distinguiendo entre aquellos que tu sistema digestivo puede tolerar y los que provocan molestias o recaídas.

El objetivo de esta reintroducción cuidadosamente estructurada es doble: primero, asegurar que la reintroducción no exacerbe tu condición, y segundo, ayudarte a construir una dieta personalizada que optimice tu salud digestiva. Al documentar y analizar cómo cada alimento afecta tu sistema, creas un plan de alimentación a medida que no solo apoya la curación de tu gastritis, sino también tu bienestar general. Esta guía paso a paso que se presenta a continuación describe cómo navegar eficazmente esta fase crucial, proporcionando estrategias para ampliar de manera segura tu dieta mientras mantienes tu salud digestiva en primer plano.

Paso 1: Introducir un Alimento a la Vez

Cuando estés listo para reintroducir alimentos en tu dieta después de controlar la gastritis, es esencial proceder con precaución. Este enfoque cauteloso asegura que tu estómago maneje adecuadamente cada adición, minimizando el riesgo de agravar tu condición. La estrategia clave durante esta fase es introducir solo un alimento a la vez. Este método ayuda a aislar cualquier reacción e identificar claramente cómo responde tu cuerpo a cada reintroducción.

Selecciona Primero Alimentos Suaves

Comienza el proceso de reintroducción con alimentos que hayas eliminado previamente pero que se sabe que son suaves para el estómago. Estos deben ser alimentos que tienen menos probabilidades de estimular una producción excesiva de ácido gástrico o irritar el revestimiento del estómago. Opta por aquellos que fueron aprobados durante tu fase de curación pero que inicialmente no podías tolerar. Comenzar con estas opciones más suaves asegura una transición más fluida y reduce el riesgo de recaídas inmediatas.

Después de reintroducir con éxito los alimentos más suaves, puedes comenzar a reintroducir gradualmente alimentos más complejos. Aquí tienes un orden sugerido para reintroducir otros tipos de alimentos, asegurándote de que cada uno se introduzca lentamente y se monitorice de cerca:

- **Cereales integrales:** Comienza con cereales como la quinoa y el arroz integral. Una vez que estos sean bien tolerados, introduce gradualmente otros cereales como el trigo sarraceno, el amaranto y el mijo en tu dieta.
- **Legumbres:** Se deben introducir lentamente debido a su contenido de fibra, que puede resultar difícil para algunas personas.

Comienza con lentejas o garbanzos bien cocidos y observa cómo responde tu cuerpo.

- **Frutos secos y semillas:** Si has estado consumiendo frutos secos y semillas en forma de crema o harina durante la fase de curación, ahora es un buen momento para reintroducirlos en su forma original, comenzando con pequeñas cantidades medidas de opciones más suaves como almendras y anacardos. Asegúrate de masticarlos bien antes de tragar para facilitar la digestión y prevenir cualquier molestia.

- **Gluten:** Si estás considerando reintroducir el gluten, comienza con panes de ingredientes simples como el pan blanco o la masa madre. Aunque la masa madre generalmente es más fácil de digerir debido a la fermentación, aún debe reintroducirse con precaución debido a su pH más bajo.

- **Ajo y cebolla**: Para minimizar la posible irritación del revestimiento del estómago, el ajo y las cebollas deben estar muy bien cocidos antes de consumirlos. Cocinar estos ingredientes a fondo puede ayudar a descomponer compuestos que de otro modo podrían causar molestias, haciéndolos más suaves para tu estómago.

- **Pimientos:** Introduce los pimientos solo después de haber añadido con éxito otras verduras a tu dieta sin problemas.

- **Lácteos:** Comienza con quesos suaves y bajos en grasa como la mozzarella parcialmente desnatada, ricotta baja en grasa y queso fresco sin grasa, que son más suaves para el estómago debido a su reducido contenido de grasa. Introdúcelos antes de pasar a opciones con más grasa como el queso cheddar o gouda, mantequilla y leche entera. El yogur, especialmente en variedades bajas en grasa o sin grasa, puede reintroducirse más tarde, junto con otros alimentos de pH bajo.

- **Frutas ácidas:** Comienza reintroduciendo frutas que tienen un pH entre 4,5 y 5, como ciertas manzanas, comenzando con Gala sin piel, Red o Golden Delicious. Solo pasa a frutas con un pH entre 4,0 y 4,5, como peras y mangos, después de permanecer sin síntomas durante al menos un mes. Introduce gradualmente frutas más ácidas con un pH de 3,5 o superior, continuando solo si te mantienes libre de síntomas durante períodos prolongados, como de uno a tres meses. Este enfoque por fases ayuda a gestionar tu tolerancia a la acidez sin exacerbar tus síntomas.

- **Carne roja:** Debido a su contenido de grasa y por ser más difícil de digerir, la carne roja debe reintroducirse en tu dieta en último lugar. Comienza con cortes magros como el solomillo, el lomo o la carne picada extra magra, y asegúrate de que estén bien cocinados para facilitar la digestión. También es importante masticar muy bien estas carnes antes de tragar para facilitar una digestión y absorción más sencillas.

Al introducir cualquier alimento con un pH inferior a 5 —como yogures, kéfir, tomates, etc.— es crucial hacerlo gradualmente, de manera similar a como recomendamos introducir las frutas ácidas. Comienza asegurándote de estar completamente libre de dolor y síntomas durante uno a tres meses antes de incorporar alimentos con un pH de 4,5 o superior. Una vez que hayas mantenido una condición estable con estos alimentos durante otro período de uno a tres meses, puedes considerar introducir alimentos con un pH de 4,0 o superior. Continúa con esta progresión cuidadosa, permaneciendo libre de síntomas durante unos meses en cada etapa, antes de pasar a alimentos con un pH de 3,5, y eventualmente a aquellos con un pH de 3. Este enfoque escalonado ayuda a tu sistema digestivo a adaptarse sin desencadenar síntomas, apoyando una transición más suave hacia alimentos más ácidos.

Introduce Pequeñas Porciones con Cuidado

Introducir pequeñas porciones de nuevos alimentos es crucial para minimizar su impacto en tu sistema digestivo. Este enfoque metódico permite que tu estómago se ajuste gradualmente a la reintroducción sin verse abrumado:

- **Tamaño de la porción:** Comienza con un tamaño de porción significativamente reducido, menor de lo que normalmente consumirías en una comida regular. Por ejemplo, si estás reintroduciendo arroz integral, comienza con una cantidad modesta, como 1/4 de taza en lugar de una taza completa.

Al reintroducir un alimento a la vez en porciones pequeñas y controladas, mejoras tu capacidad para gestionar eficazmente el proceso de reintroducción, reduciendo significativamente el riesgo de complicaciones. Este método paso a paso asegura una evaluación exhaustiva del impacto de cada alimento en tu gastritis, proporcionando una comprensión clara y completa de lo que tu dieta puede incluir de manera segura mientras continúas tu camino de recuperación. Ayuda a evitar sobrecargar tu estómago, permitiéndole adaptarse sin exacerbar los síntomas.

Paso 2: Monitorizar la Reacción de tu Cuerpo

Después de haber reintroducido un alimento en tu dieta, el siguiente paso crucial es vigilar diligentemente la reacción de tu cuerpo durante los días siguientes. Esta fase de monitorización es esencial para determinar si el alimento reintroducido es compatible con tu estómago o si debe ser eliminado de tu dieta nuevamente.

Reacciones Inmediatas

Mantén una estrecha vigilancia sobre cualquier síntoma inmediato que pueda ocurrir en los primeros minutos u horas después de consumir el nuevo alimento. Las reacciones inmediatas pueden ser indicadores directos de cómo tu sistema digestivo está afrontando la reintroducción. Los síntomas comunes a los que debes prestar atención incluyen:

- **Acidez:** Una sensación de ardor en el pecho o la garganta puede sugerir que el alimento está desencadenando reflujo ácido.
- **Dolor:** Cualquier dolor o malestar estomacal poco después de comer el alimento podría ser un signo de irritación del revestimiento del estómago.
- **Hinchazón:** Un aumento de gas o una sensación de estar demasiado lleno podría indicar que el alimento no se está digiriendo bien.

Documentar estas reacciones inmediatas en tu diario de alimentos puede proporcionar información valiosa sobre cómo tu cuerpo responde a alimentos específicos.

Reacciones Retardadas

No todas las reacciones ocurren inmediatamente; algunas pueden tardar tiempo en manifestarse. Es importante continuar monitorizando tu salud durante al menos 72 horas después de introducir un nuevo alimento. Las reacciones retardadas pueden proporcionar más evidencia de si un alimento es adecuado para tu condición. Presta atención a cualquier cambio en tu salud digestiva durante este período, incluyendo:

- **Cambios en los movimientos intestinales:** Busca cualquier síntoma nuevo o que empeore, como diarrea, estreñimiento o color inusual de las heces, que pueden indicar malestar digestivo.
- **Malestar general:** Sensaciones de intranquilidad, fatiga o disminución del apetito también pueden ser signos de una reacción negativa al alimento.

Registrar y Evaluar las Reacciones

Utiliza un diario de alimentos para registrar meticulosamente cualquier reacción, ya sea inmediata o retardada. Esta documentación debe incluir el tipo de reacción, su gravedad y el momento en que ocurrió en relación con cuando comiste el alimento. Registros precisos son cruciales para evaluar qué alimentos puede tolerar tu cuerpo y cuáles exacerban tu gastritis.

Al monitorizar cuidadosamente la reacción de tu cuerpo a cada alimento reintroducido y registrar estos hallazgos, puedes tomar decisiones informadas sobre tu dieta en el futuro. Este proceso ayuda a garantizar que tu dieta continúe apoyando tu salud y contribuya al manejo a largo plazo de tu gastritis.

Paso 3: Aumentar Gradualmente la Cantidad y Frecuencia

Una vez que hayas reintroducido con éxito un alimento sin experimentar ninguna reacción adversa durante el período de observación inicial, el siguiente paso es aumentar con cautela tanto la cantidad del alimento como la frecuencia de su consumo. Este enfoque gradual es vital para asegurar que tu sistema digestivo pueda seguir tolerando el alimento a medida que su presencia en tu dieta se vuelve más regular.

Aumento Incremental en Cantidad

Comienza aumentando lentamente el tamaño de la porción del alimento reintroducido. Esto debe hacerse de manera incremental para evaluar cuidadosamente la capacidad de tu cuerpo para manejar cantidades mayores sin desencadenar síntomas. Por ejemplo:

- **Días 1-3:** Continúa con el tamaño inicial de porción pequeña.
- **Días 4-6:** Aumenta ligeramente la porción, quizás añadiendo unos bocados adicionales o un pequeño porcentaje del tamaño de una ración normal.
- **Día 7 y siguientes:** Si no se observan reacciones adversas, acércate gradualmente a una porción completa durante los próximos días.

Cada aumento debe ser monitoreado de cerca, observando cómo responde tu cuerpo a las cantidades mayores. Cualquier signo de malestar o recurrencia de síntomas debe tomarse como una señal para reevaluar y posiblemente disminuir temporalmente el tamaño de la porción.

Ajustar la Frecuencia de Ingesta

Una vez que te sientas cómodo con un tamaño de porción mayor y si el alimento sigue siendo bien tolerado, el siguiente paso es aumentar la frecuencia con la que incluyes este alimento en tu dieta. Empieza introduciéndolo cada dos días, y si no surgen síntomas, puedes comenzar a incorporarlo en tus comidas diarias. Así es como podrías estructurar esto:

- **Frecuencia inicial:** Comienza incluyendo el alimento dos o tres veces por semana.
- **Aumento gradual:** Si no ocurren síntomas, aumenta a días alternos.

- **Inclusión diaria:** Finalmente, si tu tolerancia continúa, incluye el alimento en tu dieta diaria.

A lo largo de este proceso, continúa usando tu diario de alimentos para seguir cualquier cambio o síntoma recurrente. Este monitoreo continuo es crucial ya que garantiza que cualquier respuesta negativa se detecte temprano, permitiéndote ajustar tu plan dietético rápidamente.

Al gestionar cuidadosamente la cantidad y frecuencia de los alimentos reintroducidos, puedes ampliar tu dieta de manera efectiva y segura. Este enfoque metódico ayuda a mantener la estabilidad de tu salud digestiva, asegurando que la reintroducción contribuya positivamente a tu estrategia general de manejo de la gastritis.

La Importancia de Mantener un Diario de Alimentos

Un diario de alimentos meticulosamente mantenido es una herramienta indispensable durante el proceso de reintroducción de alimentos en tu dieta. Este diario sirve como un registro detallado que puede ayudar a guiar las decisiones y modificaciones dietéticas mediante el seguimiento de la reintroducción de cada alimento, las cantidades consumidas y cualquier síntoma resultante. Al analizar estos datos, puedes identificar qué alimentos son bien tolerados y cuáles causan reacciones adversas, proporcionando un camino claro para los ajustes dietéticos.

Entradas Detalladas

Para que el diario de alimentos sea más efectivo, cada entrada debe ser lo más detallada posible. Esto es lo que debes incluir para cada alimento que reintroduzcas:

- **Descripción del alimento:** Anota el alimento específico que estás reintroduciendo.
- **Cantidad:** Registra la cantidad precisa del alimento consumido. Las cantidades deben anotarse en términos medibles como peso, número de unidades (como una manzana o dos zanahorias), o volumen (como una taza o una cucharada).
- **Hora de consumo:** Documenta la hora exacta en que consumes el alimento. Esta información es crucial para correlacionar cualquier síntoma digestivo que pudiera ocurrir poco después de comer.
- **Síntomas:** Anota cualquier reacción física o síntoma experimentado después de comer el alimento. Incluye el tipo de síntoma (p. ej., hinchazón, acidez, dolor abdominal), su gravedad y el momento en que ocurre en relación con la comida.

Este seguimiento detallado te permite identificar rápidamente qué alimentos podrían ser problemáticos, ayudándote a ajustar tu dieta de manera más efectiva.

Reconocimiento de Patrones

El verdadero poder del diario de alimentos radica en su capacidad para ayudarte a reconocer patrones a lo largo del tiempo. La revisión regular de las entradas de tu diario puede revelar información como:

- **Desencadenantes constantes:** Identificar alimentos que repetidamente causan malestar o exacerban los síntomas, lo que sugiere que deberían eliminarse o reintroducirse con más cautela.
- **Alimentos seguros:** Por el contrario, el diario puede confirmar qué alimentos no producen efectos adversos de manera constante, los cuales pueden integrarse con seguridad en tu dieta con mayor frecuencia.

- **Tiempos de reacción:** Anotar cuán rápidamente aparecen los síntomas después de comer ciertos alimentos también puede indicar qué tan sensible eres a desencadenantes específicos.

A medida que continúes registrando tus reintroducciones dietéticas y las respuestas corporales asociadas, el diario de alimentación se convierte en un recurso valioso para gestionar tu gastritis. Ayuda a garantizar que tu enfoque para ampliar tu dieta sea informado, cauteloso y adaptado a tus necesidades únicas de salud digestiva. Este seguimiento proactivo es clave para mantener el control sobre tu afección y mejorar tu calidad de vida en general.

ESTRATEGIAS DE PREVENCIÓN Y GESTIÓN A LARGO PLAZO

Después de gestionar con éxito la gastritis y reintroducir la mayoría de tus alimentos desencadenantes personales, llegando a un punto donde la gastritis ya no es una preocupación diaria, es crucial entender cómo mantener este estado o prevenir recurrencias futuras. La vigilancia continua y la gestión proactiva son fundamentales para sostener tu salud digestiva a largo plazo. Esta sección te guiará a través de prácticas esenciales para mantener la gastritis a raya.

Comprendiendo los Factores de Riesgo

La prevención efectiva de la gastritis comienza con una comprensión profunda de los factores que aumentan el riesgo de desarrollar esta afección. Al identificar y abordar estos factores de riesgo, puedes tomar medidas proactivas para minimizar tu susceptibilidad a la gastritis. Aquí hay una lista de factores de riesgo comúnmente reconocidos:

- **Infección por Helicobacter pylori:** Esta bacteria es la principal causa de gastritis crónica a nivel mundial y puede dañar el revestimiento estomacal, provocando úlceras si no se trata.

- **Uso de AINE (Antiinflamatorios No Esteroideos):** El uso regular de medicamentos como el ibuprofeno y la aspirina puede erosionar el revestimiento estomacal y reducir la producción de mucosidad.

- **Consumo excesivo de alcohol:** El alcohol puede irritar y erosionar significativamente el revestimiento estomacal, debilitando las defensas naturales del estómago contra los ácidos y enzimas como la pepsina. Esto aumenta la susceptibilidad a condiciones como la gastritis y las úlceras.

- **Tabaquismo:** El consumo de tabaco es un factor de riesgo significativo para la gastritis, ya que la nicotina puede perjudicar la capacidad del estómago para repararse, provocando un aumento del daño y una recuperación más lenta.

- **Estrés:** Tanto el estrés físico como el emocional pueden empeorar y desencadenar la aparición de síntomas de gastritis al reducir las defensas naturales del estómago.

- **Hábitos alimentarios:** Hábitos perjudiciales como saltarse comidas y consumir cafeína en exceso, particularmente con el estómago vacío, aumentan significativamente el riesgo de desarrollar gastritis. Estas prácticas pueden irritar el revestimiento estomacal, provocando inflamación.

- **Trastornos autoinmunes:** Cuando el sistema inmunitario del cuerpo ataca por error a sus propias células, puede provocar diversos trastornos autoinmunes, incluidos aquellos que afectan al estómago. Esta respuesta inmunitaria mal dirigida puede hacer que el sistema inmunitario ataque el revestimiento estomacal, potencialmente provocando gastritis autoinmune.

- **Afecciones crónicas:** Enfermedades como la de Crohn y la enfermedad celíaca pueden contribuir al desarrollo de gastritis al afectar la capacidad del estómago para funcionar correctamente.
- **Edad:** Los adultos mayores son más susceptibles a la gastritis, ya que el revestimiento estomacal tiende a adelgazarse con la edad.
- **Infecciones distintas a H. pylori:** Varias infecciones virales, fúngicas o parasitarias también pueden causar gastritis, especialmente en personas con sistemas inmunitarios debilitados.
- **Factores ambientales:** La exposición a radiación o sustancias corrosivas, particularmente en ciertos entornos laborales, puede aumentar significativamente el riesgo de desarrollar gastritis.
- **Anemia perniciosa:** Esta afección autoinmune perjudica la capacidad del estómago para absorber la vitamina B12, potencialmente provocando gastritis atrófica.

Comprender estos factores de riesgo permite mejores estrategias de gestión y prevención, ayudando a mantener la salud estomacal y prevenir el desarrollo o la exacerbación de la gastritis.

Estrategias Clave para la Prevención

Para minimizar eficazmente estos riesgos asociados con la gastritis, considera implementar las siguientes estrategias a largo plazo:

- **Mantener una buena higiene:** El lavado regular de manos, especialmente antes de comer y después de usar el baño, puede ayudar a prevenir infecciones por *H. pylori*.
- **Gestionar el uso de medicamentos:** Discute alternativas más seguras a los AINE con tu profesional sanitario. Cuando estos medicamentos sean necesarios, tómalos con alimentos para minimizar la irritación estomacal.

- **Limitar el alcohol y dejar de fumar:** El alcohol y el tabaco irritan significativamente el revestimiento estomacal y alteran la salud digestiva. Reducir o eliminar estas sustancias puede ayudar enormemente a prevenir la gastritis.
- **Gestionar el estrés:** Practica técnicas de reducción del estrés como la meditación, el ejercicio regular y asegurar un descanso suficiente. Estas prácticas ayudan a aliviar el estrés y reducir su impacto en la salud estomacal.
- **Regular los hábitos alimentarios:** Evita saltarte comidas y limita la ingesta de cafeína para prevenir la producción excesiva de ácido y la irritación del revestimiento estomacal.
- **Dieta equilibrada:** Mantén una dieta rica en variedad de nutrientes que apoyen la salud estomacal general y prevengan la irritación. Céntrate en incluir verduras ricas en fibra, frutas, proteínas magras y cereales integrales.
- **Ejercicio regular:** Incorpora actividad física regular en tu rutina, lo cual puede mejorar la digestión y ayudar a mitigar el estrés, previniendo aún más las recaídas de gastritis.
- **Monitorizar y gestionar condiciones de salud:** Los chequeos médicos regulares y la gestión efectiva de cualquier condición autoinmune o crónica son esenciales para prevenir complicaciones que puedan conducir a la gastritis.
- **Protegerse contra exposiciones ambientales**: Sigue los protocolos de seguridad y utiliza equipo de protección para minimizar la exposición a sustancias dañinas.
- **Consultas médicas regulares:** Mantén contacto regular con tu profesional sanitario para monitorizar tu salud y realizar cualquier ajuste necesario en tu plan de tratamiento.

Implementando estas estrategias, puedes reducir significativamente tu riesgo de desarrollar gastritis, promoviendo así la salud estomacal a largo plazo y mejorando tu bienestar general.

RESUMEN DEL CAPÍTULO 4: LA FASE DE MANTENIMIENTO

A medida que has transitado de la curación al mantenimiento, este capítulo te ha guiado para consolidar el progreso que has logrado durante los últimos 90 días en prácticas de salud sostenibles a largo plazo. Se centró en integrar completamente los cambios dietéticos y de estilo de vida que has adoptado para prevenir recaídas de gastritis y mantener tu salud digestiva. Aquí hay algunos puntos clave de este capítulo:

- **Consistencia en la dieta y el estilo de vida:** Has aprendido la importancia de continuar con la dieta y las rutinas que han demostrado ser efectivas durante tu fase de curación, enfatizando la necesidad de ceñirte a "alimentos seguros" y prácticas que apoyan la salud de tu estómago y minimizan el estrés.

- **Seguimiento y ajustes:** El capítulo destacó la utilidad de mantener un diario detallado de síntomas para monitorizar los efectos de diferentes alimentos y actividades en tu gastritis, permitiendo ajustes continuos en tu plan de gestión para prevenir recurrencias.

- **Gestión del estrés:** Se discutió la incorporación regular de prácticas de reducción del estrés como la meditación de atención plena, ejercicios de respiración profunda y yoga como crucial para gestionar el estrés y apoyar la salud digestiva general.

- **Actividad física y sueño:** Se recomendó establecer una rutina que incluya ejercicios ligeros y un horario de sueño consistente para mejorar la salud general y ayudar a gestionar el estrés de manera efectiva.

- **Reintroducción de alimentos:** Se te animó a reintroducir los alimentos eliminados con cautela, uno a la vez, para evaluar la respuesta de tu sistema digestivo. Este enfoque controlado ayuda a identificar qué alimentos pueden reincorporarse con seguridad a tu dieta.

- **Estrategias de salud a largo plazo:** El capítulo enfatizó la comprensión y gestión de factores de riesgo asociados con la gastritis, como el uso de AINE, consumo de alcohol, tabaquismo y estrés, junto con la importancia de chequeos de salud regulares y la gestión de cualquier condición de salud relacionada para prevenir la recurrencia de la gastritis y mantener la salud estomacal.

Esta fase de mantenimiento no se trata solo de evitar una recurrencia, sino también de mejorar tu calidad de vida a través de una vida consciente y centrada en la salud. Las estrategias descritas en este capítulo fomentan un enfoque holístico para gestionar la gastritis, centrándose tanto en la gestión dietética como en el bienestar general.

PARTE TRES

RECETAS Y PLANES DE COMIDAS

Capítulo 5

PLAN DE MENÚ DE DOS SEMANAS

Bienvenido al capítulo 5 de este libro, donde la planificación se une a la acción en la cocina. Este capítulo está especialmente diseñado para aquellos que aprecian la comodidad y la seguridad de un plan de comidas estructurado. Saber con antelación qué vas a comer simplifica la compra de alimentos y la preparación de las comidas, facilitando el seguimiento de la dieta para la gastritis recomendada a lo largo de este libro.

El plan de menú de dos semanas que se proporciona aquí ofrece una variedad de platos elaborados para mantener los principios dietéticos que apoyan la salud de tu estómago. Este plan sirve como marco, ayudándote a visualizar dos semanas de alimentación sin la molestia diaria de tener que decidir qué comer. Su objetivo es reducir el estrés y la ansiedad que a menudo acompañan a las elecciones alimentarias de último momento, asegurando que tengas una respuesta preparada a la pregunta: «¿Qué hay para cenar?»

Sin embargo, la flexibilidad es clave. No estás obligado a seguir este plan al pie de la letra. Siéntete libre de ajustar las comidas según tus preferencias personales o necesidades dietéticas. Las recetas proporcionadas en los próximos capítulos se pueden combinar, o puedes crear tus propios platos basados en las pautas dietéticas discutidas anteriormente en el libro. Planificar tus comidas con antelación es muy recomendable no solo para tu tranquilidad, sino también para asegurar la adherencia a tu dieta para la gastritis.

Si eres nuevo en seguir una dieta estructurada o simplemente necesitas un poco de inspiración, este plan de dos semanas demuestra que una dieta para la gastritis no tiene por qué ser aburrida o restrictiva. En la sección de recetas, encontrarás instrucciones detalladas para preparar cada uno de los platos destacados, asegurando que puedas disfrutar de comidas deliciosas y saludables todos los días de tu plan. Convirtamos la hora de la comida en una experiencia deliciosa y nutritiva que esperes con ilusión, libre de estrés y llena de buena salud.

Plan de Comidas de la Semana 1

	DÍA 1
Desayuno	Huevos Revueltos con Espinacas (p. 217)
Tentempié de media mañana	Frutas Frescas Troceadas (p. 258)
Comida	Salteado de Pollo con Verduras (p. 228)
Merienda	Tostada o Tortita de Arroz con Aguacate (p. 258)
Cena	Pasta Cremosa con Champiñones (p. 240)
	DÍA 2
Desayuno	Gachas de Avena (p. 216)
Tentempié de media mañana	Tostada o Tortita de Arroz con Mantequilla de Almendras (p. 258)

Comida	Crema de Calabaza (p. 238)
Merienda	Batido Antiinflamatorio (p. 258)
Cena	Bacalao al Horno con Coles de Bruselas (p. 231)

DÍA 3

Desayuno	Batido de Plátano y Avena (p. 224)
Tentempié de media mañana	Tostada o Tortita de Arroz con Mantequilla de Almendras (p. 258)
Comida	Pollo a la Plancha con Espinacas y Champiñones (p. 230)
Merienda	Frutas Frescas Troceadas (p. 258)
Cena	Crema de Brócoli con Tostada (p. 237)

DÍA 4

Desayuno	Huevos Revueltos con Espinacas (p. 217)
Tentempié de media mañana	Frutas Frescas Troceadas (p. 258)
Comida	Salteado de Verduras con Tofu (p. 241)
Merienda	Tostada o Tortita de Arroz con Mantequilla de Almendras (p. 258)
Cena	Sopa de Pollo con Verduras (p. 232)

DÍA 5

Desayuno	Gachas de Avena (p. 216)
Tentempié de media mañana	Tostada o Tortita de Arroz con Aguacate (p. 258)
Comida	Albóndigas de Pavo al Horno (p. 233)
Merienda	Batido Antiinflamatorio (p. 258)
Cena	Burrito de Verduras Asadas (p. 242)

DÍA 6

Desayuno	Batido de Plátano y Bayas (p. 223)
Tentempié de media mañana	Tostada o Tortita de Arroz con Mantequilla de Almendras (p. 258)
Comida	Pasta al Pesto con Tofu (p. 239)
Merienda	Frutas Frescas Troceadas (p. 258)
Cena	Tiras de Pollo al Horno (p. 235)

DÍA 7

Desayuno	Tortitas de Avena y Plátano (p. 218)
Tentempié de media mañana	Frutas Frescas Troceadas (p. 258)
Comida	Salmón Glaseado con Brócoli (p. 234)
Merienda	Tostada o Tortita de Arroz con Mantequilla de Almendras (p. 258)
Cena	Estofado de Pescado (p. 236)

Lista de Compra de la Semana 1

Aves y Huevos
- 3 pechugas de pollo deshuesadas y sin piel
- 170 g de pechuga de pavo picada magra
- 10 huevos

Pescado y Marisco
- Filete de salmón de 170 g
- Filete de bacalao de 310 g

Frutas y Verduras
- 115 g de espinacas frescas
- 450 g de brócoli
- 150 g de champiñones
- 115 g de coles de Bruselas
- 340 g de calabaza
- 5 zanahorias medianas
- 1 zanahoria pequeña
- 4 patatas medianas
- 1 boniato pequeño
- 1 calabacín mediano
- 1 bulbo de hinojo
- 4 puerros
- 2 tallos de apio
- 1 trozo de jengibre fresco (aproximadamente 2,5 cm)
- 1 manojo de cilantro fresco
- 1 manojo de perejil fresco
- 1 manojo de albahaca fresca
- 1 paquete pequeño de tomillo fresco
- 6 plátanos maduros
- 225 g de arándanos, fresas o bayas mixtas
- 2 kg de frutas frescas: sandía, papaya, melón, pera Bosc o pitaya
- 2 aguacates

Otros
- 1 barra de pan sin gluten
- 1 paquete pequeño de pan rallado sin gluten (sin condimentar)
- 1 paquete pequeño de tortillas de harina sin gluten
- 1 paquete de tortitas de arroz inflado
- 1 paquete de pasta sin gluten (preferiblemente tipo penne)
- 1 paquete de pasta sin gluten (tipo fusilli o rotini)
- 1 paquete de avena de cocción rápida o instantánea sin sabor (140 g)
- 4 litros de leche de almendras sin azúcar u otra leche vegetal
- 1 bloque de tofu extra firme (280 g)
- 1 paquete de nueces peladas (225 g)
- 1 paquete de avena de cocción rápida o instantánea sin sabor (140 g)

Despensa
- Aceite de oliva virgen extra
- Aceite de coco
- Aceite de sésamo
- Sal marina o sal rosa del Himalaya
- Aminoácidos líquidos o aminoácidos de coco
- Sirope de arce
- Mantequilla de almendras
- Levadura nutricional
- Almidón de patata o harina de arrurruz
- Levadura en polvo
- Orégano molido
- Orégano seco
- Comino molido
- Tomillo seco
- Romero seco

Preparación de Comidas para la Semana 1

Para optimizar tu plan de comidas de la semana 1, aquí tienes algunos consejos estructurados de preparación de comidas que incorporan tanto eficiencia como comodidad. Estos consejos aseguran que tus comidas estén preparadas con antelación, reduciendo el tiempo diario de cocina mientras mantienes la frescura y el valor nutricional de los alimentos.

Preparación General Semanal:

- **Cortar y almacenar:** Al comienzo de la semana, lava y corta todas tus verduras y guárdalas en recipientes herméticos en el frigorífico. Esto incluye espinacas para huevos revueltos, verduras para salteados, sopas y burritos.

- **Preparación de proteínas:** Cocina las proteínas en cantidad al principio de la semana. Por ejemplo, asa pechugas de pollo y hornea albóndigas de pavo en una sesión, luego divídelas en porciones para las comidas que se usarán a lo largo de la semana.

- **Preparación de almidones:** Prepara granos como arroz o pasta con antelación. Por ejemplo, cocina una tanda de arroz blanco para usar con salteados o como guarnición para las comidas que lo requieran.

Consejos específicos de preparación diaria:

Día 1:

- **Mañana:** Prepara huevos revueltos con espinacas frescos para comenzar el día con una comida reconfortante.
- **Preparación anticipada:** Cocina el pollo para el salteado de verduras y la salsa cremosa de champiñones para pasta la noche anterior.

Día 2:

- **Preparación anticipada:** Elabora la crema de calabaza y refrigérala; recaliéntala para la comida.
- **Noche anterior:** Marina el bacalao y prepara las coles de Bruselas para la cena del día siguiente.

Día 3:

- **Mañana:** Prepara el batido de plátano y avena fresco por la mañana.
- **Preparación anticipada:** Precucina los ingredientes para la crema de brócoli y refrigéralos para facilitar el recalentamiento en la cena.

Día 4:

- **Noche anterior:** Preparar los ingredientes para el salteado de tofu con verduras y refrigerar para una cocción rápida en el almuerzo del día siguiente.
- **Mañana:** Hacer huevos revueltos con espinacas frescas.

Día 5:

- **Preparación previa:** Preparar los rellenos de burrito de verduras asadas y refrigerar. Calentar y envolver para la cena.
- **Mañana:** Preparar gachas de avena clásicas si no se utilizan gachas preparadas la noche anterior.

Día 6:

- **Preparación previa:** Preparar el pesto para la pasta y refrigerar. Cocinar la pasta y mezclar antes de servir.
- **Mañana:** Preparar el batido de plátano y bayas fresco.

Día 7:

- **Preparación previa:** Cocinar el estofado de pescado con antelación y refrigerar; recalentar para la cena.
- **Mañana:** Hacer tortitas de avena y plátano frescas para un mejor sabor.

Tentempiés y Postres:

- **Batidos:** Preparar y congelar las frutas o verduras necesarias para los batidos en bolsas de porciones individuales. Mezclar cuando sea necesario para garantizar la frescura.
- **Productos horneados:** Hornear productos como pan de plátano al principio de la semana y cortar en rebanadas para tentempiés rápidos.
- **Preparación de tentempiés:** Cortar frutas frescas para tentempiés y guardarlas en recipientes herméticos. Preparar galletas de harina de almendra y guardarlas en un recipiente seco y sellado.

Plan de Comidas de la Semana 2

DÍA 1	
Desayuno	Revuelto de Tofu (p. 220)
Tentempié de media mañana	Crackers de Harina de Almendra (p. 261)

Comida	Salteado de Tofu con Verduras (p. 241)
Merienda	Bolitas de Coco (p. 268)
Cena	Albóndigas de Pavo al Horno con Puré de Patatas (p. 233, 251)

DÍA 2

Desayuno	Gachas de Arroz (p. 216)
Tentempié de media mañana	Patatas Chips al Horno (p. 262)
Comida	Crema de Calabaza (p. 238)
Merienda	Pan de Plátano (p. 266)
Cena	Fletán con Hierbas con Arroz con Verduras (p. 229, 247)

DÍA 3

Desayuno	Tortitas de 3 Ingredientes (p. 221)
Tentempié de media mañana	Barritas de Dátiles y Algarroba (p. 271)
Comida	Pollo a la Plancha con Espinacas y Champiñones (p. 230)
Merienda	Natillas de Calabaza (p. 269)
Cena	Estofado de Pescado (p. 236)

DÍA 4

Desayuno	Tortilla de Champiñones y Espinacas (p. 222)
Tentempié de media mañana	Nuggets de Tofu (p. 263)
Comida	Burrito de Verduras Asadas (p. 242)
Merienda	Bastones de Boniato al Horno (p. 260)
Cena	Sopa de Pollo con Verduras (p. 232)

DÍA 5

Desayuno	Tostada de Aguacate con Huevo (p. 225)
Tentempié de media mañana	Magdalenas sin Gluten (p. 264)
Comida	Pasta al Pesto con Tofu (p. 239)
Merienda	Helado de Plátano (p. 270)
Cena	Salmón Glaseado con Brócoli (p. 234)

DÍA 6

Desayuno	Batido de Plátano y Bayas (p. 223)
Tentempié de media mañana	Bolitas de Coco (p. 268)
Comida	Bacalao al Horno con Coles de Bruselas (p. 231)
Merienda	Magdalenas sin Gluten (p. 264)

Cena	Pasta Cremosa con Champiñones (p. 240)

DÍA 7

Desayuno	Tortitas de Avena y Plátano (p. 218)
Tentempié de media mañana	Barritas de Dátiles y Algarroba (p. 271)
Comida	Crema de Brócoli (p. 237)
Merienda	Pan de Plátano (p. 266)
Cena	Salteado de Pollo con Verduras (p. 228)

Lista de Compra de la Semana 2

Aves y Huevos
- 2 pechugas de pollo sin piel ni hueso
- 170 gramos de pechuga de pavo picada o pollo picado magro
- 13 huevos

Pescado y Marisco
- Filete de salmón de 140 gramos
- Filete de bacalao de 140 gramos

Frutas y Verduras
- 110 gramos de espinacas frescas
- 150 gramos de calabaza
- 340 gramos de brócoli
- 2 zanahorias medianas
- 4 calabacines medianos
- 3 patatas medianas
- 1 boniato mediano
- 5 puerros
- 2 ramas de apio
- 1 bulbo de hinojo
- 110 gramos de coles de Bruselas
- 225 gramos de champiñones
- 1 manojo pequeño de romero fresco
- 1 manojo pequeño de perejil fresco
- 1 manojo pequeño de eneldo fresco

- 1 manojo pequeño de tomillo fresco
- 1 manojo pequeño de cilantro fresco
- 450 gramos de dátiles Medjool (sin sulfurar)
- 8 plátanos maduros
- 110 gramos de arándanos, fresas o bayas mixtas
- Trozo de jengibre fresco de 2,5 cm

Otros

- 1 paquete de pan rallado sin gluten (225 gramos)
- 1 paquete de harina de uso universal sin gluten (565 gramos)
- 1 paquete de avena de cocción rápida o instantánea sin sabor (140 gramos)
- 1 paquete de pasta sin gluten (preferiblemente tipo penne)
- 1 paquete de pasta sin gluten (tipo rotini o fusilli)
- 1 litro de leche de almendras sin azúcar u otra leche vegetal
- 1 lata de leche de coco
- 595 gramos de tofu extra-firme
- 1 paquete de coco rallado (280 gramos)
- 1 paquete de harina de almendra (blanqueada) (225 gramos)
- 1 paquete de harina de coco (225 gramos)
- 1 paquete de algarroba en polvo (225 gramos)

Despensa

- Aceite de oliva
- Aceite de coco
- Sal marina o del Himalaya
- Cúrcuma molida
- Comino molido
- Orégano molido
- Sirope de arce
- Aminoácidos de coco o aminoácidos líquidos
- Stevia líquida
- Extracto de vainilla
- Harina de arrurruz
- Polvo de hornear
- Bicarbonato sódico

Preparación de Comidas para la Semana 2

Aquí tienes algunos consejos para preparar de manera eficiente las comidas basadas en tu Plan de Comidas de la Semana 2:

Preparación General Semanal:

- **Verduras:** Lava y corta todas las verduras para las comidas de la semana de una sola vez. Guárdalas en recipientes etiquetados en el frigorífico. Por ejemplo, el brócoli, las zanahorias y los champiñones necesarios para salteados y sopas pueden cortarse y guardarse por separado.
- **Preparación de proteínas:** Marina y cocina proteínas como pollo, pavo y tofu en grandes cantidades. Por ejemplo, hornea un lote más grande de albóndigas de pavo y pollo a la plancha al principio de la semana, luego refrigera o congela en porciones.
- **Preparación de almidones:** Cocina alimentos básicos como arroz y patatas al principio de la semana. El puré de patatas puede refrigerarse durante 3-4 días, y el arroz puede guardarse en el frigorífico para combinarlo rápidamente con las comidas.
- **Tentempiés y postres:** Prepara tentempiés como galletas de harina de almendra, bolitas de coco y barritas de dátiles y algarroba en cantidad. Guárdalos en recipientes herméticos para mantenerlos frescos. Hornea una hogaza de pan de plátano y magdalenas, luego corta y congela porciones individuales para descongelarlas fácilmente.

Consejos Específicos para la Preparación Diaria:

Día 1:
- **Mañana:** Prepara el revuelto de tofu fresco por la mañana para el desayuno.

- **Noche anterior:** Mezcla los ingredientes para las albóndigas de pavo y refrigera durante la noche; hornea justo antes de la cena para mayor frescura.

Día 2:
- **Noche anterior:** Prepara la masa de las gachas de arroz y refrigera. Simplemente cocínala por la mañana.
- **Mañana:** Prepara y cocina la crema de calabaza; se recalienta bien para el almuerzo.

Día 3:
- **Mañana:** Haz las tortitas por la mañana - son rápidas y llenan.
- **Noche anterior:** Prepara los ingredientes para el estofado de pescado y refrigera. Cocina fresco para la cena.

Día 4:
- **Mañana:** Prepara la tortilla de champiñones y espinacas fresca para disfrutar de los sabores.
- **Noche anterior:** Prepara los ingredientes para el burrito de verduras asadas y refrigera. Calienta y ensambla para el almuerzo.

Día 5:
- **Mañana:** Prepara tostada de aguacate con huevo fresco por la mañana.
- **Noche anterior:** Prepara el pesto para la pasta y cocina la pasta; mezcla y refrigera.

Día 6:
- **Mañana:** Bate el batido de plátano y bayas fresco para un comienzo vibrante del día.
- **Noche anterior:** Marina el bacalao para hornear y prepara la salsa cremosa de champiñones para la pasta.

Día 7:

- **Mañana:** Prepara tortitas de avena y plátano frescas para obtener mejores resultados.
- **Noche anterior:** Prepara los ingredientes para la crema de brócoli y cocínala fresca para el almuerzo.

Consejos para Congelar:

- Congela cualquier comida cocinada que no se consuma en un plazo de 3 días para mantener la frescura y prevenir el deterioro. Esto incluye cualquier plato de carne y sopas.

Descongelación y Recalentamiento:

- Descongela siempre las comidas en el frigorífico durante la noche. Recalienta en la cocina o en el microondas, asegurándote de que alcancen la temperatura adecuada antes de consumirlas.

Seguir estos consejos de preparación te ayudará a gestionar tus comidas de manera eficiente, manteniendo tu dieta apta para la gastritis en buen camino y reduciendo el estrés diario de cocinar.

CONSEJOS Y RECOMENDACIONES GENERALES

Tanto si estás comprando alimentos envasados, seleccionando las herramientas adecuadas para tu cocina, o buscando formas de simplificar tus procesos culinarios, estas recomendaciones están diseñadas para apoyar tus necesidades dietéticas y mejorar tu experiencia culinaria general. Por favor, tómate el tiempo para leer detenidamente estos consejos y mantenlos como referencia para guiarte en la creación de comidas nutritivas y aptas para la gastritis.

Compra de Alimentos Envasados

Los ingredientes enumerados a continuación se utilizan en muchas de las recetas. Al comprarlos, asegúrate de que cumplan con los siguientes criterios:

- **Pan sin gluten:** Evita el vinagre y las enzimas añadidas (se recomienda hacerlo en casa, ver p. 274).
- **Pan rallado sin gluten:** Sin condimentos.
- **Pasta sin gluten:** Debe estar hecha de harina de yuca, arroz blanco o boniato. El arroz integral, aunque no se recomienda completamente, es aceptable en forma de pasta para la mayoría de las personas.
- **Tortillas de harina sin gluten:** Pueden estar hechas de harina de yuca, boniato, coliflor, harina de almendra, etc., dependiendo de tu preferencia y lo que toleres.
- **Polvo de hornear:** Sin aluminio.
- **Caldos (vegetales o de pollo):** No deben contener ingredientes irritantes como cebolla y ajo.
- **Tortitas de arroz inflado:** Prefiere las elaboradas con arroz blanco. Si no están disponibles, las tortitas de arroz inflado hechas con arroz integral son permisibles durante los primeros 90 días, ya que son más ligeras y fáciles de digerir.
- **Leche de almendras:** Preferiblemente sin azúcar y elaborada con solo tres ingredientes: agua, almendras y sal. Esto también se aplica a otras leches vegetales como la de avena, coco y arroz.
- **Avena de cocción rápida o instantánea:** Sin sabores añadidos.
- **Mantequillas de frutos secos:** Deben contener solo dos ingredientes, p. ej., almendras y sal, sin azúcares ni aceites añadidos.
- **Leche de coco en lata:** Debe contener solo agua y coco, sin gomas ni fibras añadidas.

- **Coco rallado**: Sin azúcar.
- **Extracto de vainilla:** Preferiblemente sin alcohol, especialmente cuando se añade a batidos. Si debes usar extractos que contengan alcohol, ten en cuenta que gran parte del alcohol se evapora al calentarse.
- **Stevia líquida:** No debe contener ácido cítrico añadido.
- **Aceite de sésamo:** Utiliza el tostado por su sabor a nuez. Prefiere el prensado en frío o por expulsión para mantener la pureza y calidad.

Equipo y Herramientas Esenciales

A continuación se presenta una lista de equipos esenciales necesarios para preparar las recetas que se encuentran en el planificador de comidas. La mayoría de los artículos son asequibles y fáciles de conseguir. Si no puedes encontrarlos localmente, normalmente están disponibles en línea.

- Juego de sartenes antiadherentes
- 2 cazos: pequeño y mediano
- 3 ollas: pequeña, mediana y grande
- 2 cuencos para mezclar: pequeño y mediano
- Molde para pan: 20x10 cm
- Molde para muffins: 12 cavidades
- Fuente para horno: 20x20 cm
- Bandeja para hornear
- Machacador de patatas
- Rallador de cítricos
- Espátula
- Batidor globo
- Juego de cuchillos afilados
- Juego completo de tazas de medir
- Juego completo de cucharas de medir
- Cesta para cocer al vapor
- Batidora de alta potencia
- Procesador de alimentos pequeño
- Rodillo
- Mandolina
- Papel de hornear

Elementos Esenciales Diversos

Tanto si estás organizando tu espacio como preparando comidas por adelantado, estos consejos y estrategias esenciales te ayudarán a simplificar tus prácticas culinarias.

Soluciones de almacenamiento:

- **Conservación óptima de alimentos:** Maximiza la frescura y longevidad almacenando diferentes tipos de alimentos adecuadamente. Utiliza recipientes herméticos para las sobras y guarda los alimentos perecederos en las secciones apropiadas del frigorífico. Comprende las mejores condiciones para almacenar varios artículos de despensa.

- **Reducción de desperdicios:** Adopta el método FIFO (First In, First Out - Primero en entrar, primero en salir) para usar primero los artículos más antiguos y minimizar el desperdicio. Congela el exceso de productos frescos y comidas cocinadas para extender su vida útil y prevenir el deterioro.

Consejos de seguridad:

- **Prevención de accidentes en la cocina:** Mejora la seguridad en la cocina usando cuchillos afilados, que tienen menos probabilidades de causar lesiones, y practica técnicas correctas de corte para minimizar el riesgo de cortes.

- **Seguridad con el calor:** Utiliza siempre manoplas y agarradores al manipular sartenes y ollas calientes para protegerte de quemaduras y garantizar una cocina segura.

Estrategias para ahorrar tiempo:

- **Preparación de comidas:** Como se sugirió anteriormente, dedica tiempo semanal a preparar ingredientes o comidas completas.

Cortar verduras, marinar proteínas y ensamblar platos por adelantado puede ahorrar tiempo significativamente durante los días ocupados.

- **Técnicas de organización:** Mantén tu espacio de trabajo organizado y tus ingredientes y herramientas dispuestos lógicamente para agilizar el proceso de cocina y reducir el tiempo dedicado a buscar artículos.

Al incorporar estos elementos esenciales en tu rutina, puedes crear un entorno de cocina más seguro, eficiente y agradable, haciendo que la preparación de comidas sea más fluida y placentera.

CREANDO TU PROPIO PLAN DE COMIDAS Y ADAPTANDO RECETAS

Si estás buscando crear tu propio plan de comidas y adaptar una variedad de recetas para que se ajusten a una dieta apta para la gastritis, aquí tienes algunos consejos y recomendaciones valiosos:

- **Planifica con antelación:** Comienza seleccionando comidas y recetas para tu plan semanal que te resulten atractivas y sean sencillas de preparar. Está bien repetir comidas o recetas durante la semana, pero busca variedad para mejorar tu ingesta nutricional. No olvides incorporar aperitivos: opta por aquellos que sean fáciles y rápidos de preparar.
- **Crea una lista de la compra:** Una vez que hayas planificado tus comidas para la semana, elabora una lista de la compra con todos los ingredientes necesarios. Este paso ayuda a prevenir compras excesivas y reduce el desperdicio de alimentos. Organiza tu lista de la compra según la disposición del supermercado para agilizar tu experiencia de compra.

- **Cocina por lotes:** Si cocinar a diario no es factible o si prefieres minimizar el tiempo en la cocina, dedica dos o tres días a la semana para preparar tus comidas. Guárdalas en recipientes adecuados, como plástico libre de BPA o vidrio, en el frigorífico. Simplemente recalienta las comidas por tu método preferido cuando sea hora de comer. Esto ahorra tiempo y evita las opciones poco saludables de comer fuera.
- **Rota tu menú:** Para prevenir la monotonía y carencias nutricionales, cambia regularmente tu menú. Experimenta con nuevos ingredientes y diversifica tus recetas cada semana. Varía las proteínas en tus comidas, alterna las proteínas de la cena entre pollo, pescado y tofu, y cambia los básicos como el arroz hervido por patatas salteadas o calabaza al horno. Incorpora una variedad de verduras como espárragos y coles de Bruselas en lugar de mantener un solo tipo.

Adaptación de Recetas para la Gastritis

Ahora que entiendes cómo crear un plan de comidas equilibrado, exploremos cómo puedes modificar las recetas para hacerlas más adecuadas para la gastritis. Para asegurar que tus platos sean aptos para la gastritis, deben cumplir con los siguientes cuatro criterios:

1. Bajo contenido en ácido (pH superior a 5)

Busca ingredientes que tengan un nivel de pH más alto, ya que son menos ácidos y más suaves para el estómago. Incluye más alimentos alcalinizantes como tubérculos, verduras de hoja verde y frutas no cítricas. Evita ingredientes ácidos como tomates, cítricos y vinagre que pueden agravar el revestimiento del estómago.

2. Bajo en grasas (menos de 10g por ración)

Los alimentos altos en grasas pueden exacerbar la gastritis al aumentar el ácido estomacal y ralentizar la digestión. Opta por proteínas magras, como pollo sin piel, pavo o pescado blanco, y utiliza métodos de cocción como asar a la parrilla, al vapor o al horno en lugar de freír. Limita el uso de aceites y grasas en tu cocina a cantidades mínimas, y elige opciones saludables para el corazón como el aceite de oliva o el aguacate cuando sea necesario.

3. Bajo en sal y preferiblemente sin azúcar

Un alto consumo de sal y azúcar puede irritar el estómago y provocar retención de agua e inflamación. Condimenta tus comidas con hierbas y especias en lugar de usar sal en exceso, y utiliza edulcorantes naturales con moderación, si es que los usas. La incorporación de hierbas frescas puede realzar el sabor sin necesidad de sal o azúcar adicional.

4. Sin ingredientes irritantes

Evita alimentos que se sabe que desencadenan síntomas de gastritis, como pimientos picantes, cafeína, chocolate y bebidas alcohólicas. Sustitúyelos por alternativas más suaves que proporcionen sabor sin causar malestar. Por ejemplo, en lugar de usar chile en polvo, prueba con pimentón dulce; reemplaza el café con té de hierbas o café de achicoria.

Al incorporar estos criterios en tu cocina, puedes ajustar tus recetas favoritas para que sean más compatibles con una dieta apta para la gastritis. Para más opciones de sustitución, consulta la tabla a continuación, que proporciona una variedad de alternativas a los ingredientes comúnmente utilizados que pueden irritar el estómago.

Sustituciones de Ingredientes Aptos para la Gastritis

ELIMINAR	REEMPLAZAR
Cebolla (cruda o en polvo)	Hinojo (bulbo), puerro (solo parte blanca), asafétida
Ajo (crudo o en polvo)	Asafétida, comino molido, condimento italiano (sin ajo) o una mezcla de hierbas secas (albahaca, orégano, romero y tomillo)
Chile en polvo, pimienta de cayena, pimentón, pimienta negra	Comino molido, cilantro molido
Vinagre, lima, limón	Ralladura de limón, lima o naranja
Condimento para aves comprado en tienda	Una mezcla de sal con hierbas secas (tomillo, romero, albahaca, orégano u otras)
Chocolate	Algarroba (un excelente sustituto bajo en grasa y sin cafeína para el chocolate)

NOTAS

- **La moderación es clave:** La mayoría de estos sustitutos deben usarse con moderación y principalmente para cocinar, especialmente especias como el comino y la asafétida. Las hierbas secas, sin embargo, pueden utilizarse sin cocinar.

- **Controla tus reacciones:** Si notas alguna reacción adversa al consumir comino o puerro, sustitúyelos por otro ingrediente de la lista.

- **Búsqueda de ingredientes:** Si no encuentras asafétida o algarroba localmente, están fácilmente disponibles en línea.

En la parte final de la sección de recetas, encontrarás algunos aderezos compatibles con la gastritis. Estos pueden utilizarse como sustitutos de los aderezos comerciales, que a menudo están cargados de aditivos e ingredientes irritantes.

REFLEXIONES FINALES SOBRE LA PLANIFICACIÓN DE COMIDAS Y LAS RECETAS

A medida que profundizas en la planificación de comidas, es crucial adaptar cada receta a tus necesidades y circunstancias. Muchas de nuestras recetas para el almuerzo y la cena están elaboradas para una o dos raciones; ajusta la cantidad de ingredientes según corresponda si vas a compartir o preparar comidas para más personas para garantizar que todos tengan suficiente.

En cuanto a las consideraciones dietéticas, aborda los nuevos alimentos con precaución, particularmente aquellos conocidos por desencadenar síntomas como los huevos, la avena o los plátanos. Reintrodúcelos con cuidado si anteriormente te causaron molestias. En nuestras próximas recetas, encontrarás platos que utilizan huevos enteros y otros que incorporan fuentes de proteínas más grasas como el salmón. Dependiendo de tu tolerancia dietética, podrías considerar eliminar las yemas de huevo u optar por proteínas más bajas en grasa como las vieiras.

También es esencial equilibrar tus comidas adecuadamente. Al incorporar guarniciones, especialmente aquellas ricas en carbohidratos, mantener un tamaño de ración moderado es clave para evitar problemas digestivos. Elige guarniciones del Capítulo 8 u otras recetas que cumplan con una dieta compatible con la gastritis para mantener todo en armonía.

Por último, vigila siempre las intolerancias alimentarias, especialmente si los síntomas se intensifican. Eliminar y reintroducir metódicamente los alimentos sospechosos puede ser un enfoque práctico para identificar desencadenantes específicos.

RESUMEN DEL CAPÍTULO 5: PLAN DE MENÚ DE DOS SEMANAS

En este capítulo, presentamos un plan de menú completo de dos semanas específicamente diseñado para quienes manejan la gastritis. El enfoque consistió en aliviar la carga de las decisiones diarias sobre las comidas proporcionando un enfoque estructurado que no solo apoya la salud estomacal sino que también simplifica tu rutina culinaria. Aquí hay algunos aspectos destacados de ese capítulo:

- **Planificación estructurada de comidas:** El capítulo ofreció un programa detallado de dos semanas con comidas designadas para el desayuno, el almuerzo, la cena y los tentempiés, cada una diseñada para ser suave con el estómago y sencilla de preparar.
- **Facilidad y comodidad:** El plan fue elaborado para facilitar la compra de alimentos y la preparación de comidas, ofreciendo instrucciones claras que son especialmente útiles para personas nuevas en una dieta consciente de la gastritis.

- **Flexibilidad y personalización:** Reconociendo las necesidades y preferencias dietéticas individuales, el plan fue diseñado con la flexibilidad para modificar las comidas según el gusto personal y las restricciones dietéticas.

- **Recetas de apoyo:** Cada sugerencia de comida estaba acompañada de recetas específicas, que se elaboran más detalladamente en capítulos posteriores. Estas recetas aseguran que las comidas no solo apoyen la salud estomacal sino que también sean agradables de comer.

- **Reducción del estrés:** Al proporcionar un plan de comidas claro y conciso, el capítulo pretendía aliviar el estrés y la ansiedad a menudo asociados con la planificación de comidas, contribuyendo a una gestión más eficaz de los síntomas de la gastritis.

Al concluir este resumen de capítulo, recuerda que manejar la gastritis va más allá de seguir un plan de comidas: se trata de aprender qué funciona para tu cuerpo y fomentar hábitos que apoyen la salud digestiva a largo plazo. Utiliza este menú de dos semanas como punto de partida, ajústalo según tus necesidades y escucha las respuestas de tu cuerpo.

Capítulo 6

RECETAS PARA EL DESAYUNO

Gachas de Avena 216

Huevos Revueltos con Espinacas 217

Tortitas de Avena y Plátano 218

Gachas de Arroz 219

Revuelto de Tofu 220

Tortitas de 3 Ingredientes 221

Tortilla de Champiñones y Espinacas 222

Batido de Plátano y Bayas 223

Batido de Plátano y Avena 224

Tostada de Aguacate con Huevo 225

Gachas de Avena

Esta reconfortante, cálida y cremosa papilla es una excelente manera de empezar el día. La avena proporciona vitaminas y minerales y, al ser rica en fibra soluble, contribuye a un sistema digestivo saludable.

Raciones: 1 | **Preparación:** 5 minutos | **Cocción:** 10 minutos

- ½ taza de copos de avena de cocción rápida o instantánea sin sabor
- 1 taza de leche de almendras sin azúcar u otra leche vegetal
- 1 plátano maduro, en rodajas
- Una pizca de sal
- ¼ de cucharadita de extracto de vainilla (opcional)
- 1 cucharada de coco rallado o nueces picadas (opcional)
- 1 cucharada de sirope de arce (opcional, para rociar por encima)

1. En una cazuela pequeña a fuego medio-alto, combina la leche, la avena, la sal y la vainilla (si la usas). Cocina, removiendo frecuentemente, hasta que la mezcla empiece a hervir.
2. Una vez que hierva, reduce el fuego a bajo y continúa cocinando, removiendo constantemente, durante unos 5 minutos o hasta que la avena comience a espesar.
3. Retira del fuego y transfiere la avena a un bol.
4. Cubre con rodajas de plátano, coco rallado o nueces, y rocía con sirope de arce (si utilizas estos ingredientes opcionales).

Notas

- If you find that you don't tolerate oatmeal well, consider trying the rice porridge recipe on page 201.
- You can substitute the banana with half of a ripe Bosc pear, sliced and peeled, or another type of fruit with a pH greater than 5.

Por ración: (1 bol) Calorías: The 295; Grasa total: 5,7g; Proteínas: 8g; Carbohidratos: 48,6g; Fibra: 7,2g

Huevos Revueltos Con Espinacas

Estos sabrosos huevos revueltos con espinacas son una opción ideal para el desayuno. Fáciles de preparar y llenos de proteínas, este plato es una excelente manera de comenzar tu día con energía.

Raciones: 1 **Preparación:** 10 minutos **Cocción:** 5 minutos

- 1 huevo grande
- 2 claras de huevo
- 1 taza de espinacas frescas, picadas
- ½ cucharadita de aceite de oliva o de coco
- ¼ de cucharadita de sal
- 1 cucharada de aceitunas negras, picadas (opcional)
- 1 rebanada de pan tostado sin gluten u otro acompañamiento (p. ej., patata o boniato pequeño o mediano, cocido y sin piel)

1. En un cuenco mediano, bate el huevo, las claras y la sal. Añade las espinacas y las aceitunas negras (si las usas). Mezcla bien todos los ingredientes.
2. Calienta una sartén antiadherente a fuego medio y añade el aceite. Cuando esté caliente, vierte la mezcla de huevo en la sartén.
3. Cocina, removiendo constantemente, durante aproximadamente 2 minutos, o hasta que los huevos estén completamente cocinados y las espinacas marchitas.
4. Retira del fuego y transfiere a un plato.
5. Sirve inmediatamente con una rebanada de pan tostado sin gluten o el acompañamiento que hayas elegido.

Notas
- Las espinacas pueden sustituirse por kale para obtener un sabor y un perfil nutricional diferentes.
- Si no toleras los huevos, consulta la receta vegetariana, que sustituye los huevos por tofu para un plato similar.

Por ración: (3 huevos revueltos con una rebanada de pan tostado) Calorías: 210; Grasa total: 9g; Proteínas: 15g; Carbohidratos: 15g; Fibra: 1,2g

Tortitas De Avena y Plátanos

Estas tortitas sencillas y saludables son una excelente alternativa a las tortitas tradicionales, ya que están hechas con avena en lugar de harina de trigo y no requieren huevos ni lácteos para su elaboración.

Raciones: 1 | **Preparación:** 10 minutos | **Cocción:** 15 minutos

- ½ taza de avena de cocción rápida o harina de avena
- ½ plátano maduro mediano
- ¼ taza de leche de almendras sin azúcar u otra leche vegetal
- 1 cucharadita de polvo de hornear
- Una pizca de sal
- ½ cucharadita de extracto de vainilla (opcional)
- 1 cucharada de sirope de arce (para rociar por encima)
- Medio plátano adicional, en rodajas (para servir)

1. Si usas avena de cocción rápida, añádela a una batidora y tritúrala hasta que quede bien molida. Si usas harina de avena, añade todos los ingredientes (excepto el sirope de arce) y bátelos hasta que la mezcla quede suave. Vierte la mezcla en un bol mediano y resérvala.
2. Calienta una sartén antiadherente a fuego medio. Vierte ¼ de taza de la mezcla en la sartén preparada y cocina hasta que se formen pequeñas burbujas en el centro de las tortitas o hasta que la base esté dorada, aproximadamente 1 o 2 minutos. Voltea con una espátula y cocina durante 1 o 2 minutos por el otro lado.
3. Repite con el resto de la mezcla.
4. Sirve con sirope de arce y medio plátano maduro en rodajas por encima.

Nota

- Si encuentras que no toleras bien estas tortitas, considera probar la receta alternativa de tortitas.

Por ración: (2 ½ tortitas) Calorías: 272; Grasa total: 5,6g; Proteínas: 8,6g; Hidratos de carbono: 43g; Fibra: 4,9g

Gachas De Arroz

Estas cremosas gachas de arroz son una maravillosa alternativa a las gachas tradicionales, perfectas para aquellos que no toleran o no prefieren la avena.

Raciones: 1 **Preparación:** 5 minutos **Cocción:** 10 minutos

- 1 taza de arroz blanco cocido (previamente cocinado sin aceite ni sal)
- 1 taza de leche de almendras sin azúcar u otra leche vegetal
- 1 plátano maduro, cortado en rodajas
- 1 o 2 cucharadas de sirope de arce (más para rociar por encima)
- ½ cucharadita de extracto de vainilla (opcional)
- 1 cucharada de coco rallado o nueces picadas (opcional)

1. En una cazuela mediana, mezcla el arroz cocido, la leche, el sirope de arce y la vainilla (si la usas).
2. Lleva la mezcla a ebullición a fuego medio.
3. Una vez que hierva, reduce el fuego a bajo. Continúa cocinando, removiendo constantemente, durante unos 5-10 minutos, o hasta que la mezcla espese y absorba parte del líquido.
4. Retira del fuego.
5. Sirve las gachas en un bol, cubiertas con rodajas de plátano, coco rallado o nueces, y un chorrito adicional de sirope de arce si lo deseas.

Notas
- Para variar el sabor y la textura, sustituye el plátano por media pera Bosc madura, pelada y cortada en rodajas, u otro tipo de fruta con bajo nivel de acidez (pH superior a 5).
- Asegúrate de que el arroz esté cocido lo suficientemente blando para que se integre suavemente en la textura cremosa de las gachas.

Por ración: (1 bol) Calorías: 398; Grasa total: 3,5g; Proteínas: 7g; Carbohidratos: 82g; Fibra: 3,6g

Revuelto de Tofu

Este tofu revuelto es una excelente alternativa vegetariana a los tradicionales huevos revueltos. Repleto de todos los aminoácidos esenciales, el tofu no solo es rico en proteínas, sino también versátil y fácil de preparar.

Raciones: 2 | **Preparación:** 10 minutos | **Cocción:** 10 minutos

- 170 g de tofu firme, escurrido
- 1 taza de espinacas frescas, picadas
- ¼ de cucharadita de cúrcuma molida (para el color)
- ¼ de cucharadita de comino molido
- 1 o 2 cucharadas de levadura nutricional (opcional, para un sabor a queso)
- ¼ de cucharadita de sal
- ½ cucharadita de aceite de oliva o de coco
- 1 rebanada de pan tostado sin gluten u otro acompañamiento (como una patata o boniato cocido y sin piel)

1. Desmenuza el tofu en un bol hasta lograr textura de huevos revueltos. Mezcla con cúrcuma, comino, sal y levadura nutricional (opcional).
2. Calienta el aceite en una sartén a fuego medio, añade el tofu y cocina 3-5 minutos, removiendo.
3. Agrega las espinacas y cocina otros 5 minutos hasta que se marchiten.
4. Sirve con pan tostado sin gluten u otro acompañamiento.

Nota
- La cúrcuma y el comino a veces pueden causar molestias estomacales en personas sensibles. Se recomienda probar esta receta en pequeñas cantidades inicialmente para ver cómo toleras estas especias.

Por ración: (½ del tofu revuelto sin pan tostado) Calorías: 119; Grasa total: 7,2 g; Proteínas: 13,3 g; Carbohidratos: 1,7 g; Fibra: 1,4 g

Tortitas de 3 Ingredientes

Estas tortitas esponjosas y naturalmente dulces son increíblemente fáciles de preparar, requiriendo solo tres ingredientes. Son perfectas para un desayuno rápido o para una mañana tranquila de fin de semana.

Raciones: 1 **Preparación:** 5 minutos **Cocción:** 5-10 minutos

- 1 plátano muy maduro
- 1 huevo grande
- ¼ taza de harina sin gluten para todo uso (ver notas)

1. En un bol mediano, aplasta bien el plátano con un tenedor. Añade el huevo al plátano aplastado y mezcla bien para combinarlos.
2. Incorpora gradualmente la harina sin gluten a la mezcla de plátano y huevo, asegurándote de deshacer cualquier grumo.
3. Calienta una sartén antiadherente a fuego medio.
4. Vierte ¼ taza de la masa de tortitas en la sartén. Cocina hasta que se formen pequeñas burbujas en la superficie y los bordes parezcan cuajados, aproximadamente de 1 a 2 minutos. Dale la vuelta con una espátula y cocina durante otros 1 o 2 minutos, o hasta que las tortitas estén doradas por ambos lados.
5. Repite con el resto de la masa.
6. Sirve tibio, con rodajas adicionales de plátano por encima y un chorrito de sirope de arce si lo deseas.

Notas
- Para tortitas más esponjosas, considera añadir ½ cucharadita de polvo de hornear a la masa.
- Si no dispones de harina sin gluten para todo uso, sustitúyela por harina de avena o una mezcla para tortitas sin gluten.

Por ración: (3 tortitas) Calorías: 283; Grasa total: 6,3g; Proteínas: 10,6g; Hidratos de carbono: 43,9g; Fibra: 5,6g

Tortilla de Champiñones y Espinacas

Una sabrosa tortilla cargada de nutritivas verduras como espinacas, champiñones y calabacín. Ideal para un desayuno sencillo y satisfactorio.

Raciones: 1 | **Preparación:** 10 minutos | **Cocción:** 10 minutos

- 1 huevo grande
- 2 claras de huevo
- ½ taza de champiñones frescos, laminados
- 1 taza de espinacas frescas
- ½ taza de calabacín en rodajas (opcional)
- 1 cucharadita de aceite de oliva o de coco
- ¼ de cucharadita de sal
- 1 rebanada de pan tostado sin gluten u otro acompañamiento (por ejemplo, una patata o boniato cocido y sin piel)

1. En un cuenco pequeño, bate el huevo, las claras y la sal. Reserva.
2. Calienta el aceite en una sartén antiadherente a fuego medio. Añade los champiñones y el calabacín (si lo vas a usar) y saltéalos durante unos 3 a 5 minutos, o hasta que las verduras estén tiernas.
3. Añade las espinacas a la sartén y cocina, removiendo continuamente, hasta que se marchiten. Retira las verduras de la sartén y resérvalas. Reduce el fuego a medio.
4. Vierte los huevos batidos en la sartén. A medida que los huevos empiecen a cuajar, levanta suavemente los bordes e inclina la sartén para que el huevo crudo fluya por debajo.
5. Una vez que los huevos estén casi cuajados, coloca las verduras cocidas sobre la mitad de la tortilla. Si lo deseas, añade una pizca adicional de sal.
6. Dobla con cuidado la tortilla sobre las verduras. Cocina un minuto más o hasta que los huevos estén completamente cuajados.
7. Transfiere la tortilla a un plato y sírvela con una rebanada de pan sin gluten o el acompañamiento que hayas elegido.

Por ración: (1 tortilla) Calorías: 227; Grasa total: 9,8 g; Proteínas: 17 g; Carbohidratos: 15,4 g; Fibra: 1,6 g

Batido de Plátano y Bayas

Este delicioso batido de plátano y bayas no solo es saludable y fácil de preparar, sino también una gran fuente de antioxidantes y grasas saludables, gracias a las bayas y la crema de almendras.

Raciones: 1 | **Preparación:** 5 minutos

- 1 plátano muy maduro
- ½ taza de arándanos, fresas o bayas mixtas
- 1 taza de leche de almendras sin azúcar u otra leche vegetal
- ½ cucharada de crema de almendras
- 1 o 2 cucharadas de proteína de guisante o cáñamo (opcional)

1. Coloca el plátano, las bayas, la leche de almendras, la crema de almendras y la proteína en polvo (si la usas) en una batidora.
2. Bate a alta velocidad durante aproximadamente un minuto o hasta conseguir una consistencia homogénea.
3. Sirve el batido inmediatamente y disfrútalo.

Notas

- Si lo deseas, puedes sustituir la crema de almendras por una cucharada de nueces o semillas de cáñamo peladas.
- Para un batido más espeso y frío, considera congelar el plátano y las bayas de antemano. Esto elimina la necesidad de añadir hielo, manteniendo el sabor intenso y la textura cremosa del batido.

Por ración: (aproximadamente 2 tazas) Calorías: 248; Grasa total: 8g; Proteínas: 4,8g; Carbohidratos: 36g; Fibra: 6g

Batido de Plátano y Avena

Este delicioso batido de plátano y avena es perfecto para las mañanas perezosas o cuando necesitas un desayuno rápido pero satisfactorio.

Raciones: 1 | **Preparación:** 5 minutos

- 1 plátano muy maduro
- ¼ taza de copos de avena tradicionales o de cocción rápida
- 1 taza de leche de almendras sin azúcar u otra leche vegetal
- ½ cucharada de mantequilla de almendras
- 1 cucharada de polvo de algarroba (opcional, pero añade un sabor agradable y más nutrientes)

1. Si tienes tiempo, deja los copos de avena en remojo en agua durante toda la noche; esto facilita su digestión y procesado. Al día siguiente, escurre bien la avena antes de usarla.
2. Coloca la avena, el plátano, la leche de almendras, la mantequilla de almendras y el polvo de algarroba (si lo usas) en la batidora.
3. Bate a velocidad alta durante aproximadamente un minuto o hasta que la mezcla quede completamente homogénea.
4. Sirve el batido inmediatamente para disfrutar de su sabor fresco y textura cremosa.

Notas
- Puedes sustituir la mantequilla de almendras por una cucharada de nueces o semillas de cáñamo peladas para obtener un tipo diferente de grasa saludable.
- Para un batido más frío, puedes congelar el plátano de antemano. Esto elimina la necesidad de hielo, manteniendo el sabor intenso y la textura cremosa del batido.

Por ración: (2 tazas aprox.) Calorías: 266; Grasa total: 8,7g; Proteínas: 7g; Carbohidratos: 37g; Fibra: 5,9g

Tostada De Aguacate Con Huevo

Esta sencilla y sabrosa tostada de aguacate con huevo es increíblemente fácil de preparar y requiere solo unos pocos ingredientes. Es perfecta para un desayuno rápido y ligero o como tentempié nutritivo.

Raciones: 1 **Preparación:** 5 minutos

- ⅓ taza de aguacate, pelado y cortado en dados
- 1 cucharada de cilantro fresco, finamente picado
- 1 huevo grande, cocido
- Sal al gusto
- 2 rebanadas de pan sin gluten

5. Tuesta ligeramente el pan sin gluten en una tostadora o en una sartén a fuego medio hasta que adquiera un color dorado claro.
6. Mientras el pan se tuesta, machaca el aguacate en un cuenco pequeño. Mezcla con el cilantro y una pizca de sal.
7. Extiende el aguacate machacado uniformemente sobre las rebanadas de pan tostado.
8. Coloca el huevo laminado sobre el aguacate. Sazona con sal adicional al gusto.
9. Sirve inmediatamente para obtener el mejor sabor y una textura crujiente.

Notas

- Dependiendo de tu tolerancia, puedes añadir más aguacate a las tostadas.
- Para un aporte extra de proteínas, considera añadir 1 o 2 claras de huevo cocidas adicionales picadas o ⅓ de taza de tofu revuelto sobre la capa de aguacate.

Por raciónz: (dos rebanadas de tostada) Calorías: 205; Grasa total: 9,7g; Proteínas: 4,5g; Carbohidratos: 28g; Fibra: 5,3g

Capítulo 7

RECETAS PARA EL ALMUERZO Y LA CENA

Salteado de Pollo con Verduras 228

Fletán con Costra de Hierbas 229

Pollo a la Plancha con Espinacas y Champiñones 230

Bacalao al Horno con Coles de Bruselas 231

Sopa de Pollo con Verduras 232

Albóndigas de Pavo al Horno 233

Salmón Glaseado con Brócoli 234

Tiras de Pollo al Horno 235

Estofado de Pescado 236

Crema de Brócoli 237

Crema de Calabaza 238

Pasta al Pesto con Tofu 239

Pasta Cremosa de Champiñones 240

Salteado de Verduras con Tofu 241

Burrito de Verduras Asadas 242

Salteado de Pollo con Verduras

Este sabroso salteado de estilo chino combina nutritivas verduras y tierno pollo en una sabrosa salsa casera. Es el plato perfecto para servir con arroz blanco o arroz de coliflor para una comida satisfactoria.

Raciones: 1 | **Preparación:** 20 minutos | **Cocción:** 15 minutos

- ½ pechuga de pollo sin hueso ni piel, cortada en trozos
- ¾ taza de floretes de brócoli, cortados en trozos
- ½ zanahoria mediana, pelada y cortada en juliana
- ¼ calabacín mediano, en rodajas
- ⅓ taza de champiñones en rodajas (opcional)
- ½ cucharada de aceite de oliva o de coco
- ½ cucharadita de jengibre rallado
- 1 ½ cucharadas de aminoácidos de coco o aminoácidos líquidos
- 2 cucharaditas de aceite de sésamo
- ½ cucharadita de fécula de patata o harina de arrurruz

1. Calienta el aceite en una sartén antiadherente o wok a fuego medio-alto. Añade el jengibre y los trozos de pollo, removiendo ocasionalmente, hasta que el pollo esté completamente cocinado y ligeramente dorado. Retira el pollo y resérvalo.
2. En la misma sartén, añade el brócoli, la zanahoria, el calabacín y los champiñones (si los usas). Cocina de 5 a 7 minutos, removiendo frecuentemente, hasta que las verduras estén tiernas.
3. En un cuenco pequeño, mezcla los aminoácidos de coco, el aceite de sésamo y la fécula de patata o harina de arrurruz para crear la salsa del salteado.
4. Devuelve el pollo a la sartén y vierte la salsa por encima. Remueve bien para combinar y deja que hierva a fuego lento durante 2 o 3 minutos, o hasta que la salsa espese ligeramente.
5. Sirve el salteado tibio, perfecto como acompañamiento del arroz blanco o arroz de coliflor.

Por ración: (aproximadamente 2 ½ tazas) Calorías: 179; Grasa total: 6,6g; Proteínas: 21,4g; Carbohidratos: 6g; Fibra: 6,3g

Fletán Con Costra De Hierbas

Este fletán con costra de hierbas combina hierbas frescas y aromáticas con una cobertura crujiente de pan rallado sin gluten, creando un plato sencillo pero sofisticado, tanto sabroso como fácil de preparar.

Raciones: 2 | **Preparación:** 15 minutos | **Cocción:** 15 minutos

- 2 filetes de fletán (170 gramos cada uno)
- ⅓ taza de pan rallado sin gluten (aproximadamente 6 cucharadas)
- 3 cucharadas de perejil fresco, picado
- 2 cucharadas de eneldo fresco, picado
- 2 cucharadas de puerro fresco, picado
- 1 ½ cucharaditas de aceite de oliva
- ½ cucharadita de ralladura de limón, finamente rallada
- ½ cucharadita de sal

1. Precalienta el horno a 200 grados C (400 grados F).
2. Forra una bandeja de horno con papel de hornear para facilitar la limpieza.
3. En un recipiente pequeño, combina el pan rallado sin gluten, el perejil, el eneldo, el puerro, el aceite de oliva, la ralladura de limón y la sal. Mezcla bien y prueba; ajusta el condimento con más sal si es necesario.
4. Enjuaga los filetes de fletán y sécalos con papel de cocina.
5. Coloca los filetes de fletán en la bandeja de horno preparada.
6. Cubre generosamente cada filete con la mezcla de pan rallado con hierbas, presionando ligeramente para asegurar que se adhiera.
7. Hornea en el horno precalentado durante 10 a 15 minutos, o hasta que la cobertura de pan rallado esté ligeramente dorada y el pescado se desmenuce fácilmente con un tenedor.
8. Sirve inmediatamente y disfruta.

Por ración: (1 filete) Calorías: 218; Grasa total: 6g; Proteínas: 38g; Carbohidratos: 0g; Fibra: 0g

Pollo a la Plancha con Espinacas y Champiñones

Esta exquisita pechuga de pollo a la plancha servida sobre una cama de espinacas y champiñones es tanto sabrosa como sencilla de preparar, convirtiéndola en una comida perfecta para una dieta saludable y rica en proteínas.

Raciones: 1 | **Preparación:** 15 minutos | **Cocción:** 15 minutos

- 1 pechuga de pollo deshuesada y sin piel
- 1 taza de espinacas frescas
- 2 o 3 champiñones medianos, laminados
- ¼ de puerro (solo la parte blanca), finamente picado
- 2 cucharaditas de aceite de oliva, divididas
- ¼ de cucharadita de sal
- ½ cucharadita de orégano seco

1. En un bol mediano, combina la sal, el orégano y 1 cucharadita de aceite de oliva. Añade el pollo y cúbrelo generosamente con la mezcla. Déjalo marinar durante 20-30 minutos.
2. Calienta una sartén o plancha a fuego medio y cocina el pollo 5–7 minutos por lado, hasta que esté bien cocido. Retíralo y resérvalo.
3. En la misma sartén, añade la cucharadita restante de aceite junto con el puerro picado. Sofríe durante 2-3 minutos, o hasta que el puerro esté ligeramente dorado.
4. Añade los champiñones y cocina 2–3 minutos más. Incorpora las espinacas y cocina 1–2 minutos, hasta que se marchiten.
5. Coloca las verduras salteadas en un plato y pon encima la pechuga de pollo a la plancha.

Nota

- Si lo deseas, en lugar de saltear los champiñones, puedes preparar una salsa de champiñones (ver p. 281) para verter sobre la pechuga de pollo.

Por ración: (1 pechuga de pollo) Calorías: 234; Grasa total: 6g; Proteínas: 40g; Carbohidratos: 0g; Fibra: 0g

Bacalao Al Horno Con Coles De Bruselas

Esta receta saludable combina el bacalao al horno cubierto de hierbas con coles de Bruselas. Es fácil, requiere pocos ingredientes y ofrece un gran sabor.

Raciones: 1 | Preparación: 20 minutos | Cocción: 20 minutos

- Filete de bacalao de 140 gramos
- 1 cucharadita de hierbas secas o frescas (como tomillo, romero, perejil o salvia)
- 2 cucharaditas de aceite de oliva, divididas
- ¼ de cucharadita de sal, más sal al gusto
- 115 gramos de coles de Bruselas (aproximadamente 1 ¼ tazas)

1. Precalienta el horno a 190°C. Engrasa una bandeja de horno con spray antiadherente o fórrala con papel de horno.
2. En un recipiente pequeño, mezcla 1 cucharadita de aceite de oliva, ¼ de cucharadita de sal y las hierbas elegidas.
3. Coloca el filete de bacalao en la bandeja de horno y extiende la mezcla de hierbas por encima.
4. Limpia y parte las coles de Bruselas, mézclalas con el resto del aceite y sal, y distribúyelas junto al bacalao.
5. Hornea 12–15 minutos, hasta que el bacalao se deshaga fácilmente. Retíralo y hornea las coles 10–15 minutos más, hasta que estén doradas.
6. Sirve el bacalao con las coles de Bruselas asadas.

Notas

- Si no hay coles de Bruselas disponibles, puedes sustituirlas por espinacas, brócoli o espárragos al vapor como guarnición igualmente nutritiva.
- Si no hay bacalao disponible, la tilapia o el salmón son excelentes sustitutos y se cocinarán de manera similar.

Por ración: (140 gramos de bacalao) Calorías: 189; Grasa total: 1g; Proteínas: 32g; Carbohidratos: 0g; Fibra: 0g

Sopa de Pollo con Verduras

Esta reconfortante y relajante sopa de pollo, cargada de nutritivas verduras, es perfecta para una cena ligera o cuando necesitas algo suave para el estómago durante un brote.

Raciones: 4 | **Preparación:** 15 minutos | **Cocción:** 30 minutos

- 1 pechuga de pollo sin hueso ni piel, cortada en trozos
- 2 tallos de apio, picados
- 1 zanahoria mediana, pelada y cortada en rodajas
- 1 o 2 patatas medianas, peladas y cortadas en trozos
- 1 puerro (solo la parte blanca y verde clara), lavado y picado
- 1 taza de calabaza, pelada y cortada en dados
- 6 tazas de agua o caldo de verduras (ver p. 277)
- 1 cucharada de aceite de oliva virgen extra
- 2 o 3 cucharaditas de sal, ajustada al gusto
- 4 ramitas de tomillo fresco (o 1 cucharadita de tomillo seco)
- ½ cucharadita de cilantro molido (opcional)

1. Calienta el aceite en una olla grande a fuego medio. Añade el puerro y los trozos de pollo y sofríelos durante unos 5 minutos, o hasta que el puerro esté tierno y el pollo ya no esté rosado.
2. Añade el apio, la zanahoria, las patatas y la calabaza a la olla, junto con el agua o el caldo de verduras.
3. Incorpora 2 cucharaditas de sal, el tomillo y el cilantro (si lo usas).
4. Lleva la mezcla a ebullición, luego reduce el fuego a bajo y tapa la olla. Deja que la sopa hierva a fuego lento durante 25-30 minutos, o hasta que el pollo esté bien cocinado y las verduras estén tiernas.
5. Pruébala y ajusta la sazón con una cucharadita adicional de sal si es necesario.
6. Sirve la sopa tibia y disfrútala.

Por ración: (1 cuenco mediano) Calorías: 149; Grasa total: 4,9g; Proteínas: 11g; Carbohidratos: 12,6g; Fibra: 2,5g

Albóndigas de Pavo al Horno

Estas albóndigas de pavo al horno son una opción más saludable que las tradicionales de carne de vacuno. Deliciosas con fideos de calabacín o salsa de champiñones, son un complemento versátil para cualquier comida.

Raciones: 2 | **Preparación:** 10 minutos | **Cocción:** 20 minutos

- 170 gramos de pechuga de pavo picada magra (o pollo picado)
- ½ taza de pan rallado sin gluten
- 1 huevo grande, batido
- 2 cucharadas de perejil fresco, picado
- 2 cucharadas de puerro (solo la parte blanca), finamente picado
- ½ cucharadita de orégano molido
- ¼ cucharadita de comino molido
- ½ cucharadita de sal

1. Precalienta el horno a 190°C. Forra una bandeja de horno con papel de hornear o engrásala ligeramente con aceite en spray antiadherente.
2. En un bol, mezcla el pavo picado, pan rallado, huevo, perejil, puerro, orégano, comino y sal hasta integrar bien (mejor con las manos).
3. Forma entre 10 y 12 albóndigas con la mezcla y colócalas en la bandeja preparada.
4. Hornea 15-20 minutos, hasta que estén cocidas y ligeramente doradas.
5. Sirve tibias con fideos de calabacín o salsa de champiñones.

Nota

- Para un toque extra de elegancia y sabor, prepara la salsa de champiñones (ver p. 281) y viértela sobre las albóndigas antes de servir.

Por ración: (6 albóndigas) Calorías: 285; Grasa total: 8g; Proteínas: 31g; Carbohidratos: 18g; Fibra: 1,9g

Salmón Glaseado con Brócoli

Este salmón rico y sabroso está cubierto con un glaseado dulce y salado que no solo aporta un sabor exquisito, sino que también crea una deliciosa costra caramelizada. Perfecto para una comida sana y elegante.

Raciones: 2 | **Preparación:** 10 minutos | **Cocción:** 20 minutos

- Filete de salmón de 140 gramos
- 3 cucharadas de sirope de arce
- 2 cucharadas de aminoácidos de coco o aminoácidos líquidos
- 1 cucharadita de jengibre rallado
- 1 taza de floretes de brócoli, lavados

1. En un bol, mezcla los aminoácidos de coco, el sirope y el jengibre. Reserva 2 cucharadas del glaseado. Marina el salmón en esta mezcla durante 15 minutos a temperatura ambiente o 30 minutos en la nevera.
2. Cocina al vapor el brócoli en una olla con 2,5 centímetros de agua hirviendo durante 4-5 minutos, luego sazona con sal.
3. Si lo horneas: Precalienta el horno a 200°C, coloca el salmón en una bandeja engrasada y hornea durante 15 minutos. Gratina durante 1-2 minutos para dorar la parte superior.
4. Si lo haces a la plancha: Calienta una plancha engrasada a fuego medio y cocina el salmón de 4 a 6 minutos por cada lado.
5. Rocía el glaseado reservado sobre el salmón cocinado, déjalo reposar y sírvelo con el brócoli.

Por ración: (70 gramos de salmón, 1 taza de brócoli) Calorías: 184; Grasa total: 6g; Proteínas: 18g; Carbohidratos: 6g; Fibra: 5g

Tiras de Pollo al Horno

Estas crujientes tiras de pollo al horno son una alternativa deliciosa y más saludable a las tradicionales tiras de pollo fritas. Servidas con verduras al vapor o puré de patatas, constituyen una comida muy satisfactoria.

Raciones: 1 | **Preparación:** 10 minutos | **Cocción:** 20 minutos

- 1 huevo grande
- ½ pechuga de pollo deshuesada y sin piel, cortada en seis tiras
- ¼ de taza de pan rallado sin gluten
- ½ cucharadita de tomillo seco
- 1 cucharadita de orégano seco
- ½ cucharadita de sal

1. Precalienta el horno a 220°C. Forra una bandeja de horno con papel vegetal o engrásala con spray antiadherente.
2. En un bol mediano, mezcla el pan rallado, el tomillo, el orégano y la sal. Mezcla bien.
3. En un bol pequeño, bate el huevo. Sumerge cada tira de pollo primero en el huevo batido y luego rebózala en la mezcla de pan rallado, sacudiendo el exceso.
4. Coloca las tiras de pollo en la bandeja de horno preparada. Hornea durante 15 a 20 minutos, dándoles la vuelta una vez a mitad de cocción, hasta que las tiras estén doradas y bien cocidas.
5. Sirve las tiras de pollo con verduras al vapor o con la guarnición que prefieras.

Nota

- Esta receta también es estupenda para preparar tiras de pavo o pescado. Simplemente sustituye el pollo por una cantidad equivalente de pechuga de pavo sin piel o tus filetes de pescado preferidos.

Por ración: (3 tiras de pollo) Calorías: 247; Grasa total: 8,4g; Proteínas: 30g; Carbohidratos: 9,5g; Fibra: 1g

Estofado de Pescado

Este estofado de pescado sustancioso y sabroso es perfecto para entrar en calor en una fría noche de invierno. Es una receta versátil que te permite usar cualquier pescado blanco que prefieras, como bacalao o halibut.

Raciones: 2 | **Preparación:** 10 minutos | **Cocción:** 20 minutos

- 1 puerro (solo la parte blanca), lavado y picado
- 170 gramos de bacalao, sin piel y cortado en trozos pequeños
- 1 bulbo de hinojo, sin corazón y picado
- 1-2 cucharadas de frondas de hinojo o perejil fresco, picado
- 2 zanahorias, peladas y cortadas en dados
- 1 patata mediana, pelada y cortada en cuartos
- 1 cucharada de aceite de oliva
- 750 ml de caldo de verduras (ver p. 277)
- 1 cucharadita de fécula de patata o harina de arrurruz
- ½ cucharadita de sal

1. Calienta el aceite en una olla a fuego medio-alto. Sofríe el hinojo y el puerro unos 5 minutos, hasta que empiecen a dorarse.
2. Agrega el pescado y cocina 3–4 minutos, removiendo, hasta que empiece a endurecerse.
3. Disuelve la fécula o harina de arrurruz en un poco de caldo y añádela a la olla junto con el resto del caldo, las zanahorias, la patata y la sal.
4. Lleva a ebullición y cocina 15 minutos, removiendo ocasionalmente, hasta que las verduras estén tiernas.
5. Antes de servir, añade frondas de hinojo o perejil picado. Sirve tibio.

Por ración: (about 2 cups) Calories: 298; Total fat: 8g; Protein: 23g; Carbohydrates: 26g; Fiber: 8g

Crema de Brócoli

Esta clásica crema de brócoli no solo es deliciosa sino también muy saludable y nutritiva, con una textura cremosa sin necesidad de nata ni mantequilla.

Raciones: 2 **Preparación:** 15 minutos **Cocción:** 20 minutos

- 2 tazas de floretes de brócoli, lavados
- 2 tazas de agua o caldo de verduras (ver p. 277)
- ½ taza de leche de almendras sin azúcar u otra leche vegetal
- ½ taza de puerro (solo la parte blanca), lavado y finamente picado
- 1 patata mediana, pelada y cortada en trozos
- 1 cucharadita de aceite de oliva o de coco
- 1 cucharadita de sal

1. Calienta el aceite en una cazuela mediana a fuego medio-alto. Añade el puerro picado y sofríe, removiendo con frecuencia, hasta que el puerro esté tierno, unos 5 minutos.
2. Incorpora el brócoli, la patata cortada en dados y el caldo de verduras a la cazuela. Sazona con sal y lleva la mezcla a ebullición.
3. Una vez hierva, reduce el fuego a medio y deja cocer a fuego lento durante unos 15 minutos, o hasta que el brócoli y la patata estén tiernos.
4. Retira la cazuela del fuego y deja que la sopa se enfríe ligeramente. Transfiere con cuidado el contenido a una batidora, añade la leche de almendras y bate hasta obtener una mezcla homogénea. Para mayor seguridad, asegúrate de que la tapa esté bien cerrada y cúbrela con un paño para evitar salpicaduras calientes.
5. Vuelve a poner la sopa triturada en la cazuela. Recalienta a fuego medio durante 2 o 3 minutos, removiendo ocasionalmente, hasta que la sopa esté bien caliente y ligeramente espesada.
6. Sirve la sopa tibia, opcionalmente acompañada de rebanadas de pan sin gluten tostado.

Por ración: (1 cuenco mediano) Calorías: 131; Grasa total: 2,2g; Proteínas: 5g; Carbohidratos: 20g; Fibra: 4,3g

Crema de Calabaza

Una reconfortante, rica y cremosa sopa de calabaza llena de sabor y elaborada sin nata. Perfecta para esos días fríos de invierno e ideal para acompañar con rebanadas de pan tostado crujiente.

Raciones: 1 | Preparación: 15 minutos | Cocción: 25 minutos

- 1 ¼ tazas (150g aprox.) de calabaza, pelada, sin semillas y cortada en dados
- ½ zanahoria mediana, pelada y cortada en rodajas
- ½ patata mediana, pelada y cortada en trozos
- ½ puerro (solo la parte blanca), lavado y cortado en rodajas
- 1 taza de agua o caldo de verduras (ver p. 277)
- ½ cucharada de aceite de oliva
- ½ cucharadita de sal
- ¼ cucharadita de cilantro molido (opcional)

1. Calienta el aceite en una cazuela a fuego medio. Añade calabaza, zanahoria, patata y puerro, y saltea 5 minutos, removiendo.
2. Vierte el agua o el caldo de verduras y lleva la mezcla a ebullición.
3. Una vez que hierva, añade la sal y el cilantro molido (si lo usas). Reduce el fuego a medio y deja que la sopa cueza a fuego lento durante unos 15 minutos, o hasta que todas las verduras estén tiernas.
4. Retira la cazuela del fuego. Deja que la sopa se enfríe un poco antes de triturarla. Utiliza una batidora de inmersión para triturar la sopa directamente en la olla hasta que quede suave. Si usas una batidora convencional, transfiere la sopa con cuidado por tandas y tritura hasta que quede suave.
5. Vuelve a calentar 2-3 minutos, ajusta la sazón y sirve tibia. Acompaña con pan tostado si lo deseas.

Por ración: (1 cuenco mediano) Calorías: 217; Grasa total: 7,2g; Proteínas: 4,5g; Carbohidratos: 32g; Fibra: 4,3g

Pasta al Pesto con Tofu

El clásico plato italiano de pasta con pesto puede convertirse en algo muy especial añadiendo cubos de tofu dorados para aumentar la proteína y hacer que este plato suculento sea más completo y satisfactorio.

Raciones: 2 | **Preparación:** 10 minutos | **Cocción:** 20 minutos

- 1 bloque (170 gramos) de tofu extrafirme, escurrido
- 1 cucharadita de aceite de oliva
- 1 ⅓ cucharadas de aminoácidos de coco o aminoácidos líquidos
- 1 taza de pasta sin gluten (preferiblemente tipo penne)
- ½ taza de hojas de albahaca fresca
- 2 cucharadas de nueces
- ½ cucharada de aceite de oliva virgen extra
- 1 cucharada de levadura nutricional
- ¼ de cucharadita de ralladura de limón (opcional)
- ¼ de cucharadita de sal

1. Corta el tofu en cubos y saltéalo en una cucharadita de aceite de oliva y los aminoácidos de coco en una sartén antiadherente a fuego medio, dándoles la vuelta hasta que estén dorados, aproximadamente 15-20 minutos.
2. Mientras tanto, tritura la albahaca, las nueces, el aceite de oliva, la levadura nutricional, la ralladura de limón opcional y la sal en un procesador de alimentos hasta que quede suave, añadiendo agua según sea necesario. Sazona al gusto.
3. Cuece la pasta hasta que esté al dente, escúrrela y devuélvela a la cazuela. Mezcla bien el pesto y el tofu.
4. Sirve la pasta con pesto tibia, coronada con albahaca extra o levadura nutricional si lo deseas.

Por ración: (½ de la receta) Calorías: 277; Grasa total: 9,8g; Proteínas: 14,2g; Carbohidratos: 30g; Fibra: 5g

Pasta Cremosa de Champiñones

Esta rápida receta vegetariana combina pasta sin gluten con una salsa cremosa de champiñones, perfecta para cenas entre semana.

Raciones: 2 | **Preparación:** 15 minutos | **Cocción:** 20 minutos

- 1 taza de pasta sin gluten (tipo rotini o fusilli)
- 2 ¼ tazas (155 gramos) de champiñones, laminados
- ½ cucharada de aceite de oliva
- ½ puerro (solo la parte blanca), lavado y picado
- ½ cucharada de aminoácidos de coco o aminoácidos líquidos
- ½ taza de caldo de verduras (también puedes usar agua)
- ¼ taza de leche de almendras sin endulzar u otra leche vegetal
- 1 cucharada de fécula de patata o harina de arrurruz
- 1 cucharadita de tomillo fresco, picado (o ¼ de cucharadita de tomillo seco)
- ½ cucharadita de sal
- 1 cucharada de levadura nutricional (opcional)
- 1 cucharada de perejil fresco, picado (opcional, para decorar)

1. Hierve la pasta en una cacerola mediana siguiendo las instrucciones del paquete, luego escurre y reserva.
2. En una sartén grande a fuego medio-alto, calienta el aceite y sofríe el puerro 2–3 minutos hasta dorar. Añade los champiñones y el tomillo, cocina 5 minutos, luego incorpora la sal y cocina 1 minuto más.
3. Añade el caldo de verduras, los aminoácidos de coco y la levadura nutricional si la usas, llevando a ebullición.
4. Disuelve la fécula o harina de arrurruz en la leche de almendras y añádela poco a poco a la sartén. Reduce el fuego y cocina a fuego lento 5 minutos, hasta que espese.
5. Incorpora la pasta cocida, mezcla bien y decora con perejil picado si lo deseas. Sirve tibia.

Por ración: (½ de la receta) Calorías: 220; Grasa total: 4,7g; Proteínas: 4,6g; Carbohidratos: 37,5g; Fibra: 2g

Salteado Vegetariano con Tofu

Esta es una excelente alternativa vegetariana al pollo o ternera al estilo chino. Es perfecta para el almuerzo o la cena e ideal para servir con arroz blanco o arroz de coliflor.

Raciones: 2 | **Preparación:** 20 minutos | **Cocción:** 25 minutos

- 1 bloque de tofu extra-firme (85 g)
- ¼ de puerro (solo la parte blanca), lavado y finamente picado
- ½ zanahoria pequeña, pelada y cortada en juliana o tiras
- ½ taza de floretes de brócoli, cortados en trozos
- ¼ de calabacín mediano, en rodajas (opcional)
- 2 cucharaditas de aceite de oliva, divididas
- 2 ½ cucharadas de aminoácidos de coco o aminoácidos líquidos
- 1 cucharadita de aceite de sésamo
- ½ cucharadita de fécula de patata o harina de arrurruz
- ½ cucharadita de jengibre rallado

1. Corta el tofu en cubos de 1,5 cm y cocínalo en una sartén con 1 cdita de aceite de oliva y 1 cda de aminoácidos de coco. Dóralo por todos lados, unos 15–20 minutos. Retira y reserva.
2. En una sartén antiadherente a fuego medio-alto, añade el puerro, el jengibre y la cucharadita restante de aceite de oliva. Cocina, removiendo, hasta que el puerro esté dorado, aproximadamente de 2 a 3 minutos.
3. Añade la zanahoria, el brócoli y el calabacín y cocina, removiendo constantemente, hasta que las verduras estén blandas, aproximadamente de 5 a 7 minutos.
4. Mezcla el resto de los aminoácidos de coco, el aceite de sésamo y la fécula de patata en un bol. Vierte sobre las verduras, removiendo a fuego lento hasta que espese, unos 2-3 minutos. Reincorpora el tofu, mezcla bien y sirve.

Por ración: (½ de la receta) Calorías: 133; Grasa total: 9g; Proteínas: 7g; Carbohidratos: 5g; Fibra: 2g

Burrito de Verduras Asadas

Un burrito sabroso y satisfactorio cargado de nutritivas verduras como boniatos, calabacines, zanahorias, espinacas y aguacate. Es ideal para una comida o cena portátil.

Raciones: 2 | **Preparación:** 20 minutos | **Cocción:** 25 minutos

- ½ calabacín mediano, troceado
- ½ zanahoria mediana, pelada y troceada
- ½ boniato pequeño, pelado y cortado en trozos de 1 cm
- 1 cucharada de aceite de oliva
- 1 taza de espinacas frescas
- 1 huevo grande + 1 clara de huevo
- ½ taza de aguacate picado o ⅓ taza de guacamole (ver p. 279)
- 1 tortilla de harina sin gluten
- ½ cucharadita de sal

1. Precalienta el horno a 220°C. Engrasa ligeramente una bandeja de horno con aceite en spray antiadherente.
2. Coloca el calabacín, la zanahoria y el boniato en un recipiente mediano y añade ½ cucharada de aceite de oliva y ¼ de cucharadita de sal. Mezcla las verduras hasta que estén bien cubiertas con el aceite y la sal.
3. Extiende las verduras troceadas uniformemente en la bandeja preparada y hornea durante 20 a 25 minutos, hasta que estén tiernas y ligeramente doradas.
4. Mientras se asan las verduras, bate el huevo, la clara de huevo y el resto de la sal en un recipiente mediano.
5. Calienta la ½ cucharada restante de aceite de oliva en una sartén antiadherente a fuego medio. Añade las espinacas y saltéalas hasta que se marchiten, aproximadamente 2 minutos. Vierte la mezcla de huevo, removiendo constantemente, hasta que los huevos estén completamente cocinados.

6. Calienta la tortilla de harina utilizando el método de tu elección (en una plancha eléctrica, en una sartén o en el horno).
7. Coloca la tortilla caliente en un plato. Dispón las verduras asadas, los huevos revueltos y el aguacate picado o guacamole (ver p. 279) en el centro de la tortilla. Dobla los lados de la tortilla hacia dentro y luego enróllala firmemente para formar el burrito.
8. Corta el burrito por la mitad y sírvelo inmediatamente, o envuélvelo para una comida para llevar.

Nota

- Puedes sustituir los huevos revueltos por tofu revuelto para una opción vegana. Las espinacas se pueden reemplazar por kale, y los boniatos por patatas normales según se desee.

Por ración: (½ del burrito) Calorías: 209; Grasa total: 8,4g; Proteínas: 9,6g; Carbohidratos: 20g; Fibra: 6,8g

Capítulo 8

RECETAS DE GUARNICIONES

Patatas Salteadas 246

Arroz con Verduras 247

Arroz con Cúrcuma y Leche de Coco 248

Calabaza Asada 249

Zanahorias Asadas con Hierbas 250

Puré de Patatas 251

Puré de Yuca 252

Gajos de Patata 253

Arroz "Frito" de Coliflor 254

Coles de Bruselas Asadas 255

Patatas Salteadas

Estas patatas salteadas sencillas y sabrosas son perfectas para acompañar cualquier comida y son una excelente alternativa a las patatas fritas.

Raciones: 2 | **Preparación:** 10 minutos | **Cocción:** 20 minutos

- 3 patatas medianas rojas o blancas
- 1 cucharada de aceite de oliva
- 1 o 2 cucharadas de perejil fresco, picado
- ½ cucharadita de romero seco
- ½ cucharadita de sal

1. Pela y corta las patatas en trozos de tamaño medio. Colócalas en una olla, cúbrelas con agua y lleva a ebullición. Cocina durante unos 15-18 minutos o hasta que estén tiernas pero aún firmes, luego escúrrelas bien.
2. Calienta el aceite en una sartén antiadherente a fuego medio-alto. Añade las patatas escurridas y cocina, removiendo con frecuencia, hasta que estén doradas, aproximadamente 5-10 minutos.
3. Una vez que las patatas estén doradas, espolvorea con sal, romero y perejil. Remueve bien para distribuir las hierbas y el condimento de manera uniforme, y saltea durante 30-60 segundos adicionales.
4. Sirve las patatas como guarnición de tu plato principal.

Por ración: (½ de la receta) Calorías: 245; Grasa total: 3,6g; Proteínas: 4,3g; Carbohidratos: 45g; Fibra: 5g

Arroz con Verduras

Este arroz con verduras es perfecto para esos días en los que buscas añadir algo especial pero sencillo a tu comida. Es muy fácil de preparar y deliciosamente satisfactorio.

Raciones: 2 | **Preparación:** 15 minutos | **Cocción:** 20 minutos

- ¾ taza de arroz blanco, lavado y escurrido
- 1 ½ tazas de caldo de verduras (o agua)
- ½ zanahoria mediana, en dados
- ½ tallo de apio, cortado en trozos
- ½ taza de calabacín, en dados
- ⅛ de puerro (solo la parte blanca), finamente picado
- 1 cucharada de aceite de oliva
- ½ cucharadita de sal

1. Calienta el aceite en una sartén a fuego medio. Añade zanahoria, apio, calabacín y puerro, y saltea unos 5 minutos hasta que estén tiernos. Reserva.
2. En una cacerola, hierve el caldo con sal. Agrega el arroz y cocina hasta que casi todo el líquido se absorba, dejando un poco de humedad.
3. Una vez que el nivel del líquido baje y solo quede una pequeña cantidad de humedad, reduce el fuego a bajo. Añade las verduras salteadas al arroz, removiendo suavemente para combinar.
4. Tapa y deja cocer el arroz durante 15 minutos, o hasta que todo el líquido se haya absorbido y el arroz esté tierno. Comprueba la textura del arroz; si aún está demasiado firme, tapa y cocina durante 5 o 10 minutos adicionales.
5. Retira la cacerola del fuego. Esponja el arroz con un tenedor y remueve para distribuir las verduras uniformemente.
6. Sirve el arroz con verduras como complemento de tu plato principal.

Por ración: (aproximadamente 1 taza) Calorías: 347; Grasa total: 9g; proteínas: 4,7g; Carbohidratos: 55g; Fibra: 2g

Arroz con Cúrcuma y Leche de Coco

Este vibrante arroz con sabor a coco no solo es delicioso sino también versátil, convirtiéndolo en la guarnición perfecta para acompañar cualquier plato principal.

Raciones: 2 | **Preparación:** 10 minutos | **Cocción:** 15 minutos

- ¾ taza de arroz blanco, lavado y escurrido
- ½ taza de leche de coco en lata
- 1 taza de agua o caldo de verduras (ver p. 277)
- ½ cucharadita de cúrcuma molida
- 1 cucharadita de sal
- ¼ a ½ cucharadita de jengibre fresco, pelado y rallado (opcional)

1. En una cazuela mediana, combina el agua o el caldo de verduras con la cúrcuma, la sal y el jengibre (si lo usas). Lleva la mezcla a ebullición.
2. Añade el arroz y la leche de coco al líquido hirviendo. Remueve bien y vuelve a llevar a ebullición.
3. Una vez que el líquido comience a evaporarse y ya no veas burbujas en la superficie, reduce el fuego a bajo. Remueve y cocina tapado durante 15-18 minutos, o hasta que todo el líquido se haya absorbido y el arroz esté tierno.
4. Retira la cazuela del fuego. Esponja el arroz con un tenedor para separar los granos y distribuir los sabores uniformemente.
5. Sirve el arroz como acompañamiento de tu plato principal.

Nota
- La cúrcuma puede causar a veces molestias estomacales en algunas personas. Si estás probando esta receta por primera vez, es aconsejable probarla en pequeña cantidad inicialmente para ver cómo toleras la cúrcuma.

Por ración: (aproximadamente 1 taza) Calorías: 347; Grasa total: 9g; Proteínas: 4,7g; Carbohidratos: 55g; Fibra: 2g

Calabaza Asada

El sabor ligeramente dulce y la textura mantecosa de la calabaza butternut combinados con el aroma y sabor de hierbas frescas hacen de este acompañamiento una opción ideal para complementar cenas navideñas o para una sencilla cena de fin de semana.

Raciones: 2 **Preparación:** 10 minutos **Cocción:** 30 minutos

- 400 g (aproximadamente 2 tazas) de calabaza butternut
- 1 ½ cucharadas de hierbas frescas picadas (como romero, tomillo, orégano)
- 1 cucharada de aceite de oliva virgen extra
- ½ cucharadita de sal
- Una pizca de comino molido (opcional)

1. Precalienta el horno a 200°C. Engrasa una bandeja de horno con aceite (preferiblemente aceite en spray antiadherente).
2. Retira las semillas y la pulpa del centro de la calabaza. Pélala y córtala en cubos de unos 2,5 cm.
3. Coloca los cubos de calabaza en la bandeja preparada. Rocíalos con aceite de oliva, luego espolvorea uniformemente con las hierbas frescas picadas, la sal y una pizca de comino molido si lo usas. Mézclalo todo para asegurar que la calabaza esté bien cubierta.
4. Lleva la bandeja al horno y asa durante 20 minutos. Saca la bandeja del horno, remueve los trozos de calabaza para asegurar una cocción uniforme, luego vuelve a meter al horno durante 10 minutos adicionales, o hasta que la calabaza esté tierna y comience a caramelizarse.
5. Sirve como acompañamiento de tu plato principal.

Por ración: (aproximadamente 1 taza) Calorías: 110; Grasa total: 3 g; Proteínas: 1,8 g; Hidratos de carbono: 14,5 g; Fibra: 6,4 g

Zanahorias Asadas con Hierbas

Este sencillo acompañamiento de zanahorias asadas con hierbas es una forma deliciosa y saludable de disfrutar de las zanahorias, que son ricas en antioxidantes y betacaroteno.

Raciones: 2 | Preparación: 10 minutos | Cocción: 30 minutos

- 2 zanahorias medianas
- ½ cucharada de aceite de oliva virgen extra
- ¼ de cucharadita de orégano seco
- ¼ de cucharadita de hojas de tomillo fresco, picadas
- ½ cucharadita de sal
- 1 cucharada de perejil, finamente picado

1. Precalienta el horno a 200°C. Engrasa una bandeja de horno con aceite (preferiblemente aceite en spray antiadherente). Reserva.
2. Pela las zanahorias y córtalas longitudinalmente en 4 o 6 trozos, dependiendo de su grosor, y luego en trozos de 5 centímetros de largo.
3. En un bol grande, mezcla los trozos de zanahoria con el aceite de oliva, la sal, el tomillo y el orégano hasta que queden bien cubiertos.
4. Extiende las zanahorias en una sola capa sobre la bandeja preparada y cúbrela con papel de aluminio.
5. Hornea durante 30 minutos. Retira el papel de aluminio y comprueba si están tiernas. Si no lo están, reduce la temperatura del horno a 190°C y hornea durante 10 o 15 minutos adicionales.
6. Una vez tiernas, retíralas del horno, mézclalas con el perejil picado y añade un poco más de sal si lo deseas.
7. Sirve las zanahorias como guarnición de tu plato principal.

Por ración: (½ de la receta) Calorías: 55; Grasa total: 3,5g; Proteínas: 1g; Carbohidratos: 4g; Fibra: 1,7g

Puré de Patatas

Esta receta clásica de puré de patatas es fácil de preparar y requiere muy pocos ingredientes, lo que la convierte en un acompañamiento ideal para pescado al horno o pollo a la plancha.

Raciones: 2 | **Preparación:** 10 minutos | **Cocción:** 25 minutos

- 2 patatas medianas rojas o blancas
- ¼ de taza de leche de almendras sin azúcar u otra leche vegetal
- 2 cucharaditas de aceite de oliva virgen extra
- ½ cucharadita de sal

1. Pela y corta las patatas en 4 trozos. Coloca los trozos de patata en una olla y cúbrelos con agua. Añade sal y lleva a ebullición.
2. Tapa la olla y cocina durante unos 20-25 minutos, o hasta que las patatas estén tiernas.
3. Una vez cocidas, escurre las patatas y devuélvelas a la olla o colócalas en un recipiente mediano. Déjalas reposar unos minutos para que se evapore el exceso de agua.
4. Machaca las patatas con un pasapurés o un tenedor. Mientras machacas, incorpora el aceite de oliva y la mitad de la leche. Continúa machacando y mezclando hasta que las patatas alcancen una consistencia suave. Ajusta la textura añadiendo más leche si es necesario.
5. Sirve el puré de patatas como guarnición para complementar tu plato principal.

Por ración: (½ de la receta) Calorías: 196; Grasa total: 5g; Proteínas: 3,4g; Carbohidratos: 31g; Fibra: 4,8g

Puré de Yuca

Este delicioso y suave puré de yuca (mandioca) ofrece una perfecta alternativa al típico puré de patatas, proporcionando una fuente de energía más densa ideal para acompañar comidas contundentes.

Raciones: 2 | **Preparación:** 10 minutos | **Cocción:** 25 minutos

- 450 gramos de yuca (aproximadamente 3 ½ tazas)
- ⅓ taza de leche de almendras sin azúcar u otra leche vegetal
- 2 cucharaditas de aceite de oliva virgen extra
- 1 cucharadita de sal

1. Prepara la yuca cortando los extremos y quitando la piel exterior. Corta la yuca en trozos medianos.
2. Coloca los trozos de yuca en una olla y cúbrelos con agua. Añade la sal y lleva a ebullición a fuego alto. Tapa la olla y cocina durante unos 25-30 minutos, o hasta que la yuca esté muy blanda.
3. Una vez que la yuca esté cocida, escúrrela bien y transfiérela a un bol mediano. Retira cualquier vena gruesa o tallo fibroso del centro de los trozos de yuca.
4. Machaca la yuca utilizando un pasapuré o tenedor hasta que comience a deshacerse. Añade el aceite de oliva y la mitad de la leche, continuando el machacado hasta que quede suave. Añade gradualmente más leche según sea necesario para conseguir una consistencia cremosa.
5. Sirve el puré de yuca como acompañamiento para complementar tu plato principal.

Por ración: (½ de la receta) Calorías: 416; Grasa total: 5,5g; Proteínas: 3,3g; Carbohidratos: 84g; Fibra: 4,1g

Gajos de Patata

Estos deliciosos gajos de patata al horno son una alternativa más saludable a las patatas fritas. Son ideales como guarnición o como un aperitivo sencillo.

Raciones: 2 **Preparación:** 10 minutos **Cocción:** 20-30 minutos

- 2 patatas medianas rojas o blancas
- 1 cucharada de aceite de oliva virgen extra
- 1 cucharadita de orégano seco
- 1 cucharadita de tomillo seco o romero
- ¼ de cucharadita de sal

1. Precalentar el horno a 200°C. Lavar y pelar las patatas, luego cortarlas a lo largo por la mitad y después en gajos, haciendo aproximadamente 8 trozos por patata.
2. En un bol, mezclar el aceite de oliva, el orégano, el tomillo o romero y la sal. Cubrir los gajos de patata uniformemente con esta mezcla.
3. Colocar los gajos en una bandeja de horno forrada con papel de hornear o ligeramente engrasada. Hornear durante 15 minutos, luego dar la vuelta a los gajos y hornear otros 10-15 minutos hasta que estén dorados y blandos por dentro.
4. Servir como guarnición o disfrutar como aperitivo.

Nota

- Esta receta también puede adaptarse para hornear otras hortalizas de raíz como boniatos o chirivías siguiendo los mismos métodos de preparación y cocción.

Por ración: (½ de la receta) Calorías: 191; Grasa total: 4,6g; Proteínas: 3,2g; Carbohidratos: 31g; Fibra: 4,8g

Arroz "Frito" de Coliflor

Este arroz "frito" de coliflor ofrece una alternativa más saludable y ligera al arroz frito tradicional. Es sencillo, rápido de preparar y perfecto como guarnición nutritiva.

Raciones: 2 | **Preparación:** 15 minutos | **Cocción:** 20 minutos

- 3 tazas de coliflor rallada, comprada o casera (ver nota)
- 2 cucharaditas de aceite de aguacate (o aceite de oliva)
- 1 huevo grande + 1 clara de huevo
- ⅓ taza de puerro, finamente picado
- 2 cucharadas de aminoácidos de coco
- ¼ cucharadita de sal
- ¼ taza de zanahorias ralladas
- Perejil fresco, finamente picado (para decorar)
- Una pizca de cúrcuma molida (opcional, para dar color y sabor suave)

1. Calienta 1 cucharadita de aceite en una sartén a fuego medio. Revuelve los huevos y reserva. Limpia la sartén, añade otra cucharadita de aceite y saltea los puerros hasta que estén dorados, aproximadamente 3-4 minutos.
2. Aumenta a fuego medio-alto, añade la coliflor y las zanahorias. Incorpora los aminoácidos de coco, la sal y la cúrcuma opcional. Cocina durante 5 minutos hasta que estén tiernos.
3. Devuelve los huevos a la sartén, remueve suavemente y calienta durante 2 minutos.
4. Sirve el arroz frito de coliflor decorado con perejil, con aminoácidos de coco extra o sal si se desea.

Nota
- Para la coliflor rallada, quita los corazones y las hojas de dos cabezas, rompe en floretes y tritura en un procesador de alimentos hasta que se asemeje al arroz.

Por ración: (½ de la receta) Calorías: 148; Grasa total: 6,9g; Proteínas: 8,7g; Carbohidratos: 7,1g; Fibra: 4,5g

Coles de Bruselas Asadas

Esta receta transforma la humilde col de Bruselas en una delicia crujiente, dorada y tierna, perfecta para añadir un toque de elegancia a cualquier comida.

Raciones: 4 **Preparación:** 10 minutos **Cocción:** 20 minutos

- 680 gramos de coles de Bruselas
- 1 cucharada de aceite de oliva
- ¼ de cucharadita de sal

1. Precalienta el horno a 220 °C. Para facilitar la limpieza, puedes cubrir opcionalmente una bandeja de horno grande con papel de hornear.
2. Prepara las coles de Bruselas cortando los extremos nudosos y eliminando cualquier hoja descolorida o dañada. Corta cada col por la mitad desde la base plana hasta la parte superior.
3. Coloca las coles de Bruselas cortadas por la mitad en la bandeja de horno preparada. Rocía con aceite de oliva y espolvorea con sal. Mezcla bien para asegurarte de que todas las coles estén ligera y uniformemente cubiertas.
4. Dispón las coles en una sola capa con los lados planos hacia abajo.
5. Asa en el horno hasta que las coles estén tiernas y los bordes estén dorados intensamente, lo que debería llevar entre 17 y 25 minutos.
6. Sirve las coles de Bruselas asadas tibias o a temperatura ambiente.
7. Guarda las sobras en un recipiente hermético en la nevera hasta 4 días.

Por ración: (⅓ de la receta) Calorías: 94; Grasa total: 2,6 g; Proteínas: 5,7 g; Carbohidratos: 10 g; Fibra: 5,9 g

Capítulo 9

RECETAS DE APERITIVOS Y POSTRES

Ideas para Aperitivos Rápidos 258

Bastones de Boniato al Horno 260

Crackers de Harina de Almendra 261

Patatas Chips al Horno 262

Nuggets de Tofu 263

Magdalenas Sin Gluten 264

Pan de Plátano 266

Bolitas de Coco 268

Natilla de Calabaza 269

Helado de Plátano 270

Barritas de Dátiles y Algarroba 271

Ideas Para Aperitivos Rápidos

Antes de explorar nuestras principales recetas de aperitivos y postres, comencemos con algunas ideas de aperitivos rápidos y fáciles de preparar. Están diseñados para satisfacer rápidamente tu hambre utilizando ingredientes sencillos. Ya sea que busques un bocado rápido o una opción saludable para aguantar hasta la próxima comida, estos tentempiés son perfectos para cualquier momento del día.

Frutas Frescas Troceadas

La fruta fresca ofrece una opción refrescante de tentempié que hidrata y energiza con azúcares naturales y nutrientes esenciales, lo que la hace perfecta para recuperar energías por la tarde o para un comienzo saludable de tu mañana.

- **Opciones:** Elige frutas como melón, sandía, papaya, fruta del dragón, y peras Bosc o asiáticas.
- **Preparación:** Corta en dados aproximadamente dos tazas de tu fruta seleccionada o una mezcla de las frutas mencionadas. Una combinación sabrosa para probar es sandía, melón cantaloupe y papaya. Sirve en un bol y disfruta.

Tostadas o Tortitas de Arroz

Las tostadas sin gluten y las tortitas de arroz inflado sirven como base versátil para una variedad de ingredientes, convirtiéndolas en una excelente opción para un tentempié rápido y satisfactorio. Esta opción simple pero reconfortante proporciona grasas saludables y el agradable crujido de las tostadas o tortitas, perfectas para un impulso de energía a cualquier hora del día.

- **Opciones:** Tostadas sin gluten o tortitas de arroz y mantequilla de almendras o aguacate machacado.

- **Preparación:** Extiende una cucharada de mantequilla de almendras o ⅓ de taza de aguacate machacado uniformemente sobre la tostada o las tortitas de arroz. Disfruta inmediatamente de un tentempié delicioso y nutritivo.

Batidos Antiinflamatorios

Llenos de nutrientes y rebosantes de sabor, estos batidos antiinflamatorios son más que solo un capricho: son una herramienta poderosa para reducir la inflamación y promover tu salud general.

- **Opciones:** Comienza con una taza de leche de almendras sin endulzar u otra leche vegetal. Añade media taza de bayas como arándanos, fresas, frambuesas o una mezcla. Incluye un plátano muy maduro para darle dulzura y cremosidad. Para grasas saludables, añade media cucharada de mantequilla de almendras o una cucharada de nueces. Para un impulso extra de proteínas, incluye una cucharada de proteína de guisante o de cáñamo.
- **Preparación:** Combina todos los ingredientes en una batidora y mezcla hasta que quede suave. Ajusta la consistencia añadiendo más leche o agua si es necesario.

Dátiles Rellenos

Los dátiles rellenos son un capricho decadente pero saludable, que combina la dulzura natural de los dátiles con la rica cremosidad de la mantequilla de almendras. Se pueden servir como un delicioso tentempié o como un dulce final para una comida.

- **Opciones:** Dátiles Medjool, mantequilla de almendras y, opcionalmente, coco rallado para decorar.
- **Preparación:** Corta cada dátil por un lado para crear una abertura y quita el hueso. Rellena cada dátil con mantequilla de almendras (controla tu ingesta de grasas). Si lo deseas, espolvorea con coco rallado para añadir textura y sabor.

Bastones de Boniato al Horno

Estos sabrosos y ligeramente crujientes boniatos al horno son otra alternativa saludable a las patatas fritas tradicionales. Son perfectos como aperitivo o como acompañamiento de cualquier plato principal.

Raciones: 1 | **Preparación:** 10 minutos | **Cocción:** 25-30 minutos

- 1 boniato mediano, pelado y cortado en bastones de 0,6 cm
- 1 cucharada de aceite de oliva virgen extra
- ½ cucharadita de comino molido
- ½ cucharadita de orégano seco (opcional)
- ½ cucharadita de sal

1. Precalienta el horno a 220°C.
2. En un bol mediano, mezcla los bastones de boniato con el aceite de oliva, el comino y el orégano (si lo usas) hasta que queden bien cubiertos.
3. Coloca los bastones de boniato en una sola capa sobre una bandeja de horno forrada con papel vegetal o ligeramente engrasada. Asegúrate de que no se superpongan para favorecer una cocción uniforme.
4. Hornea durante unos 25-30 minutos, dándoles la vuelta a mitad de cocción, hasta que estén dorados y ligeramente crujientes por fuera mientras quedan tiernos por dentro.
5. Sácalos del horno y déjalos enfriar unos minutos antes de espolvorearlos con sal.
6. Sírvelos con guacamole (ver p. 279) para mojar.

Nota
- Para conseguir unos bastones de boniato más crujientes, deja los bastones en remojo en agua durante aproximadamente 30 minutos (para eliminar el exceso de almidón). Después, aclara y seca completamente los bastones de boniato con papel de cocina absorbente y continúa con el paso dos del proceso de preparación.

Por ración: (1 boniato al horno) Calorías: 162; Grasa total: 6,9g; Proteínas: 2,3g; Carbohidratos: 19,7g; Fibra: 3,8g

Crackers de Harina de Almendra

Estas sabrosas y fáciles galletas de harina de almendra son perfectas para picar y lo suficientemente portátiles para llevarlas contigo.

Raciones: 30-40 crackers **Preparación:** 10 minutos **Cocción:** 15 minutos

- 1 ¾ tazas de harina de almendra blanqueada, finamente molida
- 1 huevo grande
- 1 cucharada de romero fresco, picado (opcional)
- ½ cucharadita de sal

1. Precalienta el horno a 175°C (350°F).
2. En un bol grande, mezcla la harina de almendra, la sal y el romero (si lo usas). Añade el huevo y mezcla hasta que se combinen bien. Luego, usa tus manos para amasar hasta que se forme una masa homogénea.
3. Coloca la masa entre dos trozos grandes de papel de horno. Usa un rodillo para extender la masa hasta que tenga aproximadamente 1/16 de pulgada de grosor. Retira el trozo superior de papel de horno.
4. Con un cortador de pizza o un cuchillo, corta la masa en cuadrados de 1 pulgada. Si lo deseas, espolvorea sal adicional sobre las galletas.
5. Transfiere el trozo de papel de horno inferior con la masa cortada a una bandeja de horno. Hornea durante unos 12 a 15 minutos, o hasta que las galletas estén ligeramente doradas.
6. Retira del horno y deja enfriar durante 10 minutos antes de separarlas con cuidado. Deja que se enfríen completamente antes de servir.

Nota

- Guarda las galletas sobrantes en un recipiente hermético en un lugar fresco y seco durante 3 a 5 días.

Por ración: (aproximadamente 1 galleta) Calorías: 35; Grasa total: 3,1g; Proteínas: 1,3g; Carbohidratos: 0,4g; Fibra: 0,6g

Patatas Chips al Horno

Satisface tu antojo de algo crujiente con estas deliciosas y saludables patatas chips caseras horneadas.

Raciones: 1 | **Preparación:** 30 minutos | **Cocción:** 15-20 minutos

- 1 patata mediana
- 1 cucharada de aceite de oliva virgen extra
- ½ cucharadita de sal

1. Lava y pela la patata. Con una mandolina o un cuchillo afilado, corta la patata en rodajas finas (de unos 3 mm de grosor).
2. Remoja las rodajas de patata en agua fría durante unos 20-30 minutos para eliminar el exceso de almidón. Esto ayuda a conseguir unas chips más crujientes.
3. Después de remojarlas, enjuaga y seca bien las rodajas utilizando papel absorbente o un paño de algodón limpio.
4. Precalienta el horno a 204°C.
5. Mezcla las rodajas de patata secas con el aceite de oliva en un bol mediano. Colócalas en una sola capa sobre una bandeja de horno forrada con papel vegetal, asegurándote de que no se superpongan. Espolvorea con sal.
6. Hornea durante 15-20 minutos, o hasta que las chips estén crujientes y doradas. Vigílalas de cerca, ya que el tiempo de cocción puede variar según el grosor de las rodajas y las peculiaridades del horno.
7. Saca las chips del horno y déjalas enfriar unos minutos para que queden más crujientes. Sírvelas con guacamole (opcional, ver p. 279).

Nota

- Remojar las rodajas de patata en agua fría antes de hornearlas es crucial para eliminar el almidón, que puede impedir que queden crujientes.

Por ración: (1 patata horneada) Calorías: 182; Grasa total: 9g; Proteínas: 2,3g; Carbohidratos: 19g; Fibra: 3,8g

Nuggets de Tofu

Estos saludables nuggets de tofu horneados proporcionan una perfecta alternativa vegetariana a los tradicionales nuggets de pollo, ideales para acompañar con una salsa casera.

Raciones: 2 | **Preparación:** 15 minutos | **Cocción:** 25 minutos

- 1 bloque de tofu extra firme (340 g)
- ½ taza de pan rallado panko sin gluten
- ¼ taza de harina sin gluten (cualquier tipo)
- ⅓ taza de leche de almendras sin azúcar u otra leche vegetal
- ½ cucharadita de sal
- 2 cucharadas de levadura nutricional
- ½ cucharadita de comino
- 1 cucharadita de condimento italiano o perejil seco
- Aceite de oliva en spray

1. Precalienta el horno a 204 °C. Escurre el tofu y córtalo en unas 10 o 12 piezas. Presiona las rodajas entre capas de papel de cocina para eliminar el exceso de humedad.
2. En un bol mediano, mezcla el pan rallado, la levadura nutricional, la sal, el comino y el condimento italiano o perejil seco. Coloca la harina en un segundo bol y la leche en un tercero.
3. Sumerge cada rodaja de tofu en la harina para cubrirla, luego en la leche y finalmente en la mezcla de pan rallado, presionando para que se adhiera.
4. Coloca el tofu empanado en una bandeja de horno ligeramente engrasada o forrada con papel de hornear. Rocía una fina capa de aceite de oliva sobre cada rodaja.
5. Hornea durante 15 minutos, voltea las rodajas y continúa horneando otros 10 minutos o hasta que estén doradas y crujientes.
6. Deja enfriar ligeramente antes de servir.

Por ración: (aproximadamente 5-6 nuggets) Calorías: 191; Grasa total: 9g; Proteínas: 18g; Carbohidratos: 12g; Fibra: 1,4g

Magdalenas Sin Gluten

¡Estas deliciosas y esponjosas magdalenas ofrecen una alternativa saludable a las magdalenas tradicionales, ya que tienen un bajo contenido en grasa y están libres de gluten y lácteos!

Raciones: 10 | **Preparación:** 10 minutos | **Cocción:** 25 minutos

- 1 ¾ tazas de harina para hornear sin gluten (añade 1 cucharadita de goma xantana si tu mezcla no la incluye; ver notas)
- ½ taza de leche vegetal sin azúcar
- ½ taza de sirope de arce o miel
- ¼ taza de aceite de coco sin sabor o aceite de aguacate
- 2 huevos, a temperatura ambiente
- 2 cucharaditas de levadura en polvo
- ⅔ taza de complementos a elegir (por ejemplo, dátiles picados, chips de algarroba o arándanos; ver notas)
- 1 cucharadita de extracto de vainilla
- ¼ cucharadita de sal

1. Precalienta el horno a 175°C. Coloca moldes de papel en una bandeja para magdalenas o engrasa ligeramente cada hueco.
2. En un bol grande, mezcla la harina sin gluten, la levadura en polvo y la sal.
3. En otro bol mediano, combina el aceite, el sirope de arce y el extracto de vainilla. Añade los huevos de uno en uno, batiendo bien después de cada adición. Incorpora la leche vegetal hasta que esté bien combinada.
4. Añade gradualmente los ingredientes húmedos a los secos, removiendo hasta que estén justo combinados. Incorpora suavemente los complementos elegidos.
5. Distribuye la masa uniformemente entre los moldes para magdalenas, llenando cada uno aproximadamente dos tercios.

6. Hornea durante 25-35 minutos, o hasta que las magdalenas estén doradas por arriba y un palillo insertado en el centro salga limpio.
7. Deja enfriar las magdalenas en el molde durante 10 minutos antes de transferirlas a una rejilla para que se enfríen completamente.

Notas

- Si tu mezcla de harina sin gluten no incluye goma xantana, añadir aproximadamente 1 cucharadita ayudará a las magdalenas a mantener su estructura.
- Ten cuidado al usar frutas ácidas como los arándanos, ya que su acidez puede no neutralizarse completamente durante el horneado.
- Guarda las magdalenas en un recipiente hermético a temperatura ambiente hasta 3 días. Para una conservación más prolongada, envuelve individualmente cada magdalena en film transparente y congélala. Recalienta las magdalenas congeladas en el microondas durante 20-30 segundos o hasta que se descongelen.

Por ración: (1 magdalena) Calorías: 154; Grasa total: 1g; Proteínas: 1,6g; Carbohidratos: 34g; Fibra: 2g

Pan de Plátano

Este delicioso pan de plátano no solo presume de un sabor exquisito y dulce, sino que también es saludable, ya que no requiere huevos ni lácteos. Es perfecto para disfrutar como postre o para un desayuno abundante.

Raciones: 10 rebanadas | **Preparación:** 15 minutos | **Cocción:** 60 minutos

- 3 plátanos maduros medianos (aproximadamente 1 ½ tazas triturados)
- 1 ¾ tazas de harina multiusos sin gluten (ver notas para mezcla casera)
- ¼ taza de leche de almendras sin azúcar u otra leche vegetal
- ¼ taza de aceite de coco derretido
- ¼ taza de sirope de arce o miel (opcional, dependiendo de la dulzura de los plátanos)
- ¼ cucharadita de sal
- 2 cucharaditas de polvo de hornear
- ½ cucharadita de bicarbonato sódico
- 1 cucharadita de extracto de vainilla (opcional)

1. Precalienta el horno a 175°C. Engrasa un molde para pan de 20x10 cm con aceite en spray antiadherente y reserva.
2. En un bol mediano, tritura bien los plátanos usando un machacador de patatas o un tenedor. Incorpora la leche, el aceite de coco, la miel y el extracto de vainilla (si lo usas) hasta que estén bien mezclados.
3. En un bol grande, mezcla la harina sin gluten, el polvo de hornear, el bicarbonato sódico y la sal. Incorpora gradualmente los ingredientes húmedos a los secos hasta que estén apenas combinados, teniendo cuidado de no batir en exceso.
4. Vierte la masa en el molde preparado. Hornea durante 40 minutos. Si la parte superior del pan se está dorando demasiado rápi-

do, cúbrelo ligeramente con papel de aluminio y continúa horneando durante 10-15 minutos adicionales, o hasta que un palillo insertado en el centro salga limpio.

5. Retira el pan del horno y déjalo enfriar en el molde durante 10 minutos. Luego, transfiérelo a una rejilla para que se enfríe completamente antes de cortarlo.

Notas

- Para hacer tu propia mezcla de harina sin gluten, combina 4 tazas de harina de arroz, 1 taza de fécula de patata, ⅔ taza de harina de tapioca, ⅓ taza de almidón de arrurruz, y 2 cucharaditas de goma xantana.
- Conserva el pan de plátano en un recipiente hermético a temperatura ambiente hasta 3 días, o refrigéralo hasta una semana. Para un almacenamiento más prolongado, congela el pan envuelto firmemente en film transparente y descongélalo durante la noche en el frigorífico antes de recalentarlo.
- Esta receta también se puede usar para hacer magdalenas. Vierte la masa en un molde para magdalenas y hornea durante unos 25 minutos.

Por ración: (1 rebanada) Calorías: 174; Grasa total: 6g; Proteínas: 2,5g; Carbohidratos: 27g; Fibra: 2,6g

Bolitas de Coco

Estas sencillas bolitas de coco son el tentempié perfecto para llevar contigo a donde vayas. Son pequeñas, saludables, deliciosas y no requieren cocción.

Raciones: 10 bolitas | **Preparación:** 15 minutos

- 1 ¼ tazas de coco rallado
- ⅓ taza de harina de almendra
- ¼ taza de sirope de arce

1. En un procesador de alimentos o batidora, mezcla la harina de almendra, el sirope de arce y 1 taza del coco rallado. Pulsa hasta que la mezcla quede suave y bien integrada.
2. Comprueba la consistencia de la mezcla; debería poder moldearse pero sin estar demasiado pegajosa. Si está demasiado pegajosa, añade gradualmente más coco rallado o harina de almendra hasta conseguir la consistencia deseada. Si está demasiado seca, añade un poco más de sirope.
3. Vierte el resto del coco rallado en un cuenco pequeño.
4. Con las manos, forma aproximadamente 10 bolitas pequeñas con la mezcla. Reboza cada bolita en el coco rallado para cubrirlas completamente. Añade más coco rallado según sea necesario.
5. Coloca las bolitas de coco en un plato y refrigera durante al menos una hora para que tomen consistencia.

Por ración: (1 bolita) Calorías: 107; Grasa total: 8,3g; Proteínas: 1,4g; Carbohidratos: 6,3g; Fibra: 2g

Natilla de Calabaza

Esta natilla cremosa y rica de calabaza es una deliciosa alternativa a las natillas tradicionales, que normalmente dependen de la leche y los huevos. Es perfecta para satisfacer ese antojo de tarta de calabaza sin remordimientos.

Raciones: 4 | **Preparación:** 10 minutos | **Cocción:** 5 minutos

- 1 ½ tazas de puré de calabaza (fresco o en conserva)
- 2 tazas de leche de almendras sin azúcar u otra leche vegetal
- ⅓ taza de leche de coco en lata
- 1 cucharada de gelatina sin sabor o polvo de agar-agar
- 1 ½ cucharaditas de estevia líquida o ¼ taza de miel o sirope de arce
- ½ cucharadita de canela en polvo (opcional, si se tolera)
- 1 cucharadita de extracto de vainilla (opcional)

1. Espolvorea la gelatina o agar-agar sobre ⅓ taza de leche de almendras en un bol y deja reposar unos minutos para que se hidrate.
2. En una batidora, mezcla el puré de calabaza, la leche de coco, el resto de la leche de almendras, el endulzante, la vainilla y la canela (opcional) hasta que quede suave.
3. Vierte la mezcla en un cazo y cocina a fuego medio durante 5 minutos, removiendo. Reduce el fuego si comienza a hervir.
4. Agrega la gelatina hidratada y bate bien hasta integrarla por completo.
5. Reparte en recipientes individuales, deja enfriar a temperatura ambiente y refrigera al menos 2 horas hasta que cuaje.

Por ración: (aproximadamente 1 taza) Calorías: 85; Grasa total: 4,3g; Proteínas: 3,4g; Hidratos de carbono: 5,8g; Fibra: 2,6g

Helado de Plátano

Este helado de plátano suave, cremoso y naturalmente dulce es uno de los postres más sencillos que puedes preparar. Lo mejor de todo es que ¡no contiene lácteos!

Raciones: 1 | Preparación: 5 minutos

- 2 plátanos maduros, congelados y cortados en rodajas
- 1-2 cucharadas de leche de almendras sin endulzar (ajustar según sea necesario para la consistencia)

1. Coloca los plátanos y la leche en un procesador de alimentos y tritura hasta lograr una textura cremosa.
2. Sirve de inmediato como helado blando o congela 1 hora para una textura más firme.

Variaciones de Sabor

- **Vanilla:** Añade ½ cucharadita de extracto de vainilla a la receta base.
- **"Chocolate":** Incluye 1-2 cucharadas de polvo de algarroba a la receta base para un toque chocolateado.
- **Mantequilla de frutos secos:** Mezcla 1 cucharada de mantequilla de almendras o de cacahuete.
- **"Chocolate" con mantequilla de frutos secos:** Combina 1 cucharada de polvo de algarroba y 1 cucharada de mantequilla de frutos secos con la receta base.
- **Caramel:** Bate 4-6 dátiles Medjool deshuesados y una pizca de sal marina.
- **Sirope y nueces:** Añade 1 cucharada de sirope de arce y una cucharada de nueces picadas.
- **Espirulina:** Enriquece con 1 cucharadita de polvo de espirulina para un impulso de superalimento.

Por ración: (2 plátanos) Calorías: 210; Grasa total: 1g; Proteínas: 2,6g; Carbohidratos: 47g; Fibra: 6g

Barritas de Dátiles y Algarroba

Estas barritas de algarroba y dátiles combinan la dulzura natural de los dátiles con el sabor distintivo similar al chocolate de la algarroba, lo que las convierte en ideales para un tentempié rápido o un postre sin remordimientos.

Raciones: aprox. 16 barritas **Preparación:** 15 minutos

- 2 tazas de dátiles Medjool deshuesados bien compactados
- ¼ taza de agua tibia (más agua adicional para remojar)
- ½ taza de harina de coco
- 3 cucharadas de aceite de coco, derretido
- ⅓ taza de polvo de algarroba
- Una pizca de sal

1. Remoja 2 tazas de dátiles Medjool deshuesados en agua tibia durante unos 10 minutos para ablandarlos; luego escúrrelos.
2. En un procesador de alimentos, tritura los dátiles ablandados con 1/4 taza de agua tibia hasta que queden finamente picados.
3. Añade la harina de coco, el aceite de coco derretido, el polvo de algarroba y una pizca de sal. Pulsa hasta que se forme una masa pegajosa, raspando los lados si es necesario.
4. Forra un molde cuadrado de 20 cm con papel de horno. Extiende la masa uniformemente en el molde.
5. Cubre la masa con otro trozo de papel de horno y alisa la superficie presionando con una espátula.
6. Refrigera la mezcla durante 30-60 minutos, o hasta que esté firme.
7. Una vez firme, saca las barritas utilizando los bordes del papel de horno, córtalas en 16 porciones iguales y sírvelas.

Nota

- Guarda las barritas en un recipiente hermético en la nevera durante hasta una semana o congélalas hasta un mes para una conservación más prolongada.

Por ración: (aproximadamente 1 barrita) Calorías: 94; Grasa total: 2,9g; Proteínas: 1g; Carbohidratos: 14,8g; Fibra: 3,3g

CAPÍTULO 10

RECETAS DE ALIMENTOS BÁSICOS, ALIÑOS Y SALSAS

Pan Sin Gluten 274

Leche Vegetal 276

Caldo de Verduras 277

Caldo de Pollo 278

Guacamole 279

Pesto de Albahaca y Nueces 280

Salsa de Champiñones 281

Salsa Cremosa de "Queso" 282

Salsas para Salteados 283

Aderezos Caseros 284

Pan Sin Gluten

Esta receta es perfecta para los amantes del pan que prefieren o necesitan evitar el gluten y los lácteos. Es excelente para sándwiches, tostadas o simplemente untado con un poco de mantequilla de almendras.

Raciones: 15 rebanadas | **Preparación:** 15 minutos | **Cocción:** 50 minutos

- 2 ½ tazas de harina para todo uso sin gluten (ver notas para mezcla casera)
- 2 cucharaditas de goma xantana (omitir si tu mezcla ya la incluye)
- 1 ½ tazas de agua tibia (aproximadamente 38-43°C)
- 2 ¼ cucharaditas de levadura instantánea (aproximadamente 1 sobre)
- 1 cucharadita de polvo de hornear
- 3 claras de huevo, a temperatura ambiente
- 3 cucharadas de aceite de oliva
- 2 cucharadas de sirope de arce o miel
- 1 cucharadita de sal

1. Engrasa un molde para pan de 23x13 cm (o ligeramente más pequeño) y reserva.
2. En un bol grande, combina la harina sin gluten, la levadura instantánea, el polvo de hornear y la goma xantana (si la utilizas).
3. En otro bol, bate el agua tibia, el sirope de arce (o miel) y el aceite de oliva.
4. Añade gradualmente los ingredientes húmedos a los secos, removiendo continuamente. Añade las claras de huevo y la sal, mezclando durante aproximadamente un minuto hasta que esté todo bien combinado. Utiliza una batidora de mano si está disponible para obtener mejor consistencia.
5. Transfiere la masa al molde para pan preparado, alisando la superficie. Cubre con un paño de cocina limpio o film transpar-

ente engrasado y deja que suba en un lugar cálido durante unos 30-60 minutos, o hasta que la masa haya duplicado su tamaño.
6. Una vez subida, precalienta el horno a 180°C. Retira la cubierta y hornea el pan durante 45-60 minutos, cubriéndolo con papel de aluminio a mitad de cocción para evitar que se dore en exceso.
7. Saca el pan del horno y déjalo enfriar en el molde durante 10 minutos antes de transferirlo a una rejilla para que se enfríe por completo.
8. Guarda el pan en un recipiente hermético a temperatura ambiente durante un máximo de 3 días, o refrigéralo o congélalo para una conservación más prolongada. El pan sin gluten tiende a secarse rápidamente; caliéntalo en una tostadora u horno para recuperar su suavidad.

Notas

- Al seleccionar harina sin gluten para hornear, ten en cuenta que no todas las mezclas son iguales y pueden producir resultados diferentes. Algunas no se recomiendan para hornear con levadura, como indica el fabricante en su envase o sitio web. Asegúrate siempre de que la mezcla que elijas sea adecuada para tus necesidades específicas de horneado.
- Si estás haciendo tu propia mezcla, combina 4 tazas de harina de arroz, 1 taza de fécula de patata, ⅔ de taza de harina de tapioca, ⅓ de taza de fécula de arrurruz y 2 cucharaditas de goma xantana. Ajusta la goma xantana según los resultados. Si tu pan resulta demasiado denso o gomoso, intenta reducir la goma xantana a 1 cucharadita en tu próximo intento.

Por ración: (aproximadamente 1 rebanada de 1,3 cm) Calorías: 107; Grasa total: 3g; Proteínas: 1,5g; Hidratos de carbono: 18g; Fibra: 1g

Leche Vegetal

Esta receta fácil te permite preparar leches vegetales cremosas y sin aditivos, ideales para tus recetas o para tomar solas.

Raciones: 3-4 tazas | **Preparación:** 15 minutos

- 1 taza de frutos secos o semillas crudas de tu elección (almendras, anacardos, semillas de cáñamo o de girasol, etc.)
- 3 o 4 tazas de agua filtrada o purificada
- Una pizca de sal

Ingredientes opcionales:

- 2 cucharadas de sirope de arce o ¼ de cucharadita de estevia líquida para endulzar
- 1 cucharadita de extracto de vainilla para dar sabor

1. Deja en remojo los frutos secos o semillas toda la noche (los anacardos solo 2-3 horas; algunas semillas como lino, cáñamo y coco no requieren remojo).
2. Escurre y enjuaga bien. Tritura los frutos secos o semillas enjuagados con 3-4 tazas de agua fresca hasta que quede una mezcla suave.
3. Cuela a través de una bolsa para leche vegetal o una gasa en un bol, presionando para extraer el líquido. Mezcla con los ingredientes opcionales como el sirope de arce o la vainilla.
4. Guarda la leche en un tarro de cristal en la nevera; consúmela en un plazo de 4 días.

Notas

- También puedes usar esta receta para hacer leche de avena, arroz o coco. Utiliza 1 taza de avena o 2 tazas de coco rallado sin azúcar por cada 3-4 tazas de agua. Para la leche de coco, calienta el agua previamente para mejorar la extracción.
- Agita siempre bien la leche antes de usarla, ya que la leche casera puede separarse cuando se almacena.

Caldo de Verduras

Este sencillo caldo de verduras casero es una alternativa más saludable a las opciones comerciales, que suelen estar llenas de ingredientes irritantes. Es perfecto para enriquecer los sabores de sopas, guisos y otros platos.

Raciones: aprox. 6 tazas | **Preparación:** 15 minutos | **Cocción:** 60 minutos

- 2 zanahorias medianas, peladas y troceadas
- 2 tallos de apio, troceados
- 1 puerro (solo la parte blanca), lavado y troceado
- 1 bulbo de hinojo, troceado (opcional, ver notas)
- 2 hojas de laurel
- 3 ramitas de perejil fresco
- 3 ramitas de tomillo fresco o 1 cucharadita de tomillo seco
- 8 tazas de agua filtrada

1. Combina las zanahorias, el apio, el puerro, el hinojo (si lo usas), las hojas de laurel, el perejil, el tomillo y el agua en una olla grande.
2. Lleva la mezcla a ebullición a fuego alto.
3. Una vez que hierva, reduce el fuego a bajo y tapa con una tapa. Deja que el caldo hierva a fuego lento durante al menos 1 hora para que se desarrollen los sabores.
4. Después de la cocción, retira del fuego. Cuela el caldo a través de un colador de malla fina en un recipiente grande u otra olla, desechando los sólidos.
5. Deja que el caldo se enfríe durante unos 30 minutos. Luego, transfiere el caldo a recipientes de cristal para su almacenamiento.
6. Refrigera el caldo hasta una semana o congélalo para una conservación más prolongada.

Nota
- Si no se dispone de bulbo de hinojo, se puede omitir sin comprometer el sabor general del caldo. Siempre remueve o agita bien el caldo antes de usarlo, especialmente después de haberlo almacenado.

Caldo De Pollo

Esta receta de caldo de pollo es esencial para cualquier cocinero casero que desee añadir sabores profundos y sabrosos a una variedad de platos.

Raciones: aprox. 6 tazas | **Preparación:** 10 minutos | **Cocción:** 2 horas

- De 500 g a 1 kg de huesos o piezas de pollo (las alas y cuellos son ideales)
- 3 zanahorias medianas, cortadas en trozos grandes
- 2 ramas de apio, cortadas en trozos grandes
- 2 ramitas de tomillo fresco
- 2 litros de agua

1. Coloca los huesos o piezas de pollo, las zanahorias, el apio y el tomillo en una olla grande para sopa.
2. Añade el agua y lleva la mezcla a ebullición a fuego medio-alto.
3. Una vez que hierva, reduce el fuego a medio-bajo y deja que el caldo hierva a fuego lento, sin tapar, durante aproximadamente 2 horas. Esta cocción lenta ayuda a extraer sabores ricos y nutrientes de los ingredientes.
4. Opcionalmente, para el método de olla de cocción lenta: coloca todos los ingredientes en una olla de cocción lenta de 4 o 6 litros, tapa y programa para cocinar a temperatura baja durante 24 horas.
5. Después de la cocción, cuela el caldo usando un colador fino para eliminar los sólidos.
6. Refrigera el caldo colado durante toda la noche. Retira y desecha la capa de grasa que se forma en la superficie.
7. Guarda el caldo clarificado en recipientes herméticos en el frigorífico hasta 5 días o congélalo hasta 6 meses.

Nota
- Para una variante de marisco, sustituye los huesos de pollo por espinas de pescado para crear un delicado fumet, perfecto para platos de marisco.

Guacamole

Este guacamole sencillo y delicioso es increíblemente fácil de preparar y requiere solo unos pocos ingredientes. Es la salsa perfecta para patatas fritas o como cobertura para patatas dulces al horno.

Raciones: 1 **Preparación:** 5 minutos

- ½ taza de aguacate maduro, pelado, sin hueso y troceado
- 1 cucharada de cilantro fresco, picado
- ¼ de cucharadita de sal
- ¼ de cucharadita de ralladura de limón
- Una pizca de comino molido (opcional, si se tolera)

1. En un bol pequeño, combina el aguacate, el cilantro, la sal, la ralladura de limón y el comino (si lo usas).
2. Aplasta los ingredientes con un tenedor o un machacador de patatas hasta que estén bien mezclados y cremosos.
3. Prueba y ajusta el condimento si es necesario.

Nota
- Para conservar el guacamole sobrante sin que se oxide, presiona film transparente directamente sobre la superficie del guacamole antes de refrigerarlo para minimizar la exposición al aire, que causa oxidación.

Por ración: (aproximadamente ½ taza) Calorías: 90; Grasa total: 7,5g; Proteínas: 1,7g; Carbohidratos: 1,6g; Fibra: 4,2g

Pesto de Albahaca y Nueces

Este pesto de albahaca y nueces es rico en grasas saludables y rebosante de sabor, lo que lo convierte en un complemento versátil para pasta, sándwiches o simplemente untado en un trozo de pan fresco.

Raciones: aprox. ½ taza | **Preparación:** 10 minutos

- ½ taza de hojas de albahaca fresca
- ¼ taza de nueces
- 1 o 2 cucharadas de aceite de oliva virgen extra
- 1 cucharada de levadura nutricional
- ½ cucharadita de ralladura de limón
- ½ cucharadita de sal

1. Coloca la albahaca, las nueces, el aceite de oliva, la levadura nutricional, la ralladura de limón y la sal en un procesador de alimentos o batidora.
2. Pulsa la mezcla durante aproximadamente 30 a 60 segundos, deteniéndote para raspar los lados si es necesario, hasta que todos los ingredientes estén bien combinados y el pesto alcance la consistencia deseada.
3. Si el pesto es demasiado espeso y le cuesta mezclarse con suavidad, añade una cucharada de agua cada vez para ayudarlo a emulsionar.

Nota

- La consistencia de tu pesto puede variar según el tipo de equipo utilizado; ajusta el aceite y el agua según corresponda para lograr una textura cremosa que sea perfecta para tus platos.

Por ración: (aproximadamente 2 cucharadas) Calorías: 77; Grasa total: 7,5g; Proteínas: 1,8g; Carbohidratos: 1g; Fibra: 1g

Salsa de Champiñones

Esta salsa de champiñones rica y cremosa es el complemento perfecto para tu pasta favorita, albóndigas o pollo a la parrilla, aportando un toque delicioso a platos sencillos.

Raciones: 1 | **Preparación:** 15 minutos | **Cocción:** 15 minutos

- 2 ¼ tazas (155 gramos) de champiñones, laminados
- ½ cucharada de aceite de oliva
- ½ puerro (solo la parte blanca), picado
- ½ cucharada de aminoácidos de coco o aminoácidos líquidos
- ½ taza de caldo de verduras (también se puede usar agua)
- ¼ de taza de leche de almendras sin azúcar u otra leche vegetal
- 1 cucharada de fécula de patata o harina de arrurruz
- 1 cucharadita de tomillo fresco, picado (o ¼ de cucharadita de tomillo seco)
- 1 cucharada de levadura nutricional (opcional)
- ½ cucharadita de sal

1. Caliente el aceite en una sartén grande y profunda a fuego medio-alto. Añade el puerro picado y sofríe hasta que esté dorado, aproximadamente de 2 a 3 minutos.
2. Añade los champiñones y el tomillo, y cocina hasta que los champiñones estén blandos, unos 5 minutos. Incorpora la sal.
3. Vierte el caldo de verduras y añade los aminoácidos de coco. Si la utilizas, espolvorea la levadura nutricional. Remueve para mezclar y lleva a ebullición.
4. En un cuenco pequeño, disuelve la fécula de patata o la harina de arrurruz en la leche de almendras. Incorpora gradualmente esta mezcla a la sartén.
5. Reduce el fuego a medio-bajo y continúa cocinando, removiendo con frecuencia, hasta que la salsa espese, unos 5 minutos.

Por ración: (½ de la receta) Calorías: 70; Grasa total: 3g; Proteínas: 3g; Carbohidratos: 7,4g; Fibra: 1,3g

Salsa Cremosa De «Queso»

Esta salsa cremosa de «queso» es una deliciosa alternativa sin lácteos, perfecta para cubrir patatas, preparar unos macarrones con queso sin gluten o como salsa para mojar.

Raciones: aprox. 2 tazas | **Preparación:** 10 minutos | **Cocción:** 15 minutos

- 1 patata mediana, pelada y troceada
- 2 zanahorias, peladas y troceadas
- ¼ de taza de levadura nutricional
- ¼ de cucharadita de sal
- ⅛ a ¼ de taza de agua o leche de almendras sin endulzar, ajustada según la consistencia deseada

1. Coloca la patata y las zanahorias troceadas en una olla y cúbrelas con agua. Lleva a ebullición y cocina durante unos 15-20 minutos, o hasta que las verduras estén muy blandas.
2. Escurre bien las verduras y transfiérelas a una batidora de alta velocidad. Si utilizas una batidora normal, asegúrate de que las verduras estén muy blandas para facilitar el procesado.
3. Añade la levadura nutricional y la sal a la batidora. Comienza a batir a velocidad alta, agregando agua o leche de almendras gradualmente hasta que la mezcla consiga una consistencia suave y cremosa.
4. Prueba y ajusta el condimento según sea necesario, añadiendo más levadura nutricional para un sabor más a queso o sal para más profundidad.
5. Sirve inmediatamente o guarda la salsa en un recipiente hermético en la nevera hasta por varios días.

Por ración: (aproximadamente ¼ de taza) Calorías: 80; Grasa total: 0,5g; Proteínas: 5,4g; Carbohidratos: 9,6g; Fibra: 3,4g

Salsas para Salteados

Estas salsas para salteados, deliciosas y saludables, son alternativas perfectas a las típicas salsas comerciales, que a menudo contienen ingredientes irritantes.

Raciones: aprox. ⅓ taza | **Preparación:** 5 minutos

Ingredientes para la Salsa 1:
- ¼ de taza de aminoácidos de coco o aminoácidos líquidos
- 2 cucharadas de aceite de sésamo
- ½ cucharada de fécula de patata o harina de arrurruz

Ingredientes para la Salsa 2:
- 2 cucharadas de aminoácidos de coco o aminoácidos líquidos
- ¼ de taza de caldo de verduras (ver p. 277)
- 1 cucharadita de fécula de patata o harina de arrurruz
- ¼ de cucharadita de jengibre molido

1. En un cuenco pequeño, combina todos los ingredientes de la salsa que hayas elegido.
2. Remueve bien hasta que la fécula de patata o la harina de arrurruz esté completamente disuelta y la mezcla quede homogénea.

Nota
- Si prefieres un sabor ligeramente dulce, considera añadir una pequeña cantidad de sirope de arce a cualquiera de las salsas.

Aderezos Caseros

Estas sencillas recetas de aderezo ofrecen una excelente alternativa a los aderezos para ensaladas comprados, que suelen contener aditivos e ingredientes que pueden irritar el revestimiento del estómago y agravar los síntomas de la gastritis. Utiliza estos aderezos saludables y sencillos para realzar tus verduras cocinadas con el toque de sabor adecuado.

Aderezo Simple de Hierbas

- ¼ de cucharadita de perejil fresco, finamente picado
- ¼ de cucharadita de orégano fresco, finamente picado
- ¼ de cucharadita de albahaca fresca, finamente picada
- 1 cucharada de aceite de oliva virgen extra
- Una pizca de sal
- Una pizca de ralladura de limón (opcional)

En un recipiente pequeño, mezcla todos los ingredientes hasta que estén bien combinados. Utilízalo inmediatamente o guárdalo en la nevera hasta el momento de servir.

Aderezo de Zanahoria y Jengibre

- ½ zanahoria mediana, pelada y troceada
- 1 ¼ cucharadas de aceite de oliva virgen extra
- ¼ de cucharada de jengibre fresco, pelado y picado
- 2 cucharaditas de sirope de arce o miel
- ½ cucharadita de aceite de sésamo tostado
- ¼ de cucharadita de ralladura de limón
- ¼ de cucharadita de sal
- 1 o 2 cucharadas de agua (opcional, si es necesario)

En un procesador de alimentos o batidora, añade todos los ingredientes (excepto el agua) y tritura hasta obtener una mezcla homogénea. Diluye con agua si es necesario.

Aderezo de Papaya

- ½ taza de papaya, troceada
- 1 cucharada de aceite de oliva virgen extra
- ½ cucharadita de ralladura de limón o naranja
- 1 cucharada de tomillo fresco, picado
- ¼ de cucharadita de sal
- 1 o 2 cucharadas de agua (opcional, para la consistencia deseada)

Tritura todos los ingredientes (excepto el agua) hasta obtener una mezcla homogénea en un procesador de alimentos o batidora. Ajusta la consistencia con agua si es necesario.

Aderezo de Cacahuete

- 2 cucharadas de crema de cacahuete
- ¼ de cucharadita de jengibre molido
- 1 cucharada de sirope de arce o miel
- 2 cucharadas de agua
- 1 cucharada de aminoácidos de coco
- 2 pizcas de ralladura de limón

En un recipiente pequeño, bate todos los ingredientes hasta que la mezcla quede homogénea.

Aderezo Cremoso de Aguacate

- ¼ de taza de aguacate
- 1 cucharada de aceite de oliva
- 2 cucharadas de agua o más para dar consistencia
- 1 cucharadita de yogur natural sin lácteos (opcional)
- 1 cucharada de cilantro, albahaca o perejil
- ½ cucharadita de ralladura de lima
- ¼ de cucharadita de sal

Combina todos los ingredientes en un procesador de alimentos. Tritura hasta obtener una mezcla homogénea, ajustando la consistencia con más agua según sea necesario.

¿QUIERES MÁS RECETAS COMO ESTAS?

Descubre *El Recetario Anti-Gastritis* — con más de 125 recetas deliciosas para calmar la gastritis y sanar tu estómago sin renunciar al sabor.

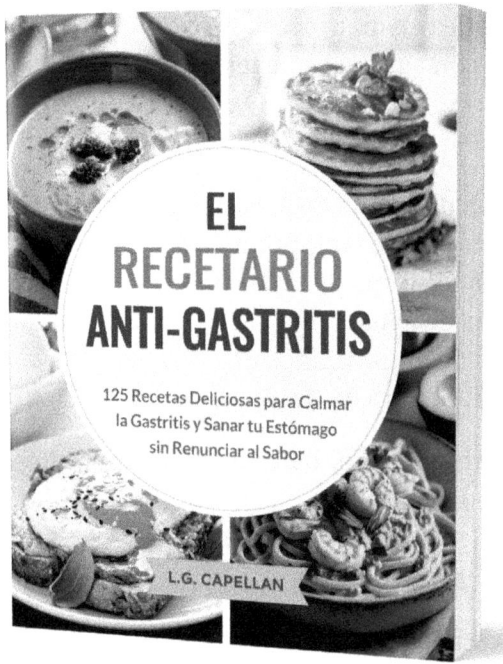

DESCÚBRELO AQUÍ ESCANEANDO EL CÓDIGO:

CONCLUSIÓN

La Vida Después de la Gastritis

Al llegar al final de este libro, es fundamental reflexionar sobre cómo podría ser la vida después de la gastritis. Superar con éxito el tumultuoso camino de la gastritis no es solo un final, sino que marca el comienzo de un nuevo capítulo en tu vida, caracterizado por las decisiones de estilo de vida más saludables que has cultivado durante tu travesía.

Esta experiencia probablemente te ha enseñado lecciones invaluables sobre cómo escuchar a tu cuerpo y tomar decisiones alimentarias conscientes. Los hábitos desarrollados durante este tiempo —como seguir una dieta equilibrada y baja en ácidos, evitar los alimentos desencadenantes e incorporar cambios en el estilo de vida como la gestión del estrés y el ejercicio regular— son más que simples estrategias para superar la gastritis. Sirven como herramientas fundamentales para la salud digestiva a largo plazo y el bienestar general. Continuar con estas prácticas puede ayudar a prevenir la recurrencia de la gastritis y contribuir positivamente a tu salud general.

Una de las lecciones más significativas de tu viaje es la importancia de la atención plena en relación con la alimentación y las elecciones de estilo de vida. Ser consciente de cómo los diferentes alimentos afectan a tu cuerpo y comprender las señales que este te envía son habilidades cruciales que seguirán siendo de gran utilidad. Aunque ahora puedas sentirte mejor y no experimentes síntomas, es importante permanecer alerta. Controlar cualquier signo de malestar y consultar con tu médico si surgen preocupaciones es esencial.

La vida después de la gastritis consiste en abrazar una nueva normalidad: un estilo de vida donde tienes mayor control sobre tu salud y una comprensión más profunda de tu cuerpo. Es una oportunidad para seguir construyendo sobre los cambios positivos que has realizado y vivir una vida que apoye plenamente tu salud y felicidad.

En resumen, superar la gastritis no se trata solo de curarse de una afección; se trata de adoptar un estilo de vida más saludable que has creado para ti mismo. Es un testimonio de tu resiliencia y compromiso con tu salud. Lleva contigo las lecciones, hábitos y conocimientos que has adquirido, y continúa haciendo de tu bienestar una prioridad en todos los aspectos de tu vida.

Apéndice A

PREGUNTAS FRECUENTES

En esta sección, hemos recopilado las preguntas más frecuentes sobre nuestro programa de curación de 90 días y la gastritis en general. Tanto si estás comenzando tu viaje de curación como si ya llevas tiempo en el proceso, estas preguntas frecuentes pretenden apoyarte con conocimientos valiosos y consejos prácticos.

Si tienes dudas o preguntas sobre algún aspecto concreto de la curación de la gastritis, asegúrate de releer el libro. ¡Es probable que tu pregunta esté respondida en alguna de sus páginas!

Estoy perdiendo demasiado peso, ¿qué puedo hacer?

La pérdida de peso es una preocupación común para quienes sufren de gastritis. Si estás experimentando una pérdida de peso significativa debido al estricto seguimiento del programa de 90 días, es crucial abordarlo de una manera que apoye tu proceso general de curación y no agrave tu gastritis.

Para combatir eficazmente la pérdida de peso, es importante centrarse en aumentar tu ingesta calórica. Hacer un seguimiento de tus calorías diarias puede proporcionarte información sobre tu consumo actual y ayudarte a determinar cuántas calorías adicionales necesitas para ganar peso. Intenta añadir entre 300 y 500 calorías adicionales al día, priorizando alimentos ricos en carbohidratos y algunas grasas saludables.

Sin embargo, antes de embarcarte en un plan de aumento de peso, asegúrate de que tu estómago se ha recuperado lo suficiente y puede tolerar un aumento en la cantidad y diversidad de alimentos. Para una orientación más detallada sobre cómo ganar peso mientras se trata la gastritis, asegúrate de consultar el Apéndice C al final de este libro. Consultar con un profesional sanitario también puede ser valioso para adaptar un plan que se ajuste a tus necesidades y condición específicas.

¿Qué ocurre si me siento peor, no mejor, durante la fase de curación?

Si te encuentras sintiéndote peor o experimentando una recaída durante la fase de curación, es importante examinar de cerca los cambios que has realizado y cómo se alinean con las directrices del programa. Las fluctuaciones en los síntomas no son infrecuentes cuando te adaptas a cambios significativos en la dieta y el estilo de vida, ya que tu cuerpo puede necesitar tiempo para adaptarse a las nuevas rutinas. Asegúrate de que estás siguiendo con precisión las recomendaciones dietéticas del programa, ya que a veces incluso los alimentos considerados beneficiosos para la gastritis podrían no adaptarse a tu condición individual. Por tanto, identificar cualquier alimento específico que empeore tus síntomas puede ayudarte a realizar los ajustes necesarios.

Además, revisa factores del estilo de vida como la gestión del estrés, la calidad del sueño y las rutinas de ejercicio. El estrés elevado, el sueño inadecuado y niveles inapropiados de actividad física pueden empeorar los síntomas de la gastritis. Considera si algún suplemento o medicamento nuevo que hayas comenzado como parte del programa podría estar causando malestar estomacal. Es crucial consultar con un profesional sanitario, especialmente si los nuevos síntomas persisten o empeoran, para garantizar la seguridad y adecuación del programa a tus necesidades específicas de salud. Evaluando cuidadosamente estos factores y buscando consejo profesional, podrás gestionar mejor tus síntomas y continuar en tu camino hacia la curación.

¿Cuáles son los signos de que mi gastritis está curándose?

Uno de los indicadores más notables de progreso es una reducción en la frecuencia e intensidad del dolor y malestar abdominal. A medida que la inflamación en el revestimiento del estómago disminuye, es posible que experimentes menos episodios de dolor y una disminución significativa de la sensación de ardor a menudo asociada con la gastritis.

La mejora de la digestión es otro signo clave de curación. Esto puede manifestarse como una reducción de la hinchazón y los gases después de las comidas, lo que indica que tu sistema digestivo está funcionando de manera más eficiente. Los movimientos intestinales regulares sin estreñimiento o diarrea también son indicadores positivos. Junto con estas mejoras digestivas, una disminución en las náuseas y los vómitos indica que tu estómago está sanando. Es posible que notes que las náuseas son menos frecuentes, especialmente después de las comidas, y los episodios de vómitos disminuyen o desaparecen por completo.

A medida que el revestimiento de tu estómago sana, tu apetito debería volver gradualmente, y tu cuerpo comenzará a absorber los nutrientes de manera más efectiva. Esto puede conducir a un apetito más saludable y consistente y a la estabilización del peso si anteriormente estabas perdiendo peso debido a la gastritis. Junto con estas mejoras físicas, podrías experimentar un aumento en los niveles de energía y una reducción de la fatiga, lo que contribuye a una sensación general de bienestar.

Los resultados positivos de las pruebas médicas pueden confirmar aún más tu progreso de curación. Las pruebas pueden mostrar niveles disminuidos de inflamación y mejoras en los hallazgos endoscópicos, lo que indica una reducción de la irritación del revestimiento del estómago. Además, es posible que descubras que puedes tolerar alimentos que anteriormente desencadenaban síntomas, lo que sugiere que tu estómago se está volviendo más resistente. Sin embargo, es importante reintroducir gradualmente dichos alimentos para evitar desencadenar síntomas.

Una mejora en el bienestar emocional y mental es otro signo significativo de recuperación. A medida que tus síntomas físicos mejoran, es posible que notes una reducción en la ansiedad y el estrés relacionados con tu salud digestiva, lo que conduce a un estado de ánimo general mejorado.

¿Realmente necesito adherirme a un plan de tratamiento estricto para curar eficazmente la gastritis?

La necesidad de adherirse a un plan de tratamiento estricto para curar eficazmente la gastritis depende en gran medida del tipo de gastritis que tengas, su gravedad y cuánto tiempo has estado sufriendo. En algunos casos, particularmente gastritis leve, las personas pueden encontrar que pueden lograr un alivio significativo e incluso una recuperación completa simplemente evitando alimentos irritantes clave y abordando algunos hábitos poco saludables.

Sin embargo, para casos más graves o crónicos, un plan de tratamiento completo y estricto a menudo es esencial. Esto podría incluir una combinación de modificaciones dietéticas, medicamentos y cambios en el estilo de vida adaptados para reducir la inflamación, controlar los síntomas y promover la curación del revestimiento estomacal. La consistencia y el compromiso con estos cambios son cruciales para asegurar una recuperación efectiva y prevenir la recurrencia.

También es importante tener en cuenta que la respuesta de cada individuo al tratamiento puede variar. Lo que funciona para una persona podría no funcionar para otra, haciendo esencial seguir un plan personalizado desarrollado en consulta con un profesional de la salud. Seguimientos regulares y ajustes al plan de tratamiento pueden ayudar a abordar cualquier problema continuo y asegurar que el enfoque siga siendo efectivo para tu condición específica.

En última instancia, mientras algunos casos leves de gastritis pueden gestionarse con medidas menos estrictas, la mayoría de los casos se benefician de un enfoque estructurado y diligente para el tratamiento. Esto asegura una recuperación integral y ayuda a mantener la salud digestiva a largo plazo.

¿Cómo puedo lidiar con los antojos?

Los antojos pueden ser un obstáculo significativo cuando se adhiere a una dieta estricta adecuada para la gastritis. Al identificar si estos antojos están impulsados por estados emocionales como el estrés o simplemente por hábitos alimenticios, puedes adaptar tu enfoque para superarlos de manera más efectiva. Mantenerse bien hidratado es crucial, ya que la sed a menudo se confunde con hambre. Comer pequeñas comidas equilibradas regularmente ayuda a mantener los niveles de azúcar en sangre estables, reduciendo la intensidad de los antojos. Planificar tus comidas y tentempiés con anticipación previene la alimentación impulsiva y fomenta elecciones más saludables, mientras que tener tentempiés saludables a mano puede satisfacer el hambre entre comidas.

Encontrar sustitutos más saludables para los alimentos que deseas asegura que no comprometas tu proceso de curación. Gestionar el estrés y las emociones a través de la atención plena, la meditación o aficiones puede reducir la alimentación emocional. Practicar la alimentación consciente prestando total atención a la experiencia de comer ayuda a reconocer las verdaderas señales de hambre y saciedad, reduciendo el comer en exceso. Mantener los alimentos poco saludables fuera de la vista reduce la tentación, y mantenerse positivo y paciente contigo mismo durante este viaje es vital. Buscar apoyo de amigos, familia o grupos de apoyo también puede proporcionar motivación y aliento, y consultar a un nutricionista o dietista para obtener consejos personalizados puede ser beneficioso.

Para ayuda adicional con los antojos, especialmente si tienes debilidad por lo dulce, puedes encontrar varias recetas tanto para tentempiés dulces como salados en el Capítulo 9 de este libro. Estas recetas están diseñadas para satisfacer tus antojos sin comprometer tu proceso de curación. Con estas estrategias y recursos, puedes gestionar eficazmente los antojos mientras te adhieres a tu plan de curación.

Si después de seguir el programa de 90 días me siento completamente curado, ¿puedo volver a mis antiguos hábitos alimenticios?

Si bien completar el programa de curación y sentirse curado es un hito significativo, es esencial abordar la idea de volver a los antiguos hábitos alimenticios con precaución. La mejora que has experimentado se debe en gran medida a los nuevos hábitos dietéticos y de estilo de vida que has adoptado durante el programa. Volver a tus antiguos hábitos alimenticios, particularmente si incluyen alimentos potencialmente desencadenantes u opciones menos saludables, podría poner en riesgo el progreso que has logrado.

Es importante tener en cuenta que volver a los antiguos hábitos alimenticios poco saludables es una razón común por la que muchas personas experimentan una recaída de los síntomas de gastritis después de sentirse bien o incluso completamente "curadas". Tu estómago aún puede estar sensible o la gastritis podría estar en un estado latente, lista para reaparecer. La única forma de confirmar la curación completa de la gastritis es a través de pruebas médicas como una endoscopia. Por lo tanto, no te apresures a volver a tus hábitos alimenticios anteriores solo porque te sientas mejor. Ejerce precaución y deja que las pruebas médicas determinen tu verdadero estado de curación.

La tentación de volver a los hábitos alimenticios familiares podría ser fuerte, pero es crucial recordar el papel que las elecciones más saludables han jugado en tu recuperación. Si estás considerando reintroducir alimentos que fueron eliminados durante tu proceso de curación, hazlo gradualmente y con atención. Monitorea cómo reacciona tu cuerpo a cada alimento reintroducido. Este enfoque cuidadoso es vital para identificar cualquier alimento que aún pueda desencadenar síntomas, permitiéndote modificar tu dieta según sea necesario.

Antes de hacer cambios significativos en tu dieta después de la curación, es aconsejable consultar con un profesional de la salud. Su orientación puede ayudarte a tomar decisiones informadas que se alineen con tus requisitos de salud continuos. Mantener una dieta equilibrada después del programa es esencial. Esfuérzate por encontrar un punto medio donde puedas disfrutar de una variedad de alimentos mientras sigues siendo consciente de las lecciones aprendidas y las necesidades de tu cuerpo. Este equilibrio asegura que puedas disfrutar de flexibilidad dietética sin comprometer las mejoras de salud que has logrado.

¿Cómo puedo recuperarme más rápido de una recaída?

Las recaídas son comunes y "normales" cuando se sufre de gastritis, especialmente en los meses iniciales de la enfermedad cuando identificar alimentos y hábitos que exacerban los síntomas es aún un proceso de aprendizaje. Esencialmente, una recaída es la reaparición o empeoramiento de los síntomas de gastritis después de un período de mejora, indicando irritación del revestimiento estomacal.

Para recuperarse más rápido de una recaída, es crucial identificar y evitar los desencadenantes que causaron la recaída, ya sean alimentos específicos, bebidas, estrés, tabaquismo excesivo o ciertos medicamentos como los AINE o antibióticos. Los siguientes pasos pueden ayudar a facilitar la recuperación:

- **Evitar alimentos y bebidas irritantes:** Mantente con alimentos con un pH mayor de 5 y evita alimentos crudos o muy duros. Elimina alimentos ácidos y grasos de tu dieta.

- **Reducir la ingesta de proteína animal:** Disminuye temporalmente o evita las proteínas animales, reemplazándolas con suplementos de proteína en polvo como el cáñamo o la proteína de guisante.

- **Minimizar la grasa y la sal:** Asegúrate de que tu dieta sea baja en grasa y sal para reducir la irritación estomacal.

- **Comer alimentos blandos y fáciles de digerir:** Consume pequeñas porciones de alimentos con una consistencia suave, como tubérculos aplastados, verduras cocidas, crema de arroz y batidos de leche de almendras sin endulzar.

- **Masticar completamente:** Mastica cada bocado hasta 30 veces para ayudar a la digestión y aliviar la carga en tu estómago.

- **Sorber agua alcalina:** Bebe agua alcalina a lo largo del día para neutralizar el ácido estomacal y mantenerte hidratado. Esto puede proporcionar alivio temporal durante episodios de reflujo ácido o ardor de estómago.[129]

- **Usar una almohadilla térmica:** Aplica una almohadilla térmica en tu estómago durante 20 minutos, luego retírala durante 10-15 minutos, alternando según sea necesario para aliviar el malestar.
- **Consumir batidos suaves:** Si se toleran, los batidos hechos con plátanos maduros y leche de almendras pueden ayudar a aliviar los síntomas de acidez estomacal o dolor de estómago.
- **Proteger el revestimiento estomacal:** Asegúrate de que tu dieta sea baja en grasa y sal para reducir la irritación estomacal.
- **Considerar suplementos y remedios:** Suplementos como el olmo resbaladizo, L-glutamina, áloe vera y caldo de huesos, junto con tés antiinflamatorios como manzanilla, raíz de malvavisco, jengibre o hinojo, pueden ayudar en la recuperación.

Siguiendo estos pasos y haciendo ajustes dietéticos y de estilo de vida conscientes, puedes recuperarte más rápidamente de una recaída de gastritis y mantener una mejor salud estomacal en general.

¿Puedo continuar tomando mis medicamentos actuales mientras sigo el programa?

Mientras sigues el programa de curación de gastritis descrito en este libro, es crucial considerar cómo se alinea con tus medicamentos actuales. Siempre consulta con tu proveedor de atención médica antes de hacer cualquier cambio en tu régimen de medicación. Pueden guiarte sobre cómo integrar de manera segura el programa con tus tratamientos existentes, especialmente si estás tomando medicación para la gastritis u otros problemas digestivos. Ciertos medicamentos podrían interactuar con cambios dietéticos y de estilo de vida en el programa, por lo que tu médico puede ayudar a ajustar las dosis o los momentos según sea necesario.

Los chequeos regulares con tu proveedor de atención médica son esenciales para monitorear tu progreso y hacer los ajustes necesarios a tus medicamentos. Si planeas comenzar cualquier nuevo suplemento recomendado en el programa, discútelo con tu médico para evitar posibles interacciones. A medida que tus síntomas mejoren, podrías necesitar ajustar tus medicamentos, pero siempre hazlo bajo supervisión médica.

La comunicación efectiva con todos tus proveedores de atención médica asegura una atención coordinada y evita consejos médicos contradictorios. Trabajando estrechamente con tu equipo médico, puedes integrar de manera segura el programa de curación de gastritis con tus medicamentos existentes, optimizando tu camino hacia la recuperación.

¿Cómo evitar el estreñimiento?

Cuando se sigue una dieta estricta para la gastritis, algunas personas pueden experimentar problemas de estreñimiento. Esto se debe a menudo al aumento del consumo de alimentos blandos y bajos en fibra. Es crucial encontrar un equilibrio que apoye tanto la curación del revestimiento estomacal como mantenga movimientos intestinales regulares. Aquí hay algunos consejos útiles para ayudarte a evitar el estreñimiento mientras te centras en curar tu gastritis:

- **Aumentar la ingesta de fibra soluble:** La fibra soluble ayuda a dar volumen y ablandar las heces, facilitando su paso. La cáscara de psyllium es una fantástica fuente natural de fibra soluble. Absorbe agua, lo que ayuda a ablandar tus heces y promover movimientos intestinales regulares.

- **Incorporar goma guar parcialmente hidrolizada:** Este tipo de fibra soluble es excelente porque es menos probable que cause hinchazón en comparación con otros suplementos de fibra.

Puedes añadirla fácilmente a tus alimentos o bebidas sin cambiar su sabor o textura.

- **Mantenerte hidratado:** Beber mucha agua ayuda a que la fibra haga su trabajo de manera más efectiva, evitando que tus heces se vuelvan demasiado duras. La hidratación es crucial para la salud digestiva general y también puede ayudar a calmar un revestimiento estomacal inflamado.

- **Comer comidas regulares:** Comer comidas a intervalos regulares puede ayudar a regular los movimientos intestinales. Además, trata de aumentar tu ingesta de las frutas y verduras aprobadas mencionadas en el programa de curación. Estos alimentos pueden proporcionar la fibra y los nutrientes necesarios para apoyar una digestión saludable mientras son suaves con tu estómago.

- **Realizar actividad física:** El ejercicio regular puede estimular la actividad intestinal y ayudar a prevenir el estreñimiento. Incluso actividades ligeras como caminar pueden marcar una gran diferencia. El ejercicio también ayuda a reducir el estrés, que puede ser un desencadenante para las recaídas de gastritis.

- **Comenzar los suplementos gradualmente:** La cáscara de psyllium y la goma guar parcialmente hidrolizada son efectivas, pero es mejor comenzar con una dosis pequeña y aumentarla gradualmente para evitar cualquier malestar. Siempre consulta con tu proveedor de atención médica antes de comenzar cualquier nuevo suplemento, especialmente si tienes condiciones de salud existentes o estás tomando otros medicamentos.

Incorporando estas estrategias, puedes manejar y prevenir eficazmente el estreñimiento mientras mantienes tu enfoque en curar la gastritis. Recuerda, el cuerpo de cada persona es diferente, por lo que puede llevar algún tiempo encontrar el equilibrio adecuado para ti. Sé paciente contigo mismo y sigue experimentando hasta encontrar lo que mejor funciona para ti.

¿Qué ocurre si mis síntomas persisten después de los 90 días iniciales?

Si encuentras que tus síntomas de gastritis persisten después de los 90 días iniciales del programa de curación, es importante reevaluar tu adherencia a los componentes clave del programa. Para ayudar en esta revisión, considera la siguiente lista de verificación basada en los aspectos críticos del programa:

Dieta

- **Eliminación de irritantes:** ¿Has eliminado todos los alimentos y bebidas irritantes mencionados en la primera parte del programa?
- **Alimentos amigables con el pH:** ¿Son los alimentos que comes diariamente de la lista de alimentos con un pH superior a 5? Si consumes frutas ácidas, ¿neutralizaste adecuadamente su acidez?
- **Alimentos antiinflamatorios:** ¿Has introducido alimentos que ayudan a combatir la inflamación del revestimiento estomacal, como alimentos ricos en flavonoides? ¿Estás consumiendo suficiente de ellos diariamente?
- **Ácidos grasos esenciales:** ¿Incorporaste alimentos ricos en ácido linoleico o añadiste un suplemento rico en ácido gamma-linolénico a tu dieta para aumentar la producción de prostaglandinas? ¿Equilibraste esto con alimentos ricos en omega-3?
- **Ingesta de grasas:** ¿Es la cantidad de grasa que consumes en cada comida moderada (menos de 15 gramos) o excesiva (más de 15 gramos)? Es preferible consumir menos de 10 gramos de grasa por comida.
- **Ingesta de sal:** ¿Has disminuido la cantidad de sal que añades a tus comidas y evitado alimentos muy salados?

- **Ingesta de azúcar:** ¿Has reducido tu consumo de azúcar y reemplazado el azúcar refinado y los edulcorantes artificiales con opciones más saludables como la stevia, el sirope de arce puro o la fruta del monje?
- **Ingesta de proteínas:** ¿Estás consumiendo alimentos adecuados ricos en proteínas para ayudar a reparar los tejidos dañados de tu estómago?
- **Textura de los alimentos:** ¿Estás comiendo solo alimentos de consistencia suave, fáciles de masticar y cocinados en lugar de crudos?

Hábitos y estilo de vida

- **Eliminación de malos hábitos:** ¿Has eliminado todos los malos hábitos que pueden exacerbar la inflamación en tu estómago?
- **Porciones de comidas:** ¿Estás comiendo porciones más pequeñas de comidas en lugar de grandes y dividiendo tus comidas principales en cinco más pequeñas para comer cada tres horas?
- **Masticar:** ¿Estás masticando cada bocado de comida tres a cinco veces más de lo habitual o hasta que esté bien desmenuzado en tu boca?
- **Gastroprotección:** ¿Estás protegiendo constantemente tu estómago de los jugos gástricos con un medicamento o suplemento que tenga propiedades gastroprotectoras? ¿También estás protegiendo tu estómago de la secreción ácida gástrica nocturna mientras duermes?

Estrés, ansiedad y bienestar emocional

- **Gestión del estrés:** ¿Has identificado las situaciones que te causan estrés? ¿Has hecho algo al respecto o creado un plan para gestionar tus niveles de estrés y mantenerlo a raya?

- **Gestión de la ansiedad:** Si sufres de ansiedad, ¿has identificado las causas? ¿Has tomado medidas para reducir tus niveles de ansiedad?

- **Sueño y descanso:** ¿Estás durmiendo lo suficiente o descansando para ayudar a tu cuerpo a manejar mejor el estrés y recuperarse más rápido?

- **Actividad física:** ¿Estás realizando actividades físicas para reducir tus niveles de estrés?

- **Compromiso mental:** ¿Mantienes tu mente ocupada con tareas diarias o actividades que requieren tu atención, para evitar estresarte demasiado por pensar demasiado?

- **Actividades sociales:** ¿Estás pasando más tiempo al aire libre o saliendo a divertirte con amigos o familiares?

La idea es que si tus síntomas persisten, deberías hacerte estas preguntas para determinar si hay alguna recomendación que no estás aplicando, lo que puede estar impidiendo que tu estómago se recupere más rápidamente. Después de esta autoevaluación, puedes hacer los ajustes necesarios y continuar con lo que ha estado funcionando para ti.

NOTA: Para preguntas adicionales, te invitamos a unirte a nuestro grupo de apoyo en Facebook, *The Gastritis Healing Group*, donde puedes hacer tus preguntas directamente y compartir experiencias con otros miembros de la comunidad.

Apéndice B

CÓMO DEJAR DE TOMAR INHIBIDORES DE LA BOMBA DE PROTONES DE FORMA SEGURA

Los inhibidores de la bomba de protones (IBP) se encuentran entre los medicamentos más recetados en la medicina occidental para tratar problemas estomacales como el reflujo ácido, las úlceras gástricas, la dispepsia y la gastritis. Algunos de los IBP más utilizados incluyen el omeprazol, esomeprazol, pantoprazol, lansoprazol y rabeprazol. Estos medicamentos funcionan inhibiendo la secreción de ácido gástrico de las células parietales, evitando que este ácido irrite el estómago y el esófago, y facilitando así el proceso de curación.

A pesar de su eficacia en tratamientos a corto plazo, el uso prolongado de inhibidores de la bomba de protones (IBP) puede provocar diversas complicaciones de salud. Estas pueden incluir osteoporosis, problemas renales, infecciones gastrointestinales, sobrecrecimiento bacteriano en el intestino delgado (SIBO) y deficiencias en nutrientes esenciales como la vitamina B12, calcio, hierro y magnesio.[130]

Los IBP a menudo se recetan para uso a largo plazo por varias razones. Son el medicamento preferido para la terapia de mantenimiento contra la enfermedad por reflujo gastroesofágico (ERGE). Los modelos médicos tradicionales sugieren que el exceso de secreción ácida, la disminución de la presión del esfínter esofágico inferior (EEI) y la falta de protección local son las causas de los síntomas del reflujo ácido. Desde esta perspectiva, reducir la secreción de ácido estomacal con medicamentos parece lógico.

Sin embargo, según el Dr. Jonathan Wright, quien ha medido los niveles de ácido estomacal en numerosos pacientes con ERGE, aproximadamente el 90% de los pacientes evaluados en realidad tenían niveles bajos de ácido estomacal, no un exceso de ácido como se cree comúnmente.[131] Por lo tanto, usar medicamentos para reducir aún más el ácido estomacal en aquellos que ya producen poco ácido no tiene sentido y puede conducir a más complicaciones.

El desafío con los IBP en el tratamiento de la ERGE es que se recetan con frecuencia sin las pruebas diagnósticas necesarias para determinar si los síntomas son causados por una producción baja o excesiva de ácido estomacal. La prueba de pH de Heidelberg, que utiliza una pequeña cápsula con un radiotransmisor para registrar los niveles de pH estomacal, es la prueba de referencia para este propósito.

Si has estado tomando IBP durante mucho tiempo y estás considerando dejar de tomarlos, es esencial consultar con tu médico para asegurarte de que sea seguro para ti. Algunas personas pueden necesitar continuar con la terapia con IBP más tiempo de lo habitual para prevenir o controlar otros problemas gastroesofágicos, a pesar del riesgo de efectos secundarios.

Sin embargo, dejar los IBP a veces puede ser difícil debido a la hiperacidez causada por el efecto rebote. Esto sucede porque, mientras los IBP evitan que las células parietales produzcan ácido estomacal, las células G en tu estómago continúan liberando gastrina. Esto conduce a un exceso de gastrina en el torrente sanguíneo, también conocido como hipergastrinemia. El exceso de gastrina causa una expansión o hiperplasia de las células enterocromafines (ECL) en el revestimiento del estómago. Más células ECL resultan en una mayor liberación de histamina, lo que estimula a las células parietales a producir más ácido estomacal.[132]

Cuando esto ocurre continuamente, las células parietales experimentan hipertrofia, una expansión en el tamaño celular. Las células parietales más grandes tienen más bombas de protones y, una vez que se interrumpe la terapia con IBP, pueden causar hipersecreción ácida de rebote. Por eso es difícil dejar los IBP, ya que el uso a largo plazo cambia fundamentalmente la fisiología de las células del estómago.

Para controlar las molestias del reflujo ácido al dejar los IBP, considera las siguientes estrategias:

1. **Reducción gradual:** Una de las formas más efectivas de dejar de tomar IBP es reducir la dosis gradualmente.[133] Esto hace que el efecto rebote del ácido sea menos notable y los síntomas de acidez estomacal sean menos graves. Por ejemplo, si tomas 20 mg de omeprazol dos veces al día, reduce la dosis a 20 mg por día durante una o dos semanas, luego a 20 mg cada dos días durante una o dos semanas antes de dejar de tomarlo. La velocidad a la que se pueden interrumpir los IBP depende del caso individual y la duración del uso del IBP. Algunas personas pueden dejarlos en una o dos semanas, mientras que otras pueden tardar varios meses.

2. **Reemplazar IBP con bloqueadores H2:** Si los síntomas se vuelven molestos en la dosis más baja de IBP, considera tomar un bloqueador H2 de venta libre como la famotidina o la cimetidina. Estos medicamentos suprimen el ácido mediante un mecanismo diferente y no son tan fuertes como los IBP. Una vez que tus síntomas estén bajo control, también puedes reducir gradualmente el bloqueador H2.

3. **Protege tu estómago:** Utiliza suplementos como el regaliz DGL (regaliz desglicinado) o el sucralfato antes de las comidas para proporcionar protección y alivio a tu estómago. Para proteger el esófago, considera suplementos naturales como la corteza de

olmo resbaladizo y la raíz de malvavisco, que se pueden mezclar con agua. Beber té de manzanilla también puede aliviar la inflamación del estómago y relajar tu sistema nervioso. Si los síntomas ocurren principalmente por la noche, considera usar melatonina. La melatonina aumenta el tono del esfínter esofágico inferior, ayudando a prevenir que los jugos gástricos suban al esófago.[134]

4. **Controla los síntomas:** Si los síntomas reaparecen después de dejar el IBP o el bloqueador H2, puedes tomar el bloqueador H2 nuevamente (por ejemplo, famotidina, 40 mg una o dos veces al día). Si los síntomas son insoportables, considera tomar el IBP en la dosis efectiva más baja y luego reanudar la reducción gradual. Es preferible hacer esto bajo supervisión médica.

Siguiendo estos pasos y colaborando estrechamente con tu profesional sanitario, puedes hacer la transición de forma segura para dejar los IBP y controlar los síntomas de reflujo ácido de manera más efectiva. Asegúrate de discutir estas estrategias con tu profesional sanitario para personalizar el enfoque de acuerdo con tus necesidades específicas de salud.

.

Apéndice C

ESTRATEGIAS NUTRICIONALES PARA GANAR PESO

La pérdida de peso es un síntoma común e inquietante para muchas personas que sufren de gastritis. El aspecto más desafiante de la pérdida de peso es cuando se vuelve incontrolada, provocando malestar e insatisfacción con la imagen corporal. Esto puede tener un profundo impacto emocional, disminuyendo la autoestima y la confianza en uno mismo.

Varios factores contribuyen a la pérdida de peso asociada con la gastritis, independientemente de la reducción en la ingesta de alimentos o el consumo calórico. Un factor clave es que la inflamación en el estómago puede reducir la producción de enzimas digestivas y ácido estomacal, que son cruciales para descomponer los alimentos y extraer los nutrientes.

Además, si el quimo —una masa espesa, semifluida de alimentos parcialmente digeridos y jugos gástricos— se digiere mal en el estómago y pasa al intestino delgado, puede dificultar la absorción de nutrientes. Esto se debe a que las enzimas pancreáticas no pueden descomponer eficazmente las proteínas, los carbohidratos o las grasas si no han sido procesados suficientemente en el estómago. Si esta condición persiste, podría conducir a complicaciones adicionales como deficiencias nutricionales y permeabilidad intestinal, también conocida como intestino permeable, agravando los problemas de malabsorción.

Si has perdido una cantidad significativa de peso debido a la gastritis y estás considerando un plan de aumento de peso, es crucial asegurarte de que tu estómago se haya curado lo suficiente para tolerar un aumento en la ingesta de alimentos. Esto promoverá una mejor digestión y una absorción más efectiva de nutrientes y calorías. Aquí tienes algunos consejos y recomendaciones para aumentar de peso:

- **Aumenta la ingesta calórica:** Comienza por hacer un seguimiento de tu ingesta calórica diaria utilizando una aplicación. Esto te ayudará a entender cuántas calorías consumes actualmente y a determinar la cantidad adicional necesaria para el aumento de peso. Intenta consumir aproximadamente entre 300 y 500 calorías extra diarias, por encima de lo que necesitas para mantener tu peso actual. Asegúrate de que estas calorías adicionales provengan de fuentes ricas en nutrientes. Céntrate en incorporar más carbohidratos y algunas grasas saludables, como aguacates, aceite de oliva o de coco, mantequilla de almendras, salmón, boniatos, batatas, patatas, arroz blanco o crema de arroz.

- **Come varias comidas pequeñas:** Para gestionar mejor la gastritis y facilitar el aumento de peso, consume de cinco a siete comidas pequeñas a lo largo del día en lugar de tres grandes. Este enfoque ayuda a distribuir la ingesta calórica de manera más uniforme, reduciendo la carga en tu sistema digestivo y mejorando la absorción de nutrientes. También evita que el estómago se llene demasiado, lo que puede exacerbar los síntomas de la gastritis.

- **Mastica bien los alimentos:** Asegúrate de masticar tus alimentos de tres a cinco veces más de lo habitual hasta que se conviertan en una pasta líquida. Esta práctica mejora la digestión y la absorción de nutrientes, maximizando la ingesta calórica de tus comidas.

- **Prepara batidos altos en calorías:** En lugar de utilizar suplementos comerciales para aumentar de peso, que a menudo contienen ingredientes de baja calidad, prepara tus propios batidos en casa con ingredientes de alta calidad. Por ejemplo, añade de dos a cuatro cucharadas de grasas saludables como mantequilla de almendras, aceite de coco o aceite MCT, y de dos a tres cucharadas de proteína vegetal en polvo, como proteína de cáñamo o de guisante. Mejora tus batidos con frutas como plátanos, mangos, papayas o bayas para darles sabor y textura. Mezcla estos ingredientes con aproximadamente 240 a 480 mililitros de leche de almendras, agua de coco o agua. También puedes añadir sirope de arce, miel, frutos secos, aguacate y espinacas. Utiliza estos ingredientes juiciosamente para crear batidos densos en nutrientes y altos en calorías.

Es crucial ajustar tu dieta a tu salud digestiva actual, asegurándote de consumir alimentos altos en grasa solo una vez que tu estómago se haya curado lo suficiente para manejar diversos ingredientes sin molestias. Implementa estas estrategias gradualmente, monitorizando cómo responde tu cuerpo y ajustando según sea necesario. Trabaja siempre en estrecha colaboración con un profesional sanitario para adaptar estas recomendaciones a tus necesidades específicas de salud, asegurándote de que puedes recuperar peso de manera segura sin comprometer tu recuperación de la gastritis.

Apéndice D

LISTAS DE ALIMENTOS POR NIVEL DE pH

FRUTAS	pH
Bayas de açaí	4,4 a 4,6
Manzanas (Gala, Red Delicious)	4,3 a 4,8
Albaricoques	3,5 a 4,8
Aguacate	6,3 a 6,6
Plátano, amarillo	5,0 a 5,7
Moras	3,2 a 3,6
Grosellas negras	2,8 a 3,6
Arándanos	3,5 a 4,3
Boysenberries	3,2 a 3,6
Melón Cantalupo	6,1 a 6,6
Cerezas	3,2 a 4,5
Clementinas	3,2 a 4,0
Arándanos rojos	2,3 a 2,5
Dátiles (Medjool, Deglet Noor)	5,4 a 5,7
Fruta del dragón (pitahaya)	5,0 a 5,4
Bayas de saúco	3,5 a 4,5
Higo, Calimyrna	5,0 a 5,9

Pomelo	2,9 a 3,3
Uvas	3,3 a 4,2
Grosellas	2,8 a 3,3
Guayaba	2,9 a 4,9
Manzana verde (Granny Smith)	3,3 a 4,0
Jaca	4,6 a 5,2
Jujube	4,6 a 5,2
Kiwi	3,1 a 4,0
Kumquat	3,6 a 4,8
Limón	2,2 a 2,4
Ralladura de limón	5,0 a 5,7
Lima	2,0 a 2,8
Ralladura de lima	5,0 a 5,6
Lichi	4,4 a 5,6
Mangos	3,4 a 4,8
Melones	5,4 a 6,6
Moras de morera	3,4 a 4,4
Nectarinas	3,9 a 4,1
Aceitunas, negras	5,4 a 6,5
Aceitunas, verdes (fermentadas)	3,6 a 4,2
Ralladura de naranja	5,5 a 6,0
Naranjas	3,1 a 4,1
Papaya	5,2 a 5,7
Melocotones	3,3 a 4,2
Pera (Bartlett, Forelle)	4,0 a 4,6
Pera, asiática	5,3 a 5,7
Pera, Bosc	5,1 a 5,3

Fruta de la pasión	2,8 a 3,2
Piña	3,2 a 4,0
Fresas de piña	3,0 a 4,0
Plátano macho	4,9 a 5,5
Ciruelas	2,8 a 4,4
Granadas	2,9 a 3,2
Ciruelas pasas	3,6 a 3,9
Calabaza	5,0 a 5,5
Membrillo	3,3 a 4,4
Pasas	3,5 a 4,5
Frambuesas	3,2 a 3,7
Guanábana	3,8 a 4,3
Carambola	2,5 a 3,7
Fresas	3,0 a 3,8
Mandarinas	3,2 a 4,4
Sandía	5,2 a 5,8
VERDURAS Y HIERBAS	**pH**
Calabaza de bellota	5,0 a 6,0
Rúcula	5,8 a 6,0
Alcachofa	5,5 a 6,0
Espárragos	6,0 a 6,7
Brotes de bambú	5,1 a 6,2
Albahaca	5,5 a 6,2
Remolacha	5,3 a 6,6
Pimientos morrones	4,6 a 5,4
Pak Choi	6,0 a 6,7

Brócoli	6,3 a 6,5
Coles de Bruselas	6,0 a 6,3
Calabaza butternut	5,5 a 5,9
Col	5,4 a 6,2
Zanahoria	5,8 a 6,4
Coliflor	5,5 a 6,8
Apionabo	5,8 a 6,5
Apio	5,7 a 6,0
Acelga	6,1 a 6,7
Chayote	6,0 a 6,3
Cebollino	5,2 a 6,1
Berza	6,0 a 6,8
Pepino	5,1 a 5,7
Berenjena	4,5 a 5,3
Endibia	5,7 a 6,0
Hinojo	5,8 a 6,0
Ajo	5,8 a 6,5
Jengibre	5,6 a 6,2
Corazones de palma	5,0 a 6,7
Rábano picante	5,5 a 6,8
Alcachofa de Jerusalén	5,5 a 6,2
Jícama	5,5 a 6,5
Kale	6,0 a 6,2
Colinabo	5,5 a 5,8
Puerro	5,5 a 6,2
Citronela	5,4 a 5,6
Lechuga	5,8 a 6,3

Setas	6,0 a 6,7
Hojas de mostaza	5,5 a 6,3
Okra	5,5 a 6,4
Cebolla	5,3 a 5,8
Perejil	5,7 a 6,0
Chirivía	5,3 a 5,8
Pimientos (variedades picantes)	4,6 a 5,4
Patata	5,4 a 6,1
Rábanos	5,5 a 6,0
Ruibarbo	3,1 a 3,4
Colinabo	5,2 a 5,7
Cebolletas	5,3 a 5,8
Acedera	3,5 a 4,5
Espinacas	5,5 a 6,8
Calabacín de verano	5,5 a 6,2
Boniato	5,3 a 5,6
Taro	5,0 a 5,5
Tomate	4,2 a 4,9
Nabo	5,2 a 5,9
Berros	6,5 a 7,0
Calabacín	5,7 a 6,1
CEREALES Y LEGUMBRES	**pH**
Amaranto	6,5 a 7,0
Cebada	5,1 a 5,3
Alubias	5,4 a 6,5
Arroz integral	6,2 a 6,7

	pH
Trigo sarraceno	6,0 a 6,5
Garbanzos	6,4 a 6,8
Maíz	5,9 a 7,3
Edamame	6,0 a 6,5
Farro	6,0 a 6,5
Judías verdes	5,7 a 6,2
Kamut	6,0 a 6,5
Lentejas	6,3 a 6,8
Mijo	6,2 a 6,5
Avena (cocinada)	6,2 a 6,6
Avena	5,3 a 5,9
Guisantes	5,8 a 6,8
Quinoa	6,2 a 6,8
Centeno	5,8 a 6,2
Sorgo	5,5 a 6,5
Soja	6,0 a 6,6
Espelta	5,4 a 6,1
Teff	5,9 a 6,5
Arroz blanco	6,0 a 6,7
Trigo integral	5,5 a 6,5
Arroz salvaje	6,0 a 6,4
FRUTOS SECOS Y SEMILLAS	**pH**
Almendras	6,0 a 6,9
Nueces de Brasil	6,4 a 6,8
Anacardos	5,7 a 6,2
Castañas	5,1 a 6,0

Semillas de chía	6,5 a 7,2
Coco	6,5 a 7,2
Semillas de lino	6,4 a 7,0
Avellanas	5,3 a 6,0
Semillas de cáñamo	6,0 a 6,5
Nueces de macadamia	5,2 a 6,2
Nueces pecanas (tostadas)	5,6 a 6,4
Piñones	6,5 a 7,0
Pistachos	6,0 a 6,4
Semillas de calabaza	5,5 a 6,5
Semillas de sésamo	6,6 a 7,1
Semillas de girasol	6,0 a 6,5
Nueces, crudas	5,8 a 6,4
Cacahuetes	6,3 a 6,8
CARNE, AVES, PESCADO Y MARISCO	**pH**
Anchoas	6,3 a 6,8
Ternera (picada)	5,3 a 5,7
Ternera	5,8 a 7,0
Bisonte	5,4 a 5,8
Pollo	5,3 a 6,5
Almejas	6,4 a 6,8
Bacalao	6,0 a 6,7
Carne de cangrejo	6,5 a 7,0
Pato	5,7 a 6,4

Clara de huevo	7,5 a 9,2
Yema de huevo	6,3 a 6,7
Platija (hervida)	6,1 a 6,9
Fletán	5,7 a 6,8
Cordero	5,4 a 6,7
Langosta (hervida)	7,0 a 7,4
Cerdo	5,4 a 5,8
Salmón (fresco)	6,1 a 6,3
Sardinas (frescas)	6,5 a 7,1
Gambas (hervidas)	6,8 a 7,0
Tilapia (fresca)	6,0 a 6,2
Trucha	6,3 a 6,8
Atún (fresco)	5,2 a 6,1
Pavo	5,7 a 6,8
Ternera lechal	5,5 a 6,1
Venado	5,5 a 6,0
PRODUCTOS LÁCTEOS	**pH**
Queso azul	6,2 a 6,9
Mantequilla (sin sal)	4,4 a 5,0
Suero de mantequilla	4,4 a 4,8
Cheddar	5,1 a 5,9
Queso crema	4,5 a 4,9
Requesón	4,7 a 5,0

Queso Gouda	5,0 a 5,6
Yogur griego	4,2 a 4,7
Nata para montar	6,4 a 6,8
Helado	5,8 a 6,6
Kéfir	4,2 a 4,6
Leche	6,4 a 6,8
Mozzarella	5,1 a 5,4
Parmesano	5,2 a 5,9
Queso ricotta	5,1 a 5,4
Nata agria	4,4 a 4,8
Suero de leche	5,6 a 6,6
Yogur	4,0 a 4,5

OTROS	pH
Néctar de agave	4,2 a 4,8
Crema de almendras	6,0 a 6,5
Leche de almendras (casera)	6,5 a 7,5
Sidra	2,9 a 3,3
Leche de coco	6,1 a 7,0
Miel de Manuka	3,9 a 4,5
Sirope de arce	5,6 a 7,5
Mayonesa	3,8 a 4,5
Pasta de miso	4,9 a 5,3
Melaza	5,0 a 5,5

Mostaza	3,5 a 4,6
Leche de avena	6,0 a 6,5
Crema de cacahuete	6,0 a 6,3
Miel cruda	3,4 a 4,5
Leche de arroz	6,2 a 7,2
Chucrut	3,5 a 3,6
Leche de soja	6,4 a 7,3
Salsa de soja	4,4 a 5,4
Crema de semillas de girasol	6,0 a 6,5
Tahini	5,5 a 6,0
Tamari	4,9 a 5,2
Tofu	6,9 a 7,2
Pasta de tomate	3,5 a 4,7
Vinagre	2,4 a 3,4

NOTAS SOBRE LOS VALORES DE PH EN LOS ALIMENTOS

Cuando se trata de manejar la gastritis, entender los niveles de pH en los alimentos es crucial. Como se discute en este libro, los alimentos con un pH inferior a 5 pueden activar la enzima pepsina, potencialmente agravando la mucosa estomacal. Reconocer qué alimentos tienen niveles de pH altos o bajos te permite tomar decisiones alimenticias que ayudan a tu proceso de recuperación.

Sin embargo, es importante recordar que los niveles de pH en los alimentos pueden variar debido a varios factores, como la variedad, el grado de madurez, las condiciones de cultivo, el procesamiento y la cocción. Por lo tanto, aunque los alimentos de esta lista han sido analizados, los valores de pH aquí indicados deben considerarse solo como aproximaciones.

La única manera de conocer el nivel de pH de los alimentos que compras, ya sea en el supermercado o a un agricultor local, es midiendo su pH con un medidor de pH para alimentos o equipos similares. Esto podría significar que necesitas ponerte la bata de científico y comenzar a realizar pruebas. Sin embargo, puede que no sea necesario llegar a tales extremos, ya que utilizando las listas anteriores de alimentos y considerando factores como la variedad, la madurez y el procesamiento, puedes tomar buenas decisiones alimenticias. Por ejemplo, al comprar frutas, asegúrate de que estén completamente maduras, ya que las frutas no maduras tienden a ser más ácidas. También, ten en cuenta que diferentes variedades del mismo alimento pueden tener niveles de pH variables. Por ejemplo, una manzana Granny Smith es típicamente más ácida en comparación con una Red Delicious.

Además, la forma en que se procesa un alimento puede alterar su pH. Por ejemplo, las verduras enlatadas pueden tener un pH diferente al de las frescas, lo que también puede afectar su efecto en el estómago. Al comprender estos matices, puedes gestionar mejor tu dieta para minimizar las molestias y promover la curación durante tu recuperación de la gastritis.

AGRADECIMIENTOS

Debo una profunda gratitud a todos los que han formado parte en la realización de este libro. Vuestras ideas y contribuciones han enriquecido verdaderamente sus páginas.

Un agradecimiento especial a mi hermano, quien colaboró en los elementos visuales y diseñó la portada, dando vida a la visión estética de este libro.

A mi madre, cuyo apoyo incondicional y ánimo han sido mi constante fuente de fortaleza: gracias por todo.

También debo reconocer a los miembros de nuestro grupo de gastritis en Facebook; vuestra motivación y recordatorios me mantuvieron centrado e inspirado para completar este proyecto. Este libro no habría sido posible sin todos y cada uno de vosotros. Gracias a todos por formar parte de este viaje.

REFERENCIAS

CAPÍTULO 1: ¿QUÉ ES LA GASTRITIS?

1. John L. Wallace. Prostaglandins, NSAIDs, and gastric mucosal protection: why doesn't the stomach digest itself? Physiol. Rev. 88, 1547–65 (2008).
2. S Diaconu, A Predescu, A Moldoveanu, CS Pop, and C. F.-B. Helicobacter pylori infection: old and new. J. Med. Life 10, 112–117 (2017).
3. Laine L, W. W. Histology of alcoholic hemorrhagic 'gastritis': a prospective evaluation. Gastroenterology 94, 1254–62 (1988).
4. Bienia A, Sodolski W, L. E. The effect of chronic alcohol abuse on gastric and duodenal mucosa. Ann. Univ. Mariae Curie-Sklodowska 57, 570–82 (2002).
5. C. Sugawa, Richard Mullins, C. E. Lucas, W. C. L. The value of early endoscopy following caustic ingestion. Surg. Gynecol. Obstet. 153, 553–556 (1981).
6. Yamamoto S, S. Y. Acute gastritis caused by concurrent infection with Epstein-Barr virus and cytomegalovirus in an immunocompetent adult. Clin. J. Gastroenterol. 12, 274–278 (2019).
7. Hisamatsu A, Nagai T, Okawara H, Nakashima H, Tasaki T, Nakagawa Y, Hashinaga M, Kai S, Yokoyama S, Murakami K, F. T. Gastritis associated with Epstein-Barr virus infection. Intern. Med. 49, 2101–5 (2010).
8. Kazuo Endoh, F. W. L. Effects of smoking and nicotine on the gastric mucosa: A review of clinical and experimental evidence. Gastroenterology 107, 864–78 (1994).
9. Megha R, Farooq U, Lopez PP. Stress-Induced Gastritis. [Updated 2023 Apr 16]. In: StatPearls [Internet]. Treasure Island (FL): StatPearls Publishing; 2024 Jan-. Available from: https://www.ncbi.nlm.nih.gov/books/NBK499926/
10. Sipponen P. Helicobacter pylori, chronic gastritis and peptic ulcer. Mater. Medica Pol. 24, 166–8 (1992).
11. Gonzalo Carrasco, A. H. C. Helicobacter pylori-Induced Chronic Gastritis and Assessing Risks for Gastric Cancer. Gastroenterol. Res. Pract. (2013).
12. Bondurant FJ, Maull KI, Nelson HS Jr, S. S. Bile reflux gastritis. South. Med. J. 80, 161–5 (1987).
13. Oberhuber G1, Püspök A, Oesterreicher C, Novacek G, Zauner C, Burghuber M, Vogelsang H, Pötzi R, Stolte M, W. F. Focally enhanced gastritis: a frequent type of gastritis in patients with Crohn's disease. Gastroenterology 112, 698–706 (1997).

14. Stefanie Kulnigg-Dabsch. Autoimmune gastritis. Wiener Medizinische Wochensschrift 166, 424–430 (2016).
15. Chamberlain CE. Acute hemorrhagic gastritis. Gastroenterol. Clin. North Am. 22, 843–73 (1993).
16. Li Y, Xia R, Zhang B, L. C. Chronic Atrophic Gastritis: A Review. J. Environ. Pathol. 37, 241–259 (2018).
17. Albert Starr and John M. Wilson. Phlegmonous Gastritis. Ann. Surg. 145, 88–93 (1957).
18. Wu TT, H. S. Lymphocytic gastritis: association with etiology and topology. Am. J. Surg. Pathol. 23, 153–8 (1999).
19. Müller H, Rappel S, Volkholz H, S. M. Lymphocytic gastritis--a rare disorder of the gastric mucosa. Pathologe 22, 56–61 (2001).
20. Ectors NL, Dixon MF, Geboes KJ, Rutgeerts PJ, Desmet VJ, V. G. Granulomatous gastritis: a morphological and diagnostic approach. Histopathology 23, 55–61 (1993).
21. Hajj, A. A. R. and W. El. Eosinophilic gastroenteritis: Approach to diagnosis and management. World J. Gastrointest. Pharmacol. Ther. 7, 513–523 (2016).
22. EA, M. Gut feelings: the emerging biology of gut-brain communication. Nat. Rev. Neurosci. 12, 453–66 (2011).
23. Salisbury BH, Terrell JM. Antacids. [Updated 2023 Aug 8]. In: StatPearls [Internet]. Treasure Island (FL): StatPearls Publishing; 2024 Jan-. Available from: https://www.ncbi.nlm.nih.gov/books/NBK526049/
24. Nugent CC, Falkson SR, Terrell JM. H2 Blockers. [Updated 2023 Aug 17]. In: StatPearls [Internet]. Treasure Island (FL): StatPearls Publishing; 2024 Jan-. Available from: https://www.ncbi.nlm.nih.gov/books/NBK525994/
25. Hartshorn EA, Force RW, Nahata MC. Effect of Histamine H2-Receptor Antagonists on Vitamin B12 Absorption. Annals of Pharmacotherapy. 26, 1283-1286 (1992).
26. Yibirin M, De Oliveira D, Valera R, Plitt AE, Lutgen S. Adverse Effects Associated with Proton Pump Inhibitor Use. Cureus. 13, e12759 (2021).

CAPÍTULO 2: ¿POR QUÉ ES TAN DIFÍCIL CURAR LA GASTRITIS?

27. Myers BM, Smith JL, G. D. Effect of red pepper and black pepper on the stomach. Am. J. Gastroenterol. 82, 211–4 (1987).
28. Graham DY, Smith JL, O. A. Spicy food and the stomach. Evaluation by videoendoscopy. JAMA 260, 3473–5 (1988).

29. Liszt KI, Ley JP, Lieder B, Behrens M, Stöger 2, Reiner A, Hochkogler CM, Köck E, Marchiori A, Hans J, Widder S, Krammer G, Sanger GJ, Somoza MM, Meyerhof W, S. V. Caffeine induces gastric acid secretion via bitter taste signaling in gastric parietal cells. Proc. Natl. Acad. Sci. 114, E6260–E6269 (2017).
30. Feldman EJ, Isenberg JI, G. M. Gastric acid and gastrin response to decaffeinated coffee and a peptone meal. JAMA 246, 248–50 (1981).
31. Ippoliti AF, Maxwell V, Isenberg JI. The effect of various forms of milk on gastric-acid secretion. Studies in patients with duodenal ulcer and normal subjects. Ann Intern Med. 84, 286-9 (1976).
32. Liszt KI, Walker J, S. V. Identification of organic acids in wine that stimulate mechanisms of gastric acid secretion. J. Agric. Food Chem. 60, 7022–30 (2012).
33. Teyssen S, González-Calero G, Schimiczek M, S. M. Maleic acid and succinic acid in fermented alcoholic beverages are the stimulants of gastric acid secretion. J. Clin. Invest. 103, 707–13 (1999).
34. Su-Lin Lim, Claudia Canavarro, Min-Htet Zaw, Feng Zhu, Wai-Chiong Loke, Yiong-Huak Chan, and K.-G. Y. Irregular Meal Timing Is Associated with Helicobacter pylori Infection and Gastritis. ISRN Nutr. (2013).
35. Hanan Gancz, Kathleen R. Jones, and D. S. M. Sodium Chloride Affects Helicobacter pylori Growth and Gene Expression. J. Bacteriol. 190, 4100–4105 (2008).
36. U Grötzinger, S Bergegårdh, and L. O. Effect of fundic distension on gastric acid secretion in man. Gut 18, 105–110 (1977).
37. Lee SP, Sung IK, Kim JH, Lee SY, Park HS, S. C. The effect of emotional stress and depression on the prevalence of digestive diseases. J. Neurogastroenterol. Motil. 21, 273–82 (2015).
38. Laine L, Takeuchi K, T. A. Gastric Mucosal Defense and Cytoprotection: Bench to Bedside. Gastroenterology 135, 41–60 (2008).
39. Richardson CT, Walsh JH, Cooper KA, Feldman M, F. J. Studies on the role of cephalic-vagal stimulation in the acid secretory response to eating in normal human subjects. J. Clin. Invest. 60, 435–41 (1977).
40. Jr, M. P. Review article: physiologic and clinical effects of proton pump inhibitors on non-acidic and acidic gastro-oesophageal reflux. Aliment. Pharmacol. Ther. 23, P. B. MINER JR (2006).
41. Peterson, W. L. The influence of food, beverages and NSAIDs on gastric acid secretion and mucosal integrity. Yale J. Biol. Med. 69, 81–84 (1996).
42. CA, H. Chewing gum is as effective as food in stimulating cephalic phase gastric secretion. Am. J. Gastroenterol. 83, 640-2 (1988).
43. Tombazzi, R. H. C. R. Physiology, Pepsin. StatPearls Publ. (2019).
44. D W Piper and B H Fenton. pH stability and activity curves of pepsin with special reference to their clinical importance. Gut 6, 506–508 (1965).

CAPÍTULO 3: LA FASE DE CURACIÓN

45. Thomas FB, Steinbaugh JT, Fromkes JJ, Mekhjian HS, C. J. Inhibitory effect of coffee on lower esophageal sphincter pressure. Gastroenterology 79, 1262–6 (1980).
46. S Chari, S Teyssen, and M. V. S. Alcohol and gastric acid secretion in humans. Gu 34, 843–847 (1993).
47. He M, Sun J, Jiang ZQ, Y. Y. Effects of cow's milk beta-casein variants on symptoms of milk intolerance in Chinese adults: a multicentre, randomised controlled study. Nutr. J. 16, 72 (2017).
48. Hollon J, Puppa EL, Greenwald B, Goldberg E, Guerrerio A, F. A. Effect of Gliadin on Permeability of Intestinal Biopsy Explants from Celiac Disease Patients and Patients with Non-Celiac Gluten Sensitivity. Nutrients 7, 1565–76 (2015).
49. Elseweidy, M. M. Role of Natural Antioxidants in Gastritis. in Gastritis and Gastric Cancer - New Insights in Gastroprotection, Diagnosis and Treatments (IntechOpen, 2011). doi:10.5772/24336.
50. Jiménez-Monreal AM, García-Diz L, Martínez-Tomé M, Mariscal M, M. M. Influence of cooking methods on antioxidant activity of vegetables. J. Food Sci. 74, H97–H103 (2009).
51. Seongeung Lee, Youngmin Choi, 2 Heon Sang Jeong, Junsoo Lee, and J. S. Effect of different cooking methods on the content of vitamins and true retention in selected vegetables. Food Sci. Biotechnol. 27, 333–342 (2017).
52. Kevin M. Rice, Ernest M. Walker, Jr, Miaozong Wu, Chris Gillette, and E. R. B. Environmental Mercury and Its Toxic Effects. J. Prev. Med. Public Heal. 47, 74–83 (2014).
53. Kapoor R, H. Y. Gamma linolenic acid: an antiinflammatory omega-6 fatty acid. Curr. Pharm. Biotechnol. 7, 531–4 (2006).
54. Wang, Q. & Xiong, Y. L. Processing, Nutrition, and Functionality of Hempseed Protein: A Review. Compr. Rev. Food Sci. Food Saf. 18, 936–952 (2009).
55. Stefan H. M. Gorissen, Julie J. R. Crombag, Joan M. G. Senden, W. A. Huub Waterval, Jörgen Bierau, Lex B. Verdijk, and L. J. C. van L. Protein content and amino acid composition of commercially available plant-based protein isolates. Amino Acids 50, 1685–1695 (2018).
56. Nicolas Babault, Christos Païzis, Gaëlle Deley, Laetitia Guérin-Deremaux, Marie-Hélène Saniez, C. L.-M. & F. A. A. Pea proteins oral supplementation promotes muscle thickness gains during resistance training: a double-blind, randomized, Placebo-controlled clinical trial vs. Whey protein. J. Int. Soc. Sport. Nutr. Vol. (2015).
57. Huiman Yang, Laetitia Guérin-Deremaux, Leon Zhou, Amy Fratus, Daniel Wils, Charlie Zhang, Kelly Zhang, L. E. M. Evaluation of nutritional quality of a novel pea protein. Agro Food Ind. Hi Tech 23, 8–10 (2012).

58. House JD, Neufeld J, L. G. Evaluating the quality of protein from hemp seed (Cannabis sativa L.) products through the use of the protein digestibility-corrected amino acid score method. J. Agric. Food Chem. 58, 11801–7 (2010).
59. Wysoczański T, Sokoła-Wysoczańska E, Pękala J, Lochyński S, Czyż K, Bodkowski R, Herbinger G, Patkowska-Sokoła B, L. T. Omega-3 Fatty Acids and their Role in Central Nervous System - A Review. Curr. Med. Chem. 23, 816–31 (2016).
60. O'Keefe, J. J. D. and J. H. Importance of maintaining a low omega–6/omega–3 ratio for reducing inflammation. Open Hear. J. 5, (2018).
61. Grant HW, Palmer KR, Kelly RW, Wilson NH, M. J. Dietary linoleic acid, gastric acid, and prostaglandin secretion. Gastroenterology 94, 955–9 (1988).
62. Tarnawski A, Hollander D, G. H. Protection of the gastric mucosa by linoleic acid--a nutrient essential fatty acid. Clin. Investig. Med. 10, 132–5 (1987).
63. Molina, T. El papel de las prostaglandinas en la citoprotección gastrointestinal. Nat. Medicat. 39, (1995).
64. Stephan C Bischoff, Giovanni Barbara, Wim Buurman, Theo Ockhuizen, Jörg-Dieter Schulzke, Matteo Serino, Herbert Tilg, Alastair Watson, and J. M. W. Intestinal permeability – a new target for disease prevention and therapy. BMC Gastroenterol. 14, 189 (2014).
65. K.E. Akande, U.D. Doma, H. O. A. and H. M. A. Major Antinutrients Found in Plant Protein Sources: Their Effect on Nutrition. Pakistan J. Nutr. 9, 827–832 (2010).
66. Zinia SA, Nupur AH, Karmoker P, Hossain A, Jubayer MF, Akhter D, Mazumder MAR. Effects of sprouting of soybean on the anti-nutritional, nutritional, textural and sensory quality of tofu. Heliyon. 8, e10878 (2022).
67. Yin TP, Cai L, Chen Y, Li Y, Wang YR, Liu CS, D. Z. Tannins and Antioxidant Activities of the Walnut (Juglans regia) Pellicle. Nat. Prod. Commun. 10, 2141–4 (2015).
68. Malhotra, S. L. A study of the effect of saliva on the concentration of mucin in gastric juice and its possible relationship to the aetiology of peptic ulcer. Gut 8, 548–555 (1967).
69. Hollander D, T. A. The protective and therapeutic mechanisms of sucralfate. Scand. J. Gastroenterol. 173, 1–5 (1990).
70. ME, B. Licorice and enzymes other than 11 beta-hydroxysteroid dehydrogenase: an evolutionary perspective. Steroids 59, 136–41 (1994).
71. Hyo Jung Kim, Ji-Yeon Seo, Hwa-Jin Suh, Soon Sung Lim, and J.-S. K. Antioxidant activities of licorice-derived prenylflavonoids. Nutr. Res. Pract. 6, 491–498 (2012).
72. Radu Tutuian, MD and Donald O Castell, M. Nocturnal Acid Breakthrough -- Approach to Management. MedGenMed 6, 11 (2004).

73. Arthur J. Mccullough, David Y. Graham, Thomas E. Knuff, Frank L. Lanza, Howard L. Levenson, David T. Lyon, William P. Munsell, Joseph Perozza, Walter M. Roufail, Dennis R. Sinar, J. Lacey Smith, Rayanne S. Berman, Janet K. Root, William E. Worley, and T. J. H. Suppression of Nocturnal Acid Secretion With Famotidine Accelerates Gastric Ulcer Healing. Gastroenterology 97, 860–866 (1989).
74. Arakawa T, Kobayashi K, Yoshikawa T, T. A. Rebamipide: overview of its mechanisms of action and efficacy in mucosal protection and ulcer healing. Dig. Dis. Sci. 43, 5S-13S (1998).
75. Chitapanarux T, Praisontarangkul OA, L. N. An open-labeled study of rebamipide treatment in chronic gastritis patients with dyspeptic symptoms refractory to proton pump inhibitors. Dig. Dis. Sci. 53, 2896–903 (2008).
76. Dewan B, Balasubramanian A. Troxipide in the management of gastritis: a randomized comparative trial in general practice. Gastroenterol Res Pract. (2010). doi: 10.1155/2010/758397.
77. Habib Yaribeygi, Yunes Panahi, Hedayat Sahraei, Thomas P. Johnston, and A. S. The impact of stress on body function: A review. EXCLI J. 16, 1057–1072 (2017).
78. Salam Ranabir and K. Reetu. Stress and hormones. Indian J. Endocrinol. Metab. 15, 18–22 (2011).
79. Laurie Kelly McCorry PhD. Physiology of the Autonomic Nervous System. Am. J. Pharm. Educ. 71, 78 (2007).
80. Sigrid Breit, Aleksandra Kupferberg, Gerhard Rogler, and G. H. Vagus Nerve as Modulator of the Brain–Gut Axis in Psychiatric and Inflammatory Disorders. Front Psychiatry 9, 44 (2018).
81. Purves D, Augustine GJ, Fitzpatrick D, et al., E. The Enteric Nervous System. Neuroscience. 2nd edition (2001).
82. Shaheen E Lakhan and Karen F Vieira. Nutritional and herbal supplements for anxiety and anxiety-related disorders: systematic review. Nutr. J. 9, 42 (2010).
83. Megan Clapp, Nadia Aurora, Lindsey Herrera, Manisha Bhatia, Emily Wilen, and S. W. Gut microbiota's effect on mental health: The gut-brain axis. Clin. Pract. 7, 987 (2017).
84. Fallis, J. 9 Nutrient Deficiencies That Can Make You More Anxious. https://www.optimallivingdynamics.com/blog/9-nutrient-deficiencies-that-can-make-you-more-anxious.
85. Fallis, J. 20 Nutrient Deficiencies Proven to Cause Depression. https://www.optimallivingdynamics.com/blog/nutrient-deficiencies-depression.
86. Heidelbaugh, J. J. Proton pump inhibitors and risk of vitamin and mineral deficiency: evidence and clinical implications. Ther. Adv. Drug Saf. 4, 125–133 (2013).

87. Michal Novotny, B. K. and M. V. PPI Long Term Use: Risk of Neurological Adverse Events? Front Neurol 9, 1142 (2018).
88. Clair R. Martin, Vadim Osadchiy, Amir Kalani, and E. A. M. The Brain-Gut-Microbiome Axis. Cell. Mol. Gastroenterol. Hepatol. 6, 133–148 (2018).
89. Fernstrom JD. Dietary amino acids and brain function. J. Am. Diet. Assoc. 94, 71–7 (1994).
90. Kennedy, D. O. B Vitamins and the Brain: Mechanisms, Dose and Efficacy—A Review. Nutrients 8, 68 (2016).
91. Neil Bernard Boyle, Clare Lawton, and L. D. The Effects of Magnesium Supplementation on Subjective Anxiety and Stress—A Systematic Review. NutrientsNutrients 9, 429 (2017).
92. Yonghong Li, Victor Pham, Michelle Bui, Liankun Song, Chunli Wu, Arman Walia, Edward Uchio, Feng Smith-Liu, and X. Z. Rhodiola rosea L.: an herb with anti-stress, anti-aging, and immunostimulating properties for cancer chemoprevention. Curr. Pharmacol. Reports 3, 384–395 (2017).
93. Jun J Mao, Qing S. Li, Irene Soeller, Sharon X Xie, and J. D. A. Rhodiola rosea therapy for major depressive disorder: a study protocol for a randomized, double-blind, placebo- controlled trial. J. Clin. Trials 4, 170 (2014).
94. Lekomtseva Y, Zhukova I, W. A. Rhodiola rosea in Subjects with Prolonged or Chronic Fatigue Symptoms: Results of an Open-Label Clinical Trial. Complement. Med. Res. 24, 46–52 (2017).
95. Darbinyan V, Aslanyan G, Amroyan E, Gabrielyan E, Malmström C, P. A. Clinical trial of Rhodiola rosea L. extract SHR-5 in the treatment of mild to moderate depression. Nord. J. Psychiatry 61, 343–8 (2007).
96. Bystritsky A, Kerwin L, F. J. A pilot study of Rhodiola rosea (Rhodax) for generalized anxiety disorder (GAD). J. Altern. Complement. Med. 14, 175–80 (2008).
97. Maniscalco I, Toffol E, Giupponi G, C. A. The interaction of Rhodiola rosea and antidepressants. A case report. Neuropsychiatr 29, 36–8 (2015).
98. Narendra Singh, Mohit Bhalla, P. de J. and M. G. An Overview on Ashwagandha: A Rasayana (Rejuvenator) of Ayurveda. African J. Tradit. Complement. Altern. Med. 8, 208–213 (2011).
99. Mahesh K. Kaushik, Sunil C. Kaul,3 Renu Wadhwa, Masashi Yanagisawa, and Y. U. Triethylene glycol, an active component of Ashwagandha (Withania somnifera) leaves, is responsible for sleep induction. PLoS One 12, e0172508 (2017).
100. K. Chandrasekhar, Jyoti Kapoor, and S. A. A Prospective, Randomized Double-Blind, Placebo-Controlled Study of Safety and Efficacy of a High-Concentration Full-Spectrum Extract of Ashwagandha Root in Reducing Stress and Anxiety in Adults. Indian J. Psychol. Med. 34, 255–262 (2012).

101. AL, L. Neurobiological effects of the green tea constituent theanine and its potential role in the treatment of psychiatric and neurodegenerative disorders. Nutr. Neurosci. 17, 145–55 (2014).
102. Hidese S, Ota M, Wakabayashi C, Noda T, Ozawa H, Okubo T, K. H. Effects of chronic l-theanine administration in patients with major depressive disorder: an open-label study. Acta Neuropsychiatr. 29, 72–79 (2017).
103. Ma X, Yue ZQ, Gong ZQ, Zhang H, Duan NY, Shi YT, Wei GX, L. Y. The Effect of Diaphragmatic Breathing on Attention, Negative Affect and Stress in Healthy Adults. Front. Physcology 8, 874 (2017).
104. Mosa HES, El-Bready HG, El-Sol AEH, Bayomy HE, Taman RO, Shehata HS. Efficacy of abdominal breathing on sleep and quality of life among patients with non-erosive gastroesophageal reflux. J Public Health Res. 13 (2024). doi: 10.1177/22799036241231788.
105. Niu SF, Chung MH, Chen CH, Hegney D, O'Brien A, C. K. The effect of shift rotation on employee cortisol profile, sleep quality, fatigue, and attention level: a systematic review. J. Nurs. Res. 19, 68–81 (2011).
106. Dariush Dfarhud, M. M. and M. K. Happiness & Health: The Biological Factors- Systematic Review Article. Iran. J. Public Health 43, 1468–1477 (2014).
107. Rosal MC, King J, Ma Y, R. G. Stress, social support, and cortisol: inverse associations? Behav. Med. 30, 11–21 (2004).
108. Heinrichs M, Baumgartner T, Kirschbaum C, E. U. Social support and oxytocin interact to suppress cortisol and subjective responses to psychosocial stress. Biol. Psychiatry 54, 1389–98 (2003).
109. Alan Ewert and Yun Chang. Levels of Nature and Stress Response. Behav. Sci. (Basel). 8, 49 (2018).
110. Hunter MR, Gillespie BW, C. S. Urban Nature Experiences Reduce Stress in the Context of Daily Life Based on Salivary Biomarkers. Front. Physcology 10, 722 (2019).
111. Lader M. Anxiolytic drugs: dependence, addiction and abuse. Eur. Neuro-psychopharmacol. 4, 85–91 (1994).
112. Hye-kyung Jung, M.D., Rok Seon Choung, M.D., and Nicholas J. Talley, M.D., P. D. Gastroesophageal Reflux Disease and Sleep Disorders: Evidence for a Causal Link and Therapeutic Implications. J. Neurogastroenterol. Motil. 16, 22–29 (2010).
113. Fukai T, Marumo A, Kaitou K, Kanda T, Terada S, N. T. Anti-Helicobacter pylori flavonoids from licorice extract. Life Sci. 71, 1449–63 (2002).
114. Raymond D'Souza and Jeremy Powell-Tuck. Glutamine supplements in the critically ill. J. R. Soc. Med. 97, 425–427 (2004).
115. van der Hulst RR, von Meyenfeldt MF, S. P. Glutamine: an essential amino acid for the gut. Nutr. J. 12, S78-81 (1996).

116. Tori Hudson, N. Nutrient Profile: Zinc-Carnosine. Nat. Med. J. 5, (2013).
117. Magdalena Jarosz, Magdalena Olbert, Gabriela Wyszogrodzka, K. M. and T. L. Antioxidant and anti-inflammatory effects of zinc. Zinc-dependent NF-κB signaling. Inflammopharmacology 25, 11–24 (2017).
118. Jayne Leonard. Hypochlorhydria (low stomach acid). MedicalNewsToday.
119. A Mahmood, A J FitzGerald, T Marchbank, E Ntatsaki, D Murray, S Ghosh, and R. J. P. Zinc carnosine, a health food supplement that stabilises small bowel integrity and stimulates gut repair processes. Gut 56, 168–175 (2007).
120. Handa O, Yoshida N, Tanaka Y, Ueda M, Ishikawa T, Takagi T, Matsumoto N, Naito Y, Y. T. Inhibitory effect of polaprezinc on the inflammatory response to Helicobacter pylori. Can. J. Gastroenterol. 16, 785–9 (2002).
121. Sierra-García GD, Castro-Ríos R, González-Horta A, Lara-Arias J, C.-M. A. Acemannan, an extracted polysaccharide from Aloe vera: A literature review. Nat Prod Commun 9, 1217–21 (2014).
122. Ronald Arce, Janet Molina-Ordóñez, Fiorella Morán, J. M.-L. Protective effect of Aloe vera in injuries gastric. CIMEL 12, (2007).
123. Maria Kechagia, Dimitrios Basoulis, Stavroula Konstantopoulou, Dimitra Dimitriadi, Konstantina Gyftopoulou, N. S. and E. M. F. Health Benefits of Probiotics: A Review. ISRN Nutr. (2013).
124. Mestre A, Sathiya Narayanan R, Rivas D, John J, Abdulqader MA, Khanna T, Chakinala RC, Gupta S. Role of Probiotics in the Management of Helicobacter pylori. Cureus. 14, e26463 (2022).
125. Federica Cavalcoli, Alessandra Zilli, Dario Conte, and S. M. Micronutrient deficiencies in patients with chronic atrophic autoimmune gastritis: A review. World J. Gastroenterol. 23, 563–572 (2017).
126. Janmejai K Srivastava, Eswar Shankar, and S. G. Chamomile: A herbal medicine of the past with bright future. Mol. Med. Rep. 3, 895–901 (2010).
127. SANDOVAL-VEGAS, M. et al. Antioxidant and cytoprotection effects of Solanum tuberosum (potato) on gastric mucosa in experimental animals. An. la Fac. Med. 71, 147–152 (2010).
128. Vázquez-Ramírez R, Olguín-Martínez M, Kubli-Garfias C, H.-M. R. Reversing gastric mucosal alterations during ethanol-induced chronic gastritis in rats by oral administration of Opuntia ficus-indica mucilage. World J. Gastroenterol. 12, 4318–24 (2006).

APÉNDICE A: PREGUNTAS FRECUENTES

129. Koufman JA, J. N. Potential benefits of pH 8.8 alkaline drinking water as an adjunct in the treatment of reflux disease. Ann. Otol. Rhinol. Laryngol. 121, 431–4 (2012).

APÉNDICE B: CÓMO DEJAR DE TOMAR INHIBIDORES DE LA BOMBA DE PROTONES DE FORMA SEGURA

130. Yoshikazu Kinoshita, Norihisa Ishimura, and S. I. Advantages and Disadvantages of Long-term Proton Pump Inhibitor Use. J. Neurogastroenterol. Motil. 24, 182–196 (2018).
131. Wright J, L. L. Treating 'acid indigestion' the natural way. in Why stomach acid is good for you 130 (2001).
132. H L Waldum, J S Arnestad, E Brenna, I Eide, U Syversen, and A. K. S. Marked increase in gastric acid secretory capacity after omeprazole treatment. Gut 39, 649–653 (1996).
133. Haastrup P, Paulsen MS, Begtrup LM, Hansen JM, J. D. Strategies for discontinuation of proton pump inhibitors: a systematic review. Fam. Pract. 31, 625–30 (2014).
134. Tharwat S Kandil, Amany A Mousa, Ahmed A El-Gendy, and A. M. A. The potential therapeutic effect of melatonin in gastro-esophageal reflux disease. BMC Gastroenterol. 10, 7 (2010).

ÍNDICE

A

ácidos, alimentos – impacto en el revestimiento del estómago, 40-42; reintroducción segura, 174
ácidos, frutas – ver frutas ácidas
ácidos, secreción – 33, 43, 55, 56
    cambios fisiológicos con el uso prolongado de IBP, 303
    desencadenantes y fases, 51-53
ácido clorhídrico – ver secreción ácida
ácido rebote, efecto – 304-305
acidulantes – 41, 146
acidez – ver pH
agua
    agua durante las comidas – 48, 105
    agua alcalina – 100, 296
aguacate – 79, 88
    Aderezo cremoso de aguacate, 285
    Burrito de verduras asadas, 242
    Guacamole, 279
    Ideas de snacks rápidos (tostadas o tortas de arroz), 258
    Tostada de aguacate con huevo, 225
ajo – ver sección G (gastritis: alimentos irritantes)
alcohol – 15, 43, 54, 182
    como causa de gastritis, 19, 22
alimentos ácidos – ver ácidos, alimentos
alimentos antiinflamatorios – 78
alimentos irritantes – ver alimentos ácidos, alcohol, condimentos
almendra, mantequilla de –
    Batido de banana y avena, 224
    Batido de banana y frutos rojos, 223
    Ideas de snacks rápidos (tostadas o tortas de arroz), 258
    Ideas de snacks rápidos (dátiles rellenos), 259
almendra, harina de –
    Bolitas de coco, 268
    Crackers de harina de almendra, 261
almendra, leche de
    Batido de banana y avena, 223
    Crema de brócoli, 237
    Gachas de arroz, 219
    Gachas de avena, 216
    Helado de banana, 270
    Ideas de snacks rápidos (batidos antiinflamatorios), 258
    Leche vegetal, 276
    Muffins sin gluten, 264
    Natilla de calabaza, 269
    Nuggets de tofu, 263
    Pan de banana, 266
    Pasta cremosa de champiñones, 240
    Puré de papas, 251
    Puré de yuca, 252
    Salsa cremosa de "queso", 282
    Salsa de champiñones, 281
aloe vera – 146-147, 160
anemia perniciosa – ver sección P
ansiedad – 51, 123
    estrategias de manejo, 124
antibióticos – 82
    para H. pylori, 34
antiácidos – 30-31
antioxidantes – 72-79, 81
apetito – 26, 117, 291
Ashwagandha – 127-128
atrofia gástrica – ver gastritis atrófica
autoinmunes, trastornos – 68, 182
    Gastritis autoinmune – 24, 182

B

bacterias, infecciones por – 34
  ver también Helicobacter pylori
bebidas alcohólicas – 74
  ver también alcohol
berenjenas – 93
biopsia – 29
brócoli – 80
  Crema de brócoli, 237
  Salmón glaseado con brócoli, 234
  Salteado de pollo con vegetales, 228
  Salteado de tofu con vegetales, 241
buenos hábitos – 108

C

cabello, pérdida de – ver deficiencias nutricionales (letra D)
cacao – ver chocolate
café – 43, 51
  estimulación del ácido gástrico, 57
  comparación con descafeinado, 43
  raíz de achicoria como alternativa, 73
calcio, deficiencia de – 151
  riesgo con uso prolongado de IBP, 32
calorías, consumo de – 24, 271
  estrategias para aumentar de peso, 307
caminar – 111, 135, 168, 299
carbonatación – 73
carbohidratos – 49, 108, 212
carne de res – ver carne roja (letra C)
carne roja – 83, 143
  estrategia de reintroducción, 174
carne procesada – ver alimentos procesados (letra A)
carne, consumo de – ver proteínas
cáscara de psyllium – 298
células parietales – 16, 24, 32, 55, 303
celiaquía (enfermedad celíaca) – 68, 183
cereales integrales – ver granos enteros (letra G)
cerebro, sistema nervioso central – 50
chicle – 57
  posibles efectos negativos en la salud gástrica, 107
chile jalapeño – 42

chocolate – 44, 73-74
  algarroba como alternativa, 210
col, repollo (cabbage) – 80
coliflor – 80
  Arroz "frito" de coliflor, 254
combinaciones de alimentos incorrectas – 49
condimentos – 42, 89
  evitar tipos irritantes, 72
cortisol – 26, 119-121
  estrategias para reducirlo, 125, 127-128, 134
Crohn, enfermedad de – 24, 68, 183
cúrcuma – ver especias (letra E)
cumin (comino) – ver especias (letra E)
células ECL (enterochromaffines-like) –
  papel en la hipergastrinemia, 304
cocción, técnicas de – 97

D

Dátiles – 79, 91
  Barritas de dátil y algarroba, 271
  Ideas de snacks rápidos (dátiles rellenos), 258
Deficiencias de calcio – ver calcio, deficiencia de (letra C)
Deficiencias de magnesio – ver magnesio, deficiencia de (letra M)
Deficiencias de minerales – 88, 123, 137
Deficiencias de nutrientes – 123
Deficiencias de selenio – ver selenio (letra S)
Deficiencias vitamínicas – 123-124, 151
  ver también vitamina A, B12, C, D, E
Diarrea – 27, 31, 35, 93
Digestión – 78, 86, 94 , 308
Dolor abdominal – 18, 133, 156, 164, 273
Dolor de estómago – 26, 42, 297

E

Efecto rebote ácido – ver ácido rebote, efecto (letra A)
Ejercicio – 111
  papel en el manejo del estrés, 134
  papel en el alivio del estreñimiento, 299
Ejercicios de respiración – 130-131

Enfermedad celíaca – 68, 183
Enfermedad de Crohn – ver Crohn, enfermedad de (letra C)
Enfermedad por reflujo gastroesofágico (ERGE) – 131, 304
   ver también ERGE
Enfermedades autoinmunes – 68, 182
Ensalada de frutas – ver frutas, ideas de snack (letra F)
Enzimas digestivas – 149-151
Epstein-Barr, virus de – como causa de gastritis, 19
ERGE (enfermedad por reflujo gastroesofágico) – 131, 304
   ver también reflujo ácido (letra A)
Eructos – 27, 93, 148
Estrés
   crónico – 20
   efectos sobre la salud gástrica – 50-52
   estrategias de manejo – 124-136
   sistemas simpático y parasimpático – 121, 122
   hormonas del estrés – 119-120
Estrés emocional – 15, 19
   impacto sobre la gastritis y el estómago – 50
   ver también ansiedad (letra A)
Estrés externo – 119
Estrés interno – 118
Esófago – 59, 72, 106, 122, 303
Espinaca
   Huevos revueltos con espinaca, 217
   Revoltillo de tofu, 220
   Omelette de champiñones y espinaca, 222
   Pollo a la plancha con espinaca y champiñones, 230
   Pasta cremosa de champiñones, 240
   Burrito de vegetales asados, 242
Especias – 42, 72, 89
Estreñimiento – 31, 32, 177, 291
   estrategias para evitarlo – 298, 299

F

Falta de apetito – ver apetito (letra A)
Falta de sueño – 134
Famotidina – 31, 113, 305, 306

Fibra – 86
   fibra soluble, 141, 158, 160, 216, 298
Flavonoides – 78-81, 140, 142, 154
Flora intestinal – 27, 123, 24, 148, 149
Frutas – 41, 71-72, 79-80
   Batido de banana y frutos rojos, 223
   Batido de banana y avena, 224
   Ideas de snacks rápidos (frutas frescas picadas), 258
   Pan de banana, 266
   Helado de banana, 270
   Barritas de dátil y algarroba, 271
   ver también frutas ácidas; frutas cítricas
Frutas ácidas – 41, 71, 79, 174
Frutas cítricas – 72

G

Gastrina – 16, 56, 304
Gastritis – 15
   tipos y clasificaciones – 17-25
   síntomas – 25-27
   tratamiento convencional – 30-36
Gastritis aguda – 17-19
Gastritis atrófica – 19, 24, 183
Gastritis autoinmune – 22, 24, 182
Gastritis crónica – 20
Gastritis erosiva – 23
Gastritis eosinofílica – 25
Gastritis flegmonosa – 24
Gastritis hemorrágica – 23, 27
Gastroprotección – 95, 301
   medicamentos gastroprotectores – 112-113
Glutamina – 82, 142-144
Gluten – 66, 77,
   estrategia de reintroducción – 173
Granos enteros – 93-94, 172

H

H. pylori (Helicobacter pylori) – 18, 21, 29, 34-35, 76, 148, 183
Hábitos de alimentación – 45, 49, 60,
Hábitos negativos – 94-97, 103, 166
Hierro – 84, 93, 123, 151, 152, 303
Hinchazón abdominal – 26, 148, 150
Histamina – 31, 57, 113. 304

Hipergastrinemia – 304
Hiperplasia – 304
Hidratación – 299
Hiperacidez – 51, 304
Huevos
    Huevos revueltos con espinaca, 217
    Panqueques de 3 ingredientes, 221
    Omelette de champiñones y espinaca, 222
    Tostada de aguacate con huevo, 225
    Albóndigas de pavo al horno, 233
    Tiritas de pollo al horno, 235
    Burrito de verduras asadas, 242
    Arroz "frito" de coliflor, 254
    Crackers de harina de almendra, 261
    Muffins sin gluten, 264
    Pan sin gluten, 266

J

Jalapeños (ajíes jalapeños) – 42
Jengibre – 73, 89, 154
    Salteado de pollo con vegetales, 228
    Salmón glaseado con brócoli, 234
    Salteado de tofu con vegetales, 241
    Arroz con cúrcuma y coco, 248
    Aderezo de zanahoria y jengibre, 284
Journal of the International Society for Sports Nutrition – 85

K

Kiwi – 41, 72, 79

L

Lactosa – 27
Lansoprazol – 33, 303
Laringe, irritación por reflujo – 27
Legumbres – 84, 93-94
    estrategia de reintroducción – 172
Limón – 41, 71, 210
Lima – 71, 210
L-teanina – 128

M

Magnesio, deficiencia de – 123, 126
    riesgo con el uso prolongado de IBP – 303
Malabsorción – 152, 307
Malestar estomacal – 30, 80, 117, 124, 145, 176
Mantequilla – 77, 173
Masticar alimentos – 48
    importancia para la digestión – 109
Medicación para el reflujo – 30-33
Medicamentos antiinflamatorios no esteroideos (AINEs) – 15, 18, 21, 106
Medicamentos gastroprotectores – 111-113
Medicamentos para la motilidad (procinéticos) – 36
Meditación – 132, 134, 168
Melatonina – 306
Metoclopramida – 36
Microbiota intestinal – ver flora intestinal (letra F)
Moco gástrico – 15, 50, 53, 87, 112, 140
Multivitamínicos – 151-152

N

Náuseas – 21, 26, 35, 291
Nervio vago – 50-51, 55, 122, 130
    papel en la comunicación cerebro-intestino – 111-112
No comer en exceso – 108
No acostarse después de comer – 105
Nueces y semillas – 88
    estrategia de reintroducción – 173
Nutrientes, absorción de – 84, 94, 143, 147, 152, 307

O

Omega-3 – 84, 87, 95, 123, 126
Omega-6 – 84, 87, 95
Omeprazol – 33, 303
Opioides – 126
Osteoporosis – 303

P

Pan – 75, 173
    Pan sin gluten – 274
    Pan de banana – 266
Papaya – 79, 151

Aderezo de papaya – 285
Pasta – 75, 70
Patatas (papas)
    Sopa de pollo con vegetales – 232
    Estofado de pescado – 236
    Crema de brócoli – 237
    Crema de calabaza – 238
    Puré de papas – 251
    Papas al horno en gajos – 253
    Chips de papa al horno – 262
    Salsa cremosa de "queso" – 282
Pectina – 142
Pérdida de peso – 27, 108, 289, 307
Pesadez estomacal – 49
Pescado
    Bacalao al horno con coles de Bruselas – 231
    Salmón glaseado con brócoli – 234
    Estofado de pescado – 236
Pesticidas – 96
pH – 40, 311
    valores de pH de diversos alimentos – 311
    pH y pepsina – 58
Piña – ver frutas ácidas (letra F)
Plátano (banana) – ver banana (letra B)
Pollo – 82-83, 99
    Salteado de pollo con vegetales – 228
    Pollo a la plancha con espinaca y champiñones – 230
    Tiritas de pollo al horno – 235
    Sopa de pollo con vegetales – 232
    Caldo de pollo – 278
Porciones, tamaño de – 102, 175
Prebióticos – ver fibra (letra F)
Procesados, alimentos – 46, 74
Procinéticos – 35
Probióticos – 134
    selección y uso – 148
Proteínas – 44, 82

Q

Queso – 77
    estrategia de reintroducción – 173
Quinoa – 172

R

Rabeprazol – 303
Radicales libres – 75, 158
Raíz de achicoria – ver café, alternativa (letra C)
Rebote ácido, efecto – 31, 304
Recaídas – 26, 65, 163, 165, 296
Reflujo ácido – 26, 48, 59, 73, 80
Reflujo gastroesofágico (ERGE) – 131, 303
Remedios naturales – 154
Reintroducción de alimentos – 171
Respiración diafragmática – 130-131
Rhodiola rosea – 126-127
Riesgos de uso prolongado de IBP – 32-34, 303
Romero – 89
    Papas salteadas – 246
    Calabaza asada – 249
    Crackers de harina de almendra – 261

S

Sal (consumo de) – 42, 46-47, 56, 72, 76
    consumo excesivo y sus efectos sobre la gastritis – 46
Salsa
    Salsa de champiñones – 281
    Salsa cremosa de "queso" – 282
    Salsas para salteado – 283
Saliva – 18, 109, 140
Salmón – 83, 211
    Salmón glaseado con brócoli – 234
Saltarse comidas – 45, 49, 104, 182
Semillas – 93
    estrategia de reintroducción – 173
Selenio, deficiencia de – 123
Sensación de ardor – 26, 176, 291
Síndrome de intestino irritable – 50, 82
Síntomas de gastritis – 25-27
Síntomas, signos de sanación – 291
Sistema nervioso entérico – 51, 122
Sistema nervioso central – 51, 122
Sistema parasimpático y simpático – 121-122
Sodio (exceso de) – 75
Sopa

Sopa de pollo con vegetales – 234
Crema de brócoli – 237
Crema de calabaza – 238
Sucralfato – 35, 112
Suplementos – 60, 278, 280, 285
   para el estrés y la ansiedad – 113-117
   durante la curación y para manejo de SIBO (sobrecrecimiento bacteriano del intestino delgado) – 303

T

Tamaño de porciones – 175, 178
Té verde – 44, 73
Tés herbales – ver infusiones (letra I)
Tofu – 94
   Revoltillo de tofu – 220
   Pasta con pesto y tofu – 239
   Salteado de tofu con vegetales – 241
   Nuggets de tofu – 263
Tomate – 41, 59, 72, 93, 174
Tomillo – 89
   Pollo a la plancha con espinaca y champiñones – 230
   Zanahorias al horno con hierbas – 250
   Caldo de vegetales – 277
   Salsa de champiñones – 281
   Aderezo de papaya – 284
Troxipide – 113

V

Vegetales – 72
   tipos recomendados – 80
   preparación – 96-98
Vegetales, caldo de –
   Estofado de pescado – 236
   Crema de brócoli – 237
   Pasta cremosa de champiñones – 240
   Arroz vegetal simple – 247
   Arroz con cúrcuma y coco – 248
   Salsas para salteado – 283
   Caldo de vegetales – 278
Vellosidades dañadas – ver celiaquía (letra C)
Vinagre – 41, 59, 72, 204, 208
Vitaminas – 79-81
   deficiencias – 123
   vitamina B12 – 24, 32, 34, 126
   vitamina C – 41, 88, 151
   vitamina D – 123, 151
   vitamina E – 84
Vómito – 26, 38, 291

Y

Yoga – 133, 135, 137, 168, 185
Yogur – 76-77, 173
Yuca – 81, 94
   Puré de yuca – 252

Z

Zanahoria
   Salteado de pollo con vegetales – 228
   Sopa de pollo con vegetales – 232
   Estofado de pescado – 236
   Crema de calabaza – 238
   Burrito de verduras asadas – 242
   Arroz con verduras – 247
   Zanahorias al horno con hierbas – 250
   Arroz "frito" de coliflor – 254
   Aderezo de zanahoria y jengibre – 284
Zinc – 84, 88, 93, 123, 126
Zinc carnosina – 141, 164
Zucchini
   Salteado de pollo con vegetales – 228
   Burrito de verduras asadas – 242
   Arroz con verduras – 247

ACERCA DEL AUTOR

L.G. Capellan es un ex paciente de gastritis crónica y fundador de TheGastritisBlog.com. En 2013, fue diagnosticado con gastritis crónica y reflujo biliar, condiciones que sufrió durante años con poco o ningún alivio mediante tratamientos convencionales. Frustrado y decidido a encontrar una solución, tomó las riendas del asunto, embarcándose en un intenso viaje de investigación para comprender y sanar su enfermedad.

Durante cinco años, dedicó miles de horas a leer y analizar meticulosamente textos médicos, estudios científicos, blogs y sitios web médicos de confianza, así como historias de curación exitosas. Su rigurosa investigación y experiencias personales le otorgaron un profundo conocimiento sobre la gastritis, permitiéndole desarrollar un programa de curación integral que resolvió con éxito sus problemas estomacales crónicos.

Hoy en día, comparte su sabiduría y conocimientos con otras personas que enfrentan dificultades similares. A través de su grupo de apoyo en Facebook, *The Gastritis Healing Group*, junto con su informativo blog y su imprescindible libro sobre gastritis, ofrece orientación, apoyo e inspiración a personas que buscan superar sus problemas estomacales y recuperar su salud.

Para más información o para contactar con el autor, consulte los datos de contacto en la siguiente página.

CONTACTO Y SEGUIMIENTO

Si deseas ponerte en contacto, compartir comentarios o tienes preguntas, la mejor manera de contactar con el autor es a través del correo electrónico contact@lgcapellan.com. También puedes:

Unirte a su comunidad en Facebook:

The Gastritis Healing Group

Seguirle en Redes Sociales:

Facebook - L.G. Capellan

Instagram - @lg_capellan

Twitter - @lg_capellan

Explorar Más en su Blog y Página Web:

TheGastritisBlog.com

LGCapellan.com

TAMBIÉN DE L.G. CAPELLAN

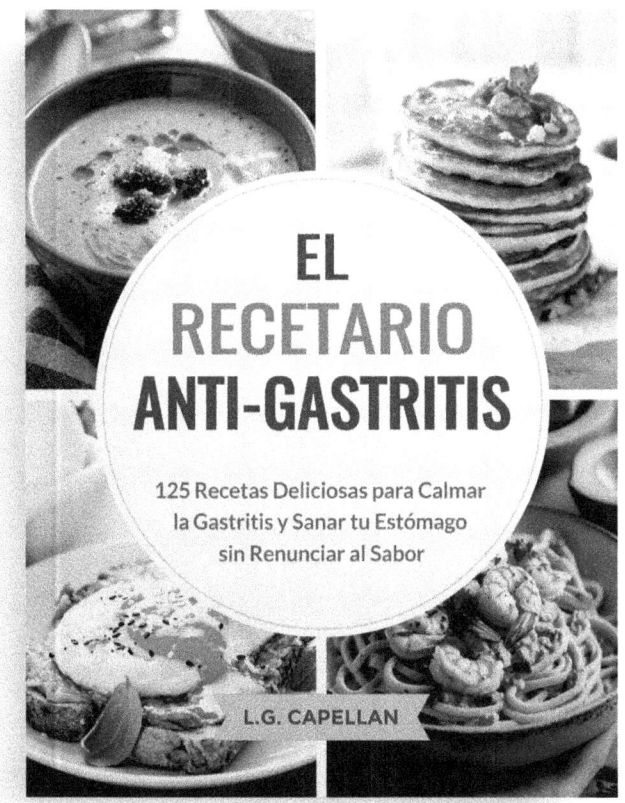

DESCÚBRELO AQUÍ:

www.ingramcontent.com/pod-product-compliance
Lightning Source LLC
Chambersburg PA
CBHW070610030426
42337CB00020B/3735